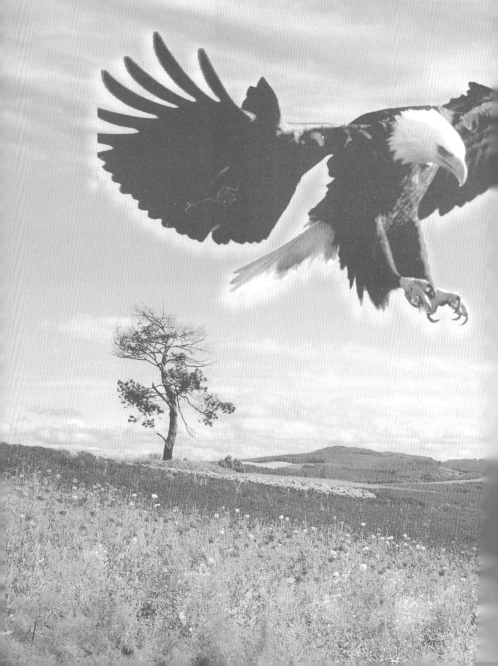

大展好書　好書大展

品嘗好書　冠群可期

李可老中醫

急危重症疑難病經驗專輯

李可 著

李可醫學傳略

　　李可，男，漢族，山西靈石人，生於1933年。畢業於西北藝專文學部。逆境學醫，經全省統考獲中醫大專學歷。曾任靈石縣中醫院院長，中華全國中醫學會山西分會會員，《中醫藥研究》特邀編委，香港《中華醫藥報》醫事顧問，全國民間醫藥學術研究專家委員會委員、特約研究員。

　　致力於中醫臨床與研究50餘年，崇尚仲景學說。擅長融寒溫於一爐，以重劑救治重危急症。自創方劑28首，對各科疑難雜症有獨到的救治經驗，是山西中醫界獨具特色的臨床家之一。

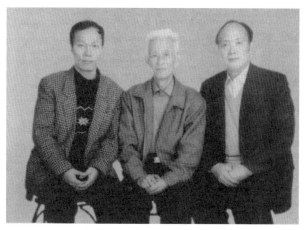

李可老中醫與他的弟子
郭博信（右）陳新安（左）合影

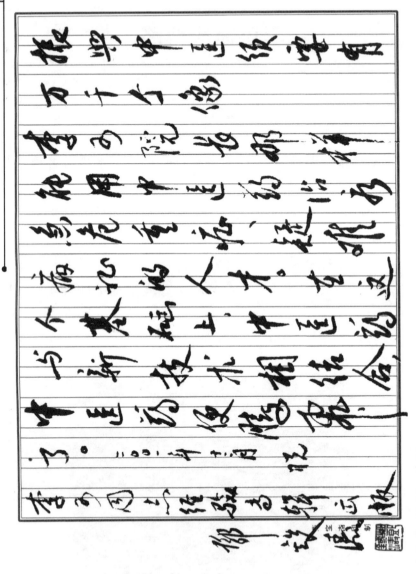

著名中醫藥學家鄧鐵濤為本書的題詞

自　序

　　能夠成為一名中醫，是我一生中最值得欣慰的奇遇。

　　我16歲初中學業未竟，毅然從軍，西北全境解放後，轉入地方工作。23歲蒙冤，50歲後平反昭雪。所幸28年時光，未敢虛度。逆境中學習中醫，並終生矢志不悔，可謂「塞翁失馬，安知非福」。50多年來的中醫生涯中，闖過重重難關，1978年經全省統考錄用為中醫師，1983年奉命創辦靈石縣中醫院，任院長近9年。

　　我一生大部時間奔波於窮鄉僻壤、缺醫少藥的山村。農民生活困苦，一旦患病，只能望醫院而興歎。為解救病人疾苦，我苦練針灸，搜集簡便驗廉的中醫治法，力求使農民少花錢而治大病。又因求醫者病種繁多，貧病交困，情極可憫。推出去於心不忍，接下來則力難勝任，只好現買現賣，急用先學，白天診病，夜晚挑燈翻揀資料，讀書明理，辨識病機，尋求有效治法，以解患者燃眉之急。故一生所學甚雜，內、外、兒、婦、五官、皮膚各科均有涉獵。自邁入醫門，常為破解一則醫學難題，弄得焦頭爛額，廢寢忘食。至今雖年近古稀，仍不敢稍懈。世上無難事，只要肯登攀，正是這特殊的年代、特殊的患者群，以及身處逆境奮發苦鬥，鍛鍊、造就了我攻克多種疑難病的能力。

　　更由於農村患者，非到危及生命，不敢言醫。一發病就成九死一生之局，因不及救治而死者，屢見不鮮，人間慘

事，莫過於此。爲救危亡於頃刻，我被逼上急症攻關之路，殫心竭慮探索仲聖先師六經八綱辨證論治的理、法、方、藥；借鑒後世百家的成功經驗，搜集了大量針灸、救急要方；自針穴位，親驗針灸感應；親嘗毒藥及研製速效解毒諸法，參與中毒急救，以積累經驗，超常破格用藥，獨闢新路。在自學中醫的第6年，終於研製出破格救心湯、攻毒承氣湯，救治各類型心衰危症及多種危重急腹症，竟獲成功。

擅治急症，是中醫學的固有傳統，歷代中醫名家大師，人人都是「起死回生」、「妙手回春」的高手，何以現代中醫退出急症陣地？時下世人視中醫爲「慢郎中」，這是中醫的奇恥大辱！我呼籲老、中、青三代中醫起而雪恥，不要自卑，不要妄自菲薄、自甘附庸。要充滿自信心與豪情，走中醫自身發展的道路，攻克世界醫學難題。

本書初稿，曾蒙鄧鐵濤老前輩審閱，抱病約見，並親筆題詞，嘉勉後學，不勝感激！有生之年，當銘記鄧老鼓勵教誨，爲中醫事業克盡微力。

感謝原山西省衛生廳蔣天佑副廳長、山西科學技術出版社郭博信總編輯，在落實中央搶救老中醫經驗的工作中，多次屈尊下訪，給我以多方面的關懷、鼓勵與鞭策。感愧之餘，反思一生醫事的成敗得失，湊成了這本醫學雜錄，自知先天不足，根底淺薄，一得之見，難免偏頗。除了一點爲救人命甘擔風險的赤子之心外，別無所求。復興中醫，任重道遠，願與青年一代共勉，尚望前輩及同仁不吝斧正。

李可

中醫的脊樑
——代 序

　　10餘年前，我透過靈石縣縣長張榮的介紹，認識了靈石縣中醫院院長李可，並拜他爲師。現在，《李可老中醫急危重症疑難症經驗專輯》即將出版，我深深感到這本書的份量。

　　李師擅長治療疑難大症，我早在青年時代就目睹耳聞。當時我家在靈石縣兩渡鎮，我的朋友張延宗之母患甲狀腺癌瘤，狀若饅頭之大，經李老師用重劑治療後，頓然消失，直至80高齡亦未復發，鄰里訝爲奇事。

　　李師治病，常是一劑知，二劑已，退邇聞名。更值得稱道的是，李師尤擅長用中藥搶救瀕危病人，使數以千計的垂危病人起死回生，其中有案可查、被西醫下了病危通知書者，亦有百餘人。

　　時下各醫院急救都是西醫的事，中醫則是靠邊站。然而，在李師任職靈石縣人民醫院中醫科時，急救卻是中醫科的事，這在全國各醫院中可謂絕無僅有。

　　我曾問過西醫，面對垂危病人搶救無效時，何不請中醫來會診？答曰：非吾等不請也，乃爾等不敢也。何以中醫不敢？原因有兩個：

　　一是回天乏術，現代中醫甘當「慢郎中」，把自己鎖定在治療慢性病範圍之內，面對垂危病人確實束手無策；二是怕承擔責任與風險，因爲西醫搶救無效，則病人死就是應該

的，而中醫搶救若有閃失，難免會招來諸多非議與官司，讓你吃不了兜著走，甚至丟了飯碗。因此，面對急危重症病人，中醫常是避之惟恐不及。

李師的可貴之處，就在於面對病人生死存亡之際，他從不考慮個人安危得失與風險，像孫思邈所稱道的蒼生大醫那樣「一心赴救」，並常以數百克附子，挽救病人於無何有之鄉！使劇毒之品變成了救命仙丹。無怪乎廣東一位老中醫稱讚李可為中醫的脊樑！

在治療急危重症疑難病的實踐中，李師最為推崇張仲景。他認為仲景上承內難，博採百家，開創了中醫辨證論治的先河，張仲景所著《傷寒雜病論》是中國醫學寶庫之中的寶庫，傷寒六經辨證之法，使我們洞悉病源，統病機而執萬病之牛耳，則萬病無所遁形。

他常常告誡我們，病可以有千種萬種，病機則不出六經八綱之範圍。臨證之際，不但不要固執於西醫的病名，有時連中醫的病名也無須探究，據四診八綱以識主證，析證候以明病機，按病機立法、遣方、用藥，如此則雖不能盡癒諸疾，庶幾見病知源，少犯錯誤。他常說，仲景學說是中醫學活的靈魂，也是破解世界性醫學難題的一把金鑰匙。「難症痼疾，師法仲景」，是他一生的座右銘，也是對我們中醫界晚生後輩的諄諄教誨。

李師不僅才識超絕，醫術精湛，而且醫德高尚。他治病從不論富貴貧賤，皆一視同仁。他常年奔波在貧困山區，以悲天憫人之心，救治窮苦百姓。遇到不識字的病人家屬，不能按醫囑服藥時，他常常是深夜守候在側，親自為病人煎藥、灌藥，直至患者脫離危險，方才離去。

他常自謙地說自己不是中醫科班出身，一生涉獵頗雜。實則他是從實際出發，群眾有什麼病，他鑽研什麼病，一切為了解除患者的痛苦。他白天看病，晚上攻讀醫書，幾十年來從未在夜晚2時前睡過覺，至今已70多歲高齡，依然如是，每次外出，他都是背著厚厚的書包，利用診餘攻讀不輟。他視解除病人痛苦為己任，視振興中醫為天職，完全達到了忘我的境界。

本書承蒙中醫界泰斗鄧鐵濤在病中題詞，給予李師極高評價，這不僅是對李師及其弟子們的巨大鼓勵，也是對山西科學技術出版社的巨大支持，我僅代表本社同仁向鄧老表示衷心的感謝！

郭博信　於並州

本書用藥劑量為李可老中醫獨特的經驗，患者一定要在醫生的指導下辨證應用，不可盲目照搬。

目　錄

李可老中醫急危重症疑難病經驗專輯

破格救心湯救治心衰實錄

我從事中醫臨床50多年，在缺醫少藥的農村，運用自創破格救心湯成功地治癒了千餘例心衰重症，並使百餘例現代醫院已發病危通知書的垂死病人起死回生。

中華醫學寶庫蘊藏極豐富，在救治重危急症領域，有強大的生命力，獨具特色與優勢。方法簡單易行，安全穩妥，見效快，成功率高，費用低廉，為普通人群所能承受，適合我國當前國情。

在21世紀，全球已進入人口老齡化社會。老年易患之心腦疾患，又居威脅人類生命三大殺手之首。本方對多種老年重危急症有泛應曲當之效，可有效保護老年人的生命健康。故不揣淺陋，將本方組成與思路、個人運用的粗淺體會簡介如下，請海內外同仁不吝賜教。

一、方劑組成與來源

1.方劑組成與來源

附子30～100～200克，乾薑60克，炙甘草60克，高麗參10～30克（另煎濃汁對服），山萸淨肉60～120克，生龍牡粉，活磁石粉各30克，麝香0.5克（分次沖服）。

2.煎服方法

病勢緩者，加冷水2000毫升，文火煮取1000毫升，5

次分服，2小時1次，日夜連服1～2劑，病勢危急者，開水武火急煎，隨煎、隨餵，或鼻飼給藥，24小時內，不分晝夜頻頻餵服1～3劑。

3.方劑的創製與思路

本方始創於60年代初期，經40年臨證實踐，逐漸定型。

本方脫胎於《傷寒論》四逆湯類方、四逆湯衍生方參附龍牡救逆湯及張錫純氏來復湯，破格重用附子、山萸肉加麝香而成。方中四逆湯為中醫學強心主劑，臨床應用1700餘年，救治心衰，療效卓著。

心衰病人，病情錯綜複雜，不但陽氣衰微，而且陰液內竭，故加人參，成為四逆加人參湯，大補元氣，滋陰和陽，益氣生津，使本方更臻完善。但用於救治心衰垂危重症仍然生死參半。細究其因，不外兩點：

第一，歷代用傷寒方，劑量過輕，主藥附子僅10克左右。考《傷寒論‧四逆湯》原方，用生附子1枚，按考古已有定論的漢代度量衡折算，附子1枚，約合今之20克，假定生附子之毒性與藥效為製附子之兩倍以上，則傷寒論原方每劑所用附子相當於現代製附子40～60克，而歷代用四逆湯僅原方的1/6～1/10。以這樣的輕量，要救生死於頃刻，誠然難矣！

其二，之所以不敢重用附子，乃因畏懼附子之毒性。古今本草，已有定論，附子有大毒。但附子為強心主將，其毒性正是其起死回生藥效之所在。當心衰垂危，病人全身功能衰竭，五臟六腑表裏三焦，已被重重陰寒所困，生死存亡，繫於一髮之際，陽回則生，陽去則死。非破格重

用附子純陽之品的大辛大熱之性，不以雷霆萬鈞之力，不能斬關奪門，破陰回陽，而挽垂絕之生命。

1961年7月，當筆者救治一例60歲垂死老婦時，患者四肢冰冷，測不到血壓，摸不到脈搏，僅心口微溫，呼吸、心跳未停，遂破格重用附子150克於四逆加人參湯中，武火急煎，隨煎隨餵，1小時後終於起死回生。

按現代藥理實驗研究，附子武火急煎1小時，正是其毒性分解的高峰。由此悟出，對垂死的心衰病人而言，附子的劇毒，正是救命的仙丹。我一生所用附子超過5噸之數，經治病人在萬例以上，垂死病人有24小時用附子500克以上者，從無一例中毒。

本方中炙甘草一味，更具神奇妙用。傷寒四逆湯原方，炙甘草是生附子的兩倍，足證仲景當時充分認識到附子的毒性與解毒的措施，甘草既能解附子的劇毒，蜜炙之後，又具扶正作用（現代藥理實驗研究，炙甘草有類激素樣作用，而無激素之弊）。而在破格重用附子100克以上時，炙甘草60克已足以監製附子的毒性，不必多慮。經這樣的改進之後，重症病人的治癒率可達十全。而垂死病人救活率，僅可達十之六七。

由於個人學識淺薄，思路狹窄，只見局部，不見整體。但著眼於「心衰」一端，而忽視了垂死病人全身衰竭的全局——五臟六腑陰陽氣血的散失，故本方的治癒率停滯在生死參半的水準，約10年之久。

後讀近賢張錫純氏《醫學衷中參西錄》，張氏為我國近代中西醫結合的先驅者。他在書中創立「來復湯」一方（山萸肉60克、生龍牡粉各30克、生杭芍18克、野台參

12克、炙甘草6克）可補四逆湯之不足。其論云：「……寒溫外感諸症，大病瘥後不能自復（陰陽氣血脫失過甚，全身功能衰竭狀態），寒熱往來，虛汗淋漓（大汗亡陽，氣血將脫）……目睛上竄，勢危欲脫（腦危象休克先兆）；或喘逆（呼吸衰竭，氣脫於上），或怔忡（早搏、心臟纖顫、心跳驟停之先兆），或氣虛不足以息（呼吸衰竭），諸症只見一端，即宜急服。」張氏認為：「凡人元氣之脫，皆脫在肝。故人虛極者，其肝風必先動，肝風動，即元氣欲脫之兆也。」（古人論肝，皆與高級神經活動相關，亦即現代之腦危象出現前兆，為全身功能衰竭之最後轉歸）張氏盛讚「萸肉救脫之功，較參、朮、耆更勝。蓋萸肉之性，不獨補肝也，凡人身陰陽氣血將散者皆能斂之。」故「山萸肉為救脫第一要藥」。

余師其意，於破格人參四逆湯中重加山萸肉、生龍牡，更加活磁石、麝香，遂成破格救心湯方。方中，尤以山萸肉一味，「大能收斂元氣，固澀滑脫，收澀之中，兼具條暢之性。故又通利九竅，流通血脈，斂正氣而不斂邪氣。」（此點極為重要，為古今諸家本草未曾發現之特殊功效，可適應一切心衰虛中夾瘀的特徵，對冠心病尤為重要。）用之，可助附子固守已復之陽，挽五臟氣血之脫失。而龍牡二藥，為固腎攝精、收斂元氣要藥；活磁石吸納上下，維繫陰陽；麝香，急救醒神要藥，開中有補，對一切腦危象（痰厥昏迷）有斬關奪門、辟穢開竅之功。

《中藥大辭典》載：「現代藥理實驗研究證實，小量麝香對中樞神經系統，呼吸、循環系統均有興奮作用。對心衰、呼吸衰竭、血壓下降、冠心病心絞痛發作，均有可

靠療效。」

破格救心湯增強了仲景先師四逆湯類方回陽救逆的功效。破格重用附子、山萸肉後，使本方發生質變。麝香、龍牡、磁石的增入，更使本方具備了扶正固脫，活血化瘀，開竅醒腦，復蘇高級神經功能，從而救治呼吸循環衰竭，糾正全身衰竭狀態，確有起死回生的神奇功效。

二、本方功效與主治

本方可挽垂絕之陽，救暴脫之陰。凡內、外、婦、兒各科危重急症，或大吐大瀉，或吐衄便血，婦女血崩，或外感寒溫，大汗不止，或久病氣血耗傷殆盡……導致陰竭陽亡，元氣暴脫，心衰休克，生命垂危（一切心源性、中毒性、失血性休克及急症導致循環衰竭），症見冷汗淋漓，四肢冰冷，面色㿠白或萎黃、灰敗，唇、舌、指甲青紫，口鼻氣冷，喘息抬肩，口開目閉，二便失禁，神識昏迷，氣息奄奄，脈象沉微遲弱，一分鐘50次以下，或散亂如絲，雀啄屋漏，或脈如潮湧壺沸，數急無倫，一分鐘120～240次以上，以及古代醫籍所載心、肝、脾、肺、腎五臟絕症和七怪脈絕脈等必死之症、現代醫學放棄搶救的垂死病人，凡心跳未停，一息尚存者，急投本方，1小時起死回生，3小時脫離險境，一晝夜轉危為安。

三、臨床應用舉隅

應用本方，要嚴格遵循中醫學辨證論治法則，膽大心

細，謹守病機，準確判斷病勢。脈證合參，諸症若見一端，即宜急服。

凡亡陽竭陰之端倪初露，隱性心衰的典型症狀出現（如動則喘急、胸悶，常於睡中憋醒，畏寒肢冷，時時思睡，夜尿多，以及無痛性心肌梗塞之倦怠乏力，胸憋自汗等）急投本方平劑；亡陽竭陰之格局已成，急投本方中劑；垂死狀態，急投本方大劑。

服藥方法，急症急治，不分晝夜，按時連服，以保證血藥濃度，有效挽救病人生命，極重症24小時連服3劑。

1.肺心病心衰、呼吸衰竭合併腦危象

靈石教育局老幹部閆祖亮，男，60歲。1995年3月24日凌晨4時病危邀診。

診見患者昏迷不醒，吸氧。面如死灰，唇、指、舌青紫，頭汗如油，痰聲轆轆，口鼻氣冷，手冷過肘，足冷過膝，雙下肢爛腫如泥，二便失禁，測不到血壓，氣息奄奄。詢知患阻塞性肺氣腫、肺心病代償期達10年。

本次發病1週，縣醫院搶救6日，病危出院，準備後事。昨夜子時，突然暴喘痰壅，昏迷不醒。縣醫院內科診為「肺心病心衰，呼吸衰竭合併腦危象」，已屬彌留之際。切脈散亂如雀啄屋漏，移時一動。前人謂，凡病情危重，寸口脈難憑，乃按其下三部趺陽、太谿、太衝三脈，尚屬細弱可辨。

此症子時瀕危未死，子時後陰極陽生，已有一線生機。至凌晨4時，十二經營衛運行肺經當令本經自旺。病情既未惡化，便是生機未絕。遂投破格救心湯大劑，以挽垂絕之陽而固脫，加三生飲豁痰，麝香辟穢、開竅、醒腦

而救呼吸衰竭：

附子150克，乾薑、炙甘草各60克，高麗參30克（另燉濃汁對服），生半夏30克，生南星、菖蒲各10克，淨山萸肉120克，生龍牡粉、活磁石粉各30克，麝香0.5克（分沖），鮮生薑30克，大棗10枚，薑汁1小盅（對入）。

病情危急，上藥加開水1.5公斤，武火急煎，隨煎隨灌，不分晝夜，頻頻餵服。

3月25日6時二診：得悉於半日一夜內服完上方1劑。子時過後汗斂喘定，厥冷退至肘膝以下，手足仍冰冷。面色由灰敗轉為萎黃，紫紺少退，痰鳴大減。呼之可睜眼，神識仍未清。六脈遲細弱代，48次／分，已無雀啄、屋漏之象，回生有望。囑原方附子加足200克，餘藥不變，日夜連服3劑。

3月26日三診：患者已醒，唯氣息微弱，聲如蚊蚋，四肢回溫，可以平臥，知饑索食。脈沉遲細，58次／分，已無代象。多年來喉間痰鳴消失。

其妻告知，昨夜尿濕大半張床褥，腿已不腫，正是大劑量附子破陰回陽之效。真陽一旺，陰霾自消。病已脫險，元氣未復。續給原方3劑，去生半夏、生南星、菖蒲、麝香。附子減為150克，加腎四味（枸杞子、菟絲子、鹽補骨脂、仙靈脾及胡桃肉）各30克溫養肝腎精氣以固脫。每日1劑，煎分3次服。

3月30日四診：諸症均退，食納漸佳，已能拄杖散步。計前後四診，歷時5天，共用附子1.1公斤，山萸肉0.75公斤，九死一生垂危大症，終於得救。方中生半夏為

降逆化痰要藥，用時以溫水淘洗3次，加等量鮮生薑佐之，既解其毒，又加強療效，頗有妙用。

2. 肺心病心衰合併腦危象急性腎功衰竭

靈石藥材公司王桂梅之母，62歲。1979年2月4日，縣醫院診為「肺心病心衰併發腦危象，急性腎功衰竭」，病危出院準備後事。

診見患者深昏迷，痰聲拽鋸，頸脈動甚，腹腫如鼓，臍凸胸平，下肢爛腫如泥。唇、舌、指甲青紫，苔白厚膩，六脈散亂。摸其下三部則沉實有力，詢知患痰喘31年，此次因外感風寒，引發暴喘。住院7日，始終無汗，已2日無尿。視其唇指青紫，心衰之端倪已露。

寒飲久伏於中，復感外寒，陰寒充斥內外，蔽阻神明。擬破格救心湯平劑與小青龍湯合方化裁，溫裏寒，開表閉，滌痰醒神為治：

附子30克，麻黃、桂枝、赤芍、乾薑、細辛、五味子、菖蒲、鬱金、葶藶子（包）、炙甘草各10克，生半夏、茯苓各30克，麝香0.3克（沖），竹瀝60克（對入），薑汁1小盅（對入）。

鮮生薑10大片，大棗10枚，1劑。

2月5日二診：服後得汗，大便1次，隨即蘇醒。小便甚多，一日夜約3000毫升以上。腹部及下肢腫脹已消七八，足背出現皺紋，臍凸亦消。囑原方再進1劑。後數日遇於街頭，已全好。

愚按：破格救心湯是回陽固脫、起死回生之劑。臨床應用，見機即投，不可猶豫。本病例雖無「四逆」見證，但陰水氾濫、唇甲青紫等亡陽先兆已露，一經投用，覆杯

得救。若等到「諸症悉具，險象叢生」，則醫者焦頭爛額，患者生死難測。

又，本方治療重度心衰水腫，以及腎衰無尿，能於一日之間，十去其八，出乎意料。事後揣摩，除本方溫陽消陰，蒸動膀胱氣化，茯苓利水之外，得力於麻黃一味。肺為水之上源，主通調水道，下輸膀胱。今寒邪閉肺，水道不通，故聚水成腫。用麻黃發汗解表，開提肺氣，肺氣開則水道通，水腫迅速消退。

此後曾遇多例慢性腎炎水腫及頑固性心衰水腫病例，追根尋源，均有外感寒邪久伏病史，於對症方內加麻黃一味，提壺揭蓋，開宣肺閉，尿量迅速增多而癒。

3. 風心病心衰垂危

靈石縣土產公司書記吳雲凱，55歲。患風濕性心臟病12年，頑固性心衰5年，心功Ⅲ級。近5年大部分時間在醫院度過。1977年6月23日，患者在城關醫院住院治療月餘。病情加重，急性心衰合併室顫，心率212次／分，已發病危通知書，家屬要求中醫會診。

9時30分，診見患者目暗無神，面如死灰，頭汗如油，神識昏迷，喘不能言，氣息奄奄，小便自遺。唇、舌、指甲青紫，口鼻氣冷，全身冰冷，僅胸部微溫，腹脹如鼓，下肢爛腫如泥，吸氧，測不到血壓，寸口部脈如遊絲。五臟絕症已見其三，元陽垂絕，危在頃刻。所幸下三部太谿根脈微弱可辨，是為一線生機。

遂投大劑破格救心湯，重用附子200克，加沉香粉3克沖，油桂3克沖，雲苓、澤瀉各30克，以納氣歸腎、利水消腫。武火急煎，邊煎邊灌。10時許開始服藥，一刻鐘

後陽回厥退，汗斂喘定。11時30分，知饑索食，心率100次／分，脫險。囑原方再取3劑，3小時1次，晝夜連服。下午4時，水腫消退，心率82次／分，已能扶杖出遊。計前後31小時，服附子0.75公斤、山萸肉0.5公斤弱，古今視為必死之症，竟獲治癒。

4.布魯氏桿菌病急性心衰瀕危

張建亮，男，28歲，靜升鎮狐子溝村農民，1999年4月13日急診。

患者從事牧羊3年，傳染布魯氏桿菌病1年半，遷延失治，心、肝、腎實質損害。

4月3日，突發心衰，緊急住入省人民醫院（住院號230511），最後診斷：「全心擴大，室性早搏，心功IV級，心衰III度；胸腔積液；大動脈病變，肝功損害，低蛋白血症；Nec贅生物伴脫垂AR（重），MR（輕-中）、PR（輕）、TR（輕），已經5日全力搶救無效，4月8日早8時病危，專家會診認為，隨時有生命危險，出院準備後事，邀余作最後挽救。

診見患者端坐呼吸，頻咳暴喘，喉間痰鳴轆轆，嘔吐涎沫；面色灰暗，神情萎頓，似睡似醒，聲若蚊蚋，唇指紫暗，胸痛徹背；全身凹陷性水腫，臍凸胸平，睪丸水腫，尿少，日夜約150毫升；厭食，食入則脹急欲死，日僅喝點稀粥；憎寒無汗，亦無涕淚；脈促，114次／分，頻見雀啄；舌紫暗，滿布紫黑瘀斑。

病人氣息奄奄，口不能言，本病何以演變為三陰寒凝，氣化冰結局面，已無法察知。從脈證推斷，必是初病失表，致外邪深入五臟，正虛無力驅邪外出，伏於血分，

漸致陰竭陽亡。脈見雀啄，時時有心跳驟停之險，故古代醫典把七怪脈列為必死之候。而患者接病危通知書已達11日而未死，則正氣尚存，又正在壯年，便有一線生機。詢知此次因感冒而突發心衰，則此「感冒」二字便是生死關鍵，凡病皆由表入裏，「表」既是邪之入路，亦是邪之出路。

今病半月，仍憎寒無汗，是表氣閉塞，外邪欲出無路。此亦三焦氣化冰結，聚水成腫之主因。少陰與太陽同病，有麻黃附子細辛湯法，溫裏寒，開表閉，正堪借重。表閉一開，開門逐盜，伏邪外透，便有轉機。

遂擬以破格救心湯大劑，加麻黃、細辛開表閉，加油桂、五苓蒸動下焦氣化而利水，更合瓜蔞薤白白酒湯、丹參飲開胸滌痰破瘀，麝香辟穢開竅而救呼吸衰竭：

附子200克，乾薑、炙甘草各60克，高麗參30克（另燉），五靈脂30克，無核山萸肉120克，生龍牡、活磁石、煅紫石英、瓜蔞各30克，薤白15克，白酒100克，丹參30克，檀香、降香、砂仁、企邊桂各10克，桂枝、白朮各30克，茯苓45克，豬苓、澤瀉各15克，桃杏仁各15克，麻黃、細辛各10克，鮮生薑30克，大棗12枚，麝香1克（分沖）。

加冷水2500毫升，文火煮取450毫升，對入參汁，3次分服，3小時1次，日夜連服3劑。

上藥於2日內分9次服完，當日服第1次後，頭部見汗，喘咳頓減；服2次後，全身得暢汗，小便大增，日夜達3000毫升以上，水腫消去十之七八，次日進食麵條1碗，起床托炕沿來回散步，面色由灰暗轉紅潤，脈沉弱82

次／分，雀啄脈消失，脫險。

歷來視汗法為小技，病至奄奄一息，汗法似無用武之地。殊不知，此際妥施汗法切中病機，常常扭轉敗局，救人性命。汗法之妙，竟有起死回生之效！

5.冠心病心絞痛發作或急性心梗

屬中醫學真心痛範疇，《內經》有「朝發夕死」的記述。病勢兇險，危在頃刻，當分秒必爭，針藥並施。先沖服淨麝香0.5克，冰片0.05克，含化速效救心丸5粒，蘇合香丸1粒。毫針重刺素髎、左中衝，於左內關行提插捻轉，約5分鐘，痛止，為辨證施救贏得寶貴的時間。

曾治靈石農牧局局長查富保，60歲，1982年正月初六急診，經縣醫院心電圖確診為冠心病月餘。14時心絞痛發作，含化硝酸甘油片，可緩解半小時，不以為意。18時許，絞痛再發，含劑及亞硝酸異戊脂吸入無效。內科會診擬診急性心梗，建議急送省級醫院搶救。因時間緊迫，尋車不易，乃邀余診視。

見患者面青慘，唇、甲青紫，大汗而喘，肢冷，神情恐怖，脈大無倫120次／分，舌邊尖瘀斑成條成片，舌苔灰膩厚。急予上法針藥並施，約10分鐘痛止。

患者高年，腎陽久虧於下，春節勞倦內傷，又過食肥甘，致痰濁瘀血阻塞胸膈，屬真心痛重症。且亡陽厥脫諸症畢見，遂投破格救心湯大劑變方：

附子150克，高麗參（另燉濃汁對入）、五靈脂各15克，瓜蔞30克，薤白（酒泡）15克，丹參45克，檀香、降香、砂仁各10克，山萸肉90克，生龍牡、活磁石、鬱金、桂枝尖、桃仁、細辛各15克，萊菔子（生炒各半）各

30克，炙甘草60克，麝香0.5克，三七粉10克（分沖），
2劑。

上方以參附龍牡、磁石、山萸肉救陽斂陰固脫。紅
參、靈脂同用，益氣化瘀，溶解血凝。瓜蔞薤白白酒湯合
萊菔子，開胸滌痰，消食降胃；丹參飲合鬱金、桃仁、三
七、麝香，辟穢開竅，化痰通絡，細辛散寒定痛，桂枝引
諸藥直達心宮。加冷水2000毫升，文火煮取600毫升，3
次分服，2小時1次，晝夜連服。

余守護病榻，20時10分，服第一次藥後1刻鐘汗斂喘
定，四肢回溫，安然入睡。至正月初七上午6時，10小時
內共服藥2劑，用附子300克，諸症均退，舌上瘀斑退
淨。為疏培元固本散一料治本（三七、琥珀、高麗參、胎
盤、藏紅花、黃毛茸等），追訪18年未犯。

余以上法加減進退，治心絞痛百餘例，心梗及後遺症
12例，均癒。其中一例心肌下壁梗死患者，服培元固本散
1料（約百日）後經多次CT復查，無異常發現，說明培元
固本散有活血化瘀、推陳致新、修復重要臟器創傷的殊
效。

6.冠心病併發頻發室性早搏，纖顫休克

中央七二五台家屬王桂梅，45歲，1998年11月27
日，急性休克收住汾局醫院內科。診為「冠心病心衰併發
頻發室性早搏及纖顫」，經搶救1小時，病情無改善，其
婿電話向余徵詢治法。

詢知患者心跳248次／分，心區劇痛，大汗不止而
喘，症情兇險。遂電告破格救心湯大劑急煎令服300毫升
而脫險，次日診之，脈促134次／分，尿多不渴，舌紅少

苔，腰困如折。

乃囑原方加麥冬、五味子各15克以救陰，一日連進2劑。第3日下午，早搏消失，84次／分而出院，令改服本方平劑3劑。每日1劑，以資鞏固。追訪1年未復發。

7. 肺系諸疾而見心衰，氣喘不能接續，為久病及腎，陽衰不能納氣，投本方平劑，另加胡桃6枚（合為人參胡桃湯）、蛤蚧尾1對、沉香粉3克，與高麗參共研細粉，分次吞服，納氣歸腎，立解其危。

8. 鼻衄，大出血不止，有日夜達半臉盆者，面赤如醉，脈如波濤洶湧，重按則無。

此屬陰虛於下，龍雷之火上奔無制，陰竭陽亡之變，就在頃刻，切不可寒涼清熱止血。速投本方平劑，合引火湯（九地90克，鹽巴戟肉、天麥冬各30克，雲苓15克，五味子6克，油桂2克米丸先吞），以滋陰配陽，引火歸原，一服立止。本法急救鼻衄大出血垂危50餘人，均癒。

9. 吐血盈碗盈盆，或大咯血，或婦女暴崩出血不止，或鼻衄日夜不止，或大便慢性出血，日久不止，突變四肢厥冷，大汗淋漓，面白如紙，氣息奄奄，此為氣隨血脫，陰損及陽。脾腎陽衰，不能統攝血液。

速投本方平劑，龍牡煅用，山萸肉加至120克，乾薑改薑炭10克，三仙炭各10克，血餘炭4克沖，生黃耆30克，歸身15克，阿膠20克（化入），九地45克，以滋陰救陽，益氣止血固脫。

曾治靈石房管所所長武榮，41歲。胃潰瘍大出血瀕危。晉中康復醫院確診為十二指腸球部潰瘍，幽門不全梗阻，血色素5克，大便潛血（＋＋＋＋）。夏末酒醉後吐

血盈碗，瀝青樣黑糊便45日，收入外科緊急輸血。會診認為體質過虛，暫不宜手術，住院1週後送回家中療養。

1963年9月16日診見患者面色、唇、指如白紙，食入即吐，神糊思睡，四肢冷，頭暈不能起立，動則氣喘自汗，不渴尿多，脈遲細弱，48次／分。證屬脾虛不能統血，血證久延，陰損及陽，氣隨血脫，亡陽之險象畢露。頻頻嘔吐，藥難下嚥，急則治標：

赭石粉、生半夏、高麗參（另對）、雲苓各30克，吳茱萸（洗）、炙甘草各15克，鮮生薑30克，薑汁20毫升，大棗12枚。

煎取濃汁300毫升，不分晝夜，小量多次呷服，嘔止再診。下午3時，藥後2小時嘔止，順利進食牛奶1杯，蛋糕1塊。遂投破格救心湯平劑，龍牡煅用，山萸肉加至120克，薑炭、三仙炭各10克，合拙擬「三畏湯」（人參、靈脂、油桂、赤石脂、公丁香、鬱金為治各類潰瘍之效方）當歸補血湯，龜、鹿、阿膠各10克（化入），上藥服1劑，大便潛血（－）。服6劑後血色素上升至9克。日可進食250克許，出入已如常人，開始上半日班。

乃擬加味培元固本散以拔除病根（三七、鳳凰衣、煅牡蠣、大貝、內金、魚鰾膠珠、琥珀、高麗參、鹿茸、血竭、全胎盤、蛤蚧），月餘後赴康復醫院復查，潰瘍痊癒，追訪30年健康逾於病前。此法治癒各類潰瘍重症在300例以上。

又治靈石鐵廠家屬王季娥，42歲，1973年9月10日中午，突然暴崩，出血一大便盆，休克1小時許，面如白紙，四肢冰冷，氣息奄奄，六脈俱無，下三部太谿脈似有

似無，廠醫注射止血、強心劑無效。

遂從血脫亡陽立法，以大劑破格救心湯合當歸補血湯，龍牡煅用，乾薑改用薑炭50克，本人頭髮製炭6克沖，下午2時50分，開水武火急煎，邊煎邊灌，邊以大艾柱灸神闕，下午3時30分血止，厥回脈漸出。黃昏時開口說話，凌晨1時索食藕粉、蛋糕，脫險。後以大劑當歸補血湯加紅參、山萸肉、龍眼肉、腎四味、龜鹿二膠連服7劑，始能起床，服增減培元固本散40日始康復。

本方增減治婦女大出血21例，其中，晚期宮頸癌2例，子宮內膜異位3例，更年期功能性出血11例，原因不明暴崩5例，全數在8小時內脫險。

除1例宮頸癌死亡外，全數救活，所有病例，服增減培元固本散30日左右，皆獲根治。

10. 上列各症，若兼見腰困如折，為腎虛精怯，根基不固，緩解之後必多波折。宜加腎四味（枸杞子、菟絲子、鹽補骨脂、仙靈脾）各15～30克，胡桃6枚打，以溫養肝腎。虛餒過甚者，酌加小量血肉有情之品，如鹿茸粉、胎盤粉、龜鹿二膠，以補先天，病情穩定後，服培元固本散1～2個月，以培補先天，修復受損臟器，重建人體免疫力，以求根治。

11. 一切沉寒痼冷諸症危重階段，尤以風心病心衰階段多見。病人常覺有冷氣從臍下沿腹正中線向上攻沖奔迫，陣陣發作，沖至咽喉大汗淋漓，人即昏厥，類似《金匱》描述之「奔豚氣」。

乃陰陽不相維繫，陽從上脫危症之一。急投本方平劑加煅紫石英30克，油桂粉、沉香粉各3克沖，直入肝腎，

破沉寒痼冷，安鎮衝脈，下嚥立效。

四、結　語

破格救心湯的創製，繼承發揚了古聖先賢四逆湯類方救治心衰的成功經驗，並師法近代中西醫結合的先驅張錫純先生救治各類心衰休克的學術經驗，大膽突破，破格重用附子、山萸肉。

經40年反覆臨床驗證，本方較之古代及現代同類方劑，更全面，更有效，更能顧及整體，糾正全身衰竭狀態。在救治各類各型心衰垂危急症方面，不僅可以泛應曲當，救生死於頃刻，而且突破了古代醫籍所載五臟絕症、絕脈等必死之症的禁區及現代醫院放棄治療的垂死病人。

一經投用本方，多數可以起死回生。唯中藥湯劑，煎煮費時，搶救急症，難免緩不濟急，貽誤病機。若能透過大量臨床實驗研究，篩選主藥，改變劑型，靜脈給藥，則必將在此領域取得重大突破，使古老的中華醫學在21世紀走向世界，為全人類的生命健康建功立業。

肺心病急性感染

郝根生，61歲，南關礦退休工人。1983年9月5日縣醫院中醫科門診病例。心電圖：竇性心動過速（132次／分）；Ⅱ度二型竇房傳導阻滯。內科診斷：肺心病急性感染。病史：氣管炎病程38年，發展為肺心病已8年。

患者從1樓到2樓中醫科，雖有人扶持，仍抬肩大喘約6分鐘始能講話。7日前患重感冒後無汗而喘，胸悶痰黃稠，五六日不大便，心動悸，脈洪數時一止，舌乾紅苔白膩，中根已黃。

斷為素有咳喘宿疾，痰濕中阻，風寒外襲，失於疏解，入裏化熱，急則治標：

生石膏、瓜蔞、生半夏各30克，麻黃、杏仁、五味子、細辛、厚朴、桂枝、白芍、炙甘草各10克，帶殼白果（打）21枚，炙紫菀、炙冬花各12克，竹瀝膏100毫升，薑汁10滴（對入），鮮生薑10片，棗10枚，2劑。

此方由小青龍湯、麻杏石甘湯、厚朴杏仁湯合方化裁，共奏散寒解表、清熱滌痰定喘之效。

9月9日二診，藥後汗出、便通、咳喘已減十之七八。脈滑大、胸中發熱，前方加魚腥草30克，清熱解毒。清除肺部感染殘存之滲出物。患者帶藥2劑回家靜養。

9月19日三診，患者由南關來城，病已好。唯服最後2劑後，神疲思睡，胃口覺涼，食後泛酸嘈雜。診脈弦勁

搏指，殊少和緩之象。患者年過六旬，勞苦一生，久病耗傷，腎元必虧。此次暴病，本屬標熱本寒，投劑之後，既已十退七八，便當溫養脾腎，以復元氣。

不慎事煩失察，寒涼過劑，損傷患者脾腎元陽，罪不可恕！雖未見變證叢生不可收拾，但脈象弦勁，非老人所宜，已顯露真氣不能內守之象；神疲思睡，則是「少陰病但欲寐」漸變之先兆。乃擬四逆湯加紅參、山萸肉，隔日1劑，連服10劑，以救藥誤。

後於當年臘月，患者來城購置年貨，滿面紅光，扔掉拐杖。並說今冬只穿一身毛衣，亦不覺冷。戒菸之後，食量增加，咳喘再未犯過。得見患者康復，余心始安。

另，方中白果又名銀杏，味甘，微苦，澀，入肺、腎經。功能斂肺氣，定喘嗽，止帶濁，縮小便，為痰嗽、哮喘要藥。果仁有小毒，過量則令人頭腦昏暈如醉。南方有煮食白果者，常有中毒發生，出現一系列中樞神經症狀，如頭痛、發熱、驚厥不安，嘔吐腹瀉，呼吸困難……間亦有不及救治而死亡者。

急救之法，可用生甘草60克、白果殼30克，煎湯送服綠豆粉30克、麝香0.3克可解。由此可知，白果殼善解白果毒。故凡用白果入藥，宜帶殼打碎，果仁炒黃與殼同煎，可避免發生意外。白果性收澀，表實者，與麻黃同用，一散一收，治痰喘極效。

風心病合併冠心病

孝義縣吳西莊學校教師張巧愛，40歲。1980年夏來診。病史：風心病，二尖瓣狹窄、閉鎖不全，心房纖顫，心衰Ⅲ度；冠脈供血不足；肺瘀血已10年。北京阜外醫院擬行二尖瓣分離手術未果。

現症：心悸、氣喘、咳血，動則更甚。每進食必心中大動。故每屆飯時，憂心忡忡；端起飯碗，提心吊膽。為免心跳，吃吃停停，一餐常延擱二三小時之久。心率常在170～210次／分左右。脈促，四肢厥冷，胸悶刺痛，唇、指、舌青紫。自汗淋漓，腰困如折。血壓70/50毫米汞柱。入夜不能左側臥，否則嗆咳喘悸不停。

縱觀見證，為心之陰陽皆虛，陽虛偏重。久病成損，脾胃中氣大傷，子盜母氣，故進餐心悸加重。漸至五臟失養，先天腎氣被耗，故見腰困如折（腎將憊）、喘（腎不納氣）、汗（真陽失固）、厥逆（命火不主溫煦四末）、敗脈（七急八敗，散亂、雀啄）。且虛必夾瘀，瘀阻心脈，故胸悶刺痛。擬炙甘草湯、參附龍牡救逆湯、丹參飲合方化裁，加腎四味及桃仁、紅花，溫腎回陽，通脈化瘀，滋液救心為治：

炙甘草30克，附子30克，生地、麥冬、紅參（另燉）五靈脂、生龍牡粉各15克，丹參30克，檀香、降香、沉香各10克，砂仁（搗）5克，阿膠（烊化）20克，

桂枝、桃仁、紅花、五味子各10克，腎四味120克，生薑10片，棗10枚，胡桃4枚打，21劑，每旬7劑。

一月後，悸止喘定，肢厥、紫紺消失，纖顫未發，腰困亦癒。進食已不心跳，胸悶刺痛在服至10劑時痊癒。脈細弱，92次／分，唯月初曾出現反覆。窮追細問，始得知10年來每經期必感冒，每感冒1次，病情加重。其症，月經前1日突然寒熱如瘧，嘔吐耳聾，經淨自癒。

此乃六淫外邪久羈，由表入裏，深伏血分不能透達，即《傷寒論》熱入血室之證，當因勢利導，予小柴胡湯加味，提透血分伏邪：

丹參、當歸、坤草、生半夏各30克，赤芍15克，澤蘭葉、酒香附各12克，柴胡、紅參（另燉）、靈脂、川芎、酒芩、乾薑（炒）、桃仁、炙甘草各10克，黑芥穗6克，生薑10片，棗10枚，6劑，每月經前一日，連服3劑。另：全胎盤100克，鹿茸、蟲草、紅參各30克，蛤蚧6對，三七100克，琥珀30克，製粉常服，培元固本。

1983年12月，患者偕長女專程從孝義來家致謝。據訴，服二診方後，經前感冒得以根除。除風心病仍存在外，已無自覺症狀。體質增強，步行如常人，擬在最近恢復工作云。

按：從臨床觀察，風心病多由表邪入裏而來。唯病程一長，多數病人對致病之由皆不能記憶，而醫者亦見病治病，忽略追根尋底。投劑則隔靴搔癢，無濟於事，或得藥暫癒，後必復發。

余臨證經驗，凡久治不效、反覆發作的重病、頑症、痼疾，或交節病作類疾病，必有六淫外邪深伏。「傷風不

醒變成癆」，這則民間諺語道破了深刻的病理、病機。邪之中入，初必在表。失治則由表入裏，正氣愈虛，邪陷愈深。待病邪深入血分，侵入五臟，在治療上便成「半死半生」之局。但既有伏邪，必有徵兆。邪正相爭，宿疾發作，便顯示病邪盤踞的經絡臟腑。此時，因勢利導，扶正托透，常可一舉破其窠穴。

故《內經》說「善治者治皮毛」，不單是為表證立法，也是治療重、難、痼證的法寶。

「諸症當先解表」這樣一條極平淡的治法，卻寓有神奇的妙用。本病例重病 10 年，邪入血室即達 10 年，月月經前發病，暴露了本症的奧秘。遂以一味黑芥穗之深入血分，加入得生丹、小柴胡湯內，益氣扶正，活血溫經，和解表裏，使 10 年伏邪得以外透，從此步入坦途，痼疾獲痊。

又曾治多例心衰水腫病人，病程多在 10～30 年不等，均有外感寒邪病史，察知寒邪深伏少陰，予對症方內加入麻黃、細辛，開提肺氣，透發伏邪，得微汗之後水腫迅速消退而癒。一得之愚，聊作臨證之一助。

肺結核合併肺心病
（戴陽危證）

英武薛發祥之母，68歲，傳染科住院病人。最後診斷：1.肺結核；2.肺氣腫合併急性感染。血沉90毫米，白血球15650，中性91，淋巴9。經抗結核、抗菌治療無效，請中醫協治。

診見患者雙頰豔若桃花，雙目神采外露，發熱，煩躁，咳喘月餘。盜汗，渴喜熱飲，雙膝極冷，心動神搖，六脈細數無倫，心率132次／分，舌淡。

患者年近古稀，腎元久虛，復加久病耗傷，過服清熱涼劑，致成上盛下虛戴陽格局，有欲脫之虞。急急固腎斂肝，引火歸原，納氣歸根為治：

山萸肉90克，紅參（另燉）15克，生龍牡，白芍各30克，炙甘草15克，油桂3克（米丸吞），附子30克。

上藥連服3劑，脫險，出院回家將養。

按：戴陽證為下元虛極，真陽不能下守，浮游於上，陰盛格陽危候。又因過用秦艽、鱉甲之類，開破肝氣，致肝虛不斂。故用參附龍牡救逆湯合張錫純氏來復湯，加油桂固攝下焦、溫納浮陽，重用山萸肉斂肝固脫。

若按西醫診斷，投以清熱解毒、養陰退蒸之劑，必然亡陽暴脫，變生頃刻。可見，中西醫結合，中醫絕不能「對號入座，按圖索驥」。多數情況，皆需另起爐灶，獨

立辨證。有時甚至要反其道而行之。

　　本例在關鍵時刻，斷然捨病從證，挽救了病人性命，正是中醫學的優勢與特色所在。

特發性肺間質纖維化醫案
（二則）

　　本病臨床少見，機理不明。現代醫學認為本病尚無有效療法，且病勢不可逆轉，從發病到死亡2～4年。採取肺移植術，不僅費用高昂，而術後生存期僅2～3年，是世界醫學新增疾病譜中疑難絕症之一。

　　本病初期類似急慢性支氣管炎，反覆發作的痙攣性劇烈咳喘為其主症。一旦確診，已屬晚期。此期，無一例外合併肺心病，終因全身衰竭、心衰、呼吸衰竭而死亡。

　　本病進程與中醫學肺痿、癆瘵、痙咳、喘症有相似之處。筆者近年曾救治二例垂危病人，以自擬破格救心湯變方，挽救了病人的生命。

　　在緩解期以培元固本散變方，峻補先天腎氣，重建人體免疫力，以抽絲剝繭的方法，緩化濕痰死血，從而阻斷了病勢惡化，提高了患者的生存品質，似乎還出現了可逆性轉化之機，值得深入研究。茲將醫案抄錄如下：

一

張春花，女，44歲，山西靈石縣原頭村農婦。

1998年11月7日初診：

20年前，產後暴感寒邪，患咳喘，久治不癒，凡節令

交替或氣候驟變必犯，遂成痼疾。近年來，感冒纏綿不斷，終致喘不能步。10月初，去省二院呼吸科住院半月，CT檢查，診為「特發性肺間質纖維化合併肺心病」，經大劑量激素療法、吸氧等法無效。心衰、呼吸衰竭日見嚴重，病危出院。

診見患者羸瘦脫形，近7個月內體重銳減15公斤，面色青慘，兩目無神，聲啞無音，喘息抬肩，氣息奄奄。唇指青紫，杵狀指，下肢凹陷性水腫。喉間痰鳴轆轆，咳吐白痰涎沫。四肢厥冷，手冷過肘，足冷過膝，脈急而促，133次／分（頻發房性早搏）。舌胖、苔灰膩，兩側瘀斑成條。

唯趺陽、太衝、太谿三脈尚能應指不亂，食納好，胃氣尚存，雖亡陽厥脫諸症畢見，尚有可挽之機。以破格救心湯大劑救陽固脫為先，參蛤散納氣歸腎，麝香辟穢，化濁痰，開上竅，以救呼吸衰竭。

附子200克，乾薑25克，炙甘草60克，山萸肉120克，生龍牡粉、活磁石粉、瑅紫石英粉各30克，生半夏、雲苓、鮮生薑各45克，（高麗參20克，蛤蚧尾1對，麝香1克，研粉分吞）。

加開水2000毫升，急火煮沸1刻鐘後，頻頻邊煎邊餵，晝夜連服3劑。

11月8日早二診：

昨日從10時20分開始服藥，每次約1～2羹匙，10餘分鐘給藥1次，服至第7次，約首劑的2/3，痙咳暴喘得罷，上肢回溫，可以側臥，基本脫險。以後每隔半小時服藥100毫升，凌晨1時服完2劑，安睡約2小時。醒後痰鳴

聲一度消失，暴瘖20餘日，第一次發出聲音，索食湯麵1
小碗，至破曉服完3劑，再次入睡。

從四診所見，本病難關重重，病雖見轉機，而陽根未
固，不可輕忽。

1.久病氣血耗傷殆盡，陰竭陽亡，氣息奄奄，是為大
虛。一晝夜用附子600克，指掌雖溫而下肢冰冷如昔。一
線殘陽能否挽回，成為生死關鍵。

2.肺葉枯萎，濕痰死血盤踞深痼，是為大實。反覆發
病，正愈虛而邪愈實。「纖維化」為肺葉實質損害，現代
醫學斷定不可逆轉，病入膏肓，針藥難施。肺為嬌臟，非
如腑實、癥毒之可以用霹靂手段，直搗病巢，攻補兩難。

3.近半年來，盛夏不離棉衣，自覺如入冰窖，背部似
冷水澆灌。此次重病月餘，始終惡寒無汗，全身如繩索捆
綁，胸痛徹背，憋悶如窒。病雖20年，而小青龍湯證之主
證不變。營衛閉塞，寒邪冰伏，少陰亡陽與太陽表實同
見，成為本病一大死結。

病機既明，可知營衛內連臟腑，外合皮毛，為人身抵
禦外邪的第一道防線。既是邪之入路，亦當是邪之出路。
《內經》云：「善治者治皮毛……」前賢亦主張「諸症當
先解表」，開門逐盜。喻昌創「逆流挽舟法」，更謂：
「……邪陷入裏，雖百日之久，仍當引邪由裏出表。若但
從裏去，不死不休！」所論雖為痢疾夾表濕內陷者立法，
而萬病一理，凡沉寒痼冷諸症，外邪深陷入裏，冰伏難出
者，非汗法不能解此死結。

遂擬一方，師法麻黃附子細辛湯意，助元陽，開表
閉，引領冰伏之邪外透。採取多次分服，消息進退，以保

汗不傷正：

　　麻黃30克（另煮汁150毫升備用），細辛20克，附子200克，乾薑25克，炙甘草60克，山萸肉120克，生半夏、雲苓、鮮生薑各45克，蔥白3寸，（高麗參20克，蛤蚧1對，麝香0.5克，研粉分次吞服）。

　　加冷水2000毫升，文火煮取600毫升，3次分服，服藥選午前陽旺之時，以助正氣。每次對入麻黃汁50毫升，得汗後止服。

　　11月9日三診：

　　上方於9時服1次，至10時30分，仍無汗意。令縮短給藥時間，加服1次，並以鮮生薑末、紅糖、胡椒粉煮湯1碗，熱服以助藥力。午時頭部見汗，少頃頸、項、胸、背皆得潤汗，令去麻黃汁，將剩餘藥液趁熱服下，以固護元氣。

　　11月10日四診：

　　昨日藥後，表閉一開，肺氣宣發，伏寒外透，真陽敷布，背部冰冷及全身如捆之感一服而解。上肢厥冷已退，喉間痰鳴消失，唇指色轉淡紅。喘定，劇烈痙咳二日內偶見一二次。又因肺為聲音之門戶，並主通調水道，得汗後，聲音出，嘶啞癒；小便增多，踝腫亦退。脈象緩和，80次／分。頑固性心衰及呼吸衰竭之危，得以解除。表氣一通，營衛亦和，每進食必有微汗，全身舒暢。

　　二日來吐痰甚多，胸中憋悶感亦大為鬆寬。可見汗法得宜，有助於人體正氣來復，使盤踞肺絡之濕痰死血，漸有外透之機。唯在黎明、午後、子時，胸痛徹背，胸中憋悶之感，陣陣發作。乃痰巢雖破，死血難消，不通則痛。

遵仲景法改處方如下：

1.附子90克，炙甘草60克，生半夏、雲苓、鮮生薑各45克，瓜蔞30克，薤白15克，丹參45克，檀香、降香各10克，砂仁5克，桃杏仁、五靈脂各15克，山萸肉30克，細辛20克，乾薑、五味子、白芥子（炒研）各10克，百合、生山藥各30克，白酒100毫升。

加冷水2000毫升，浸泡1小時，文火煮取450毫升，日分3次服。

2.三七100克，高麗參100克，琥珀、五靈脂、紫芝孢子粉、川貝、沉香、土元、水蛭、冬蟲草、全蟲各30克，蜈蚣100條，蛤蚧10對，全胎盤1具，坎氣50克，黃毛茸尖50克。

製粉，日服2次，每次3克，熱黃酒送下。

3.炮甲珠60克，麝香2克。

製粉，分作20包，早晚各1包，熱黃酒送下。

此後又經三診，服湯藥40劑，散劑1料，諸證均退，體重漸復。雖經嚴冬，咳喘未發，亦未感冒。次年開春，隨夫去外縣經營煤窯，做飯、洗衣、提水，已如常人。

1999年4月，遇於街頭，已無病態，囑其散劑再服半年，以資鞏固。惜因煤窯倒閉，負債累累，未能如願。當年底遇其夫，始知患者於7月份得暴病，日夜上吐下瀉30餘次，不及救治而死。

近賢治肺間質病，多主甘涼柔潤，養陰清肺，以救肺葉枯焦。而本例病人純屬沉寒痼冷，病機有異，自當遵循仲景溫養之法。

既屬肺萎，難免肺津有傷，故選百合、生山藥性平之

品，以養肺腎之陰。況四逆湯中附子一藥，辛以潤之，致津液，通氣化，可使腎中五液蒸騰敷布，陽生陰長，此即陽中求陰，生化無窮之理。若徒以養陰、清肺為能事，則寒涼敗中，肺陰未復，脾陽先傷，食少便溏，土不生金，化源告竭，反促敗亡。

　　本病大虛大實，自當攻補並重，方2、方3為拙擬培元固本散變方，以血肉有情之品，峻補先天腎氣，重建人體免疫力。

　　方中化瘀藥，化痰藥，蟲類藥，針對本病大實而又難以攻伐掃蕩的特點，扶正氣以固根本，由淺入深，抽絲剝繭，入絡搜剔，化瘀散結的緩攻之法，攻邪而不傷正。尤以炮甲珠、麝香對藥，穿透攻破，無微不至，辟穢化濁，引諸藥直入肺竅，清除濕痰死血。諸藥相合，似有修復、啟動受損肺實質病變之效。

二

　　高雄市新興區文橫二路156-1號女青年周照晴，23歲。5年前因服民間減肥藥（印尼守宮木鮮草榨汁服）10餘日，出現腹瀉，反覆感冒，劇烈痙咳，全身倦怠，迅速消瘦，未及二月，體重銳減10公斤，終至氣喘不能舉步。經臺灣榮民總醫院CT檢查，確診為「特發性肺間質纖維化，右心擴大」而住院多次，經大劑量激素療法無效。近3年發生自發性氣胸3次，病情迅速惡化，左肺功能喪失，右肺功能僅存1/5，24小時依賴性吸氧已達年半。建議作肺移植，家長遍訪術後病人，已有9/10死亡，最多存

活期25個月。絕望之下，遂回大陸求治於中醫。

2000年7月10日8時初診：

患者從高雄飛香港、北京，輾轉入晉，間斷供氧14小時，劇咳暴喘，冷汗淋漓，面色灰暗，唇指青紫，指冷，脈急而促，134次／分，病勢危急，救陽固脫為要：

破格救心湯大劑，加竹瀝4支，薑汁1盅，開水煎藥，不拘時頻頻餵服。

7月12日二診：

上藥於24小時內不分晝夜連服2大劑，當日從9時開始服藥，至12時汗斂陽回，咳減喘定，脈急110～120次／分。當夜11時50分，痙攣性暴咳約3分鐘。咳出膠黏痰涎、痰塊少許後，安睡一夜。次晨寅、卯之交，又暴咳一陣，至夜子時，又有短暫痙咳。兩日觀察，患者雖病經5年，羸瘦脫形，所幸正值青年，正氣尚存，胃氣尚好，未必就是絕症。唯久病傷腎，故咳則遺尿。

可挽之機全在「發作有時」一節，由此判斷，正氣尚堪與邪交戰。寅、卯之交，日將出，陽氣漸旺，故咳時短而痰出較多。至夜子時，陰氣大盛，陽不勝陰，故咳時久而痰難出。痙咳之症，既是正氣抗邪之必然，又是邪之出路，故不可見咳止咳。治法當因勢利導，扶正去邪並重。肺為嬌臟，邪入深痼，攻邪之法，只可緩圖。溫腎陽、助腎氣，滋腎陰以固本，抽絲剝繭，層層搜剔，削磨推蕩以去邪，持之以恆，緩圖轉機，方案如下：

1.破格救心湯合瓜蔞薤白半夏湯、丹參飲，隨症加減：

附子150克，山萸肉90克，生龍牡、活磁石、紫石英

各30克，炙甘草60克，高麗參（濃汁對入），五靈脂各15克，瓜蔞30克，薤白15克，白酒100毫升，生半夏、雲苓、鮮生薑（切）各30克，生山藥、百合各30克，製腎四味各20克，乾薑、五味子、桃杏仁、細辛、白芥子（炒研）各10克，竹瀝4支，薑汁1盅（對入），大棗12枚，胡桃4枚（打）。

加冷水2000毫升，浸泡1小時，文火煮取450毫升，日分三次服。

2.培元固本散變方長服：

大三七、琥珀、高麗參、花旗參、五靈脂、全胎盤、坎氣、黃毛茸尖、冬蟲草、靈芝孢子粉、蛤蚧、川貝、沉香、藏紅花、全蟲、蜈蚣、土元、水蛭、炮甲珠、麝香（此藥價昂，危急階段，連用10日，緩解後以蘇合香丸代之，每服1丸，日2次，再服10日，停藥，因耗氣傷陰，不可久服）。

共研細粉，日服2次，每次3克。

3.以鮮山藥、鮮百合、鮮荸薺、蓮子、苡米佐餐，以養肺腎陰精。

7月23日三診：

經治12日，藥進12劑，服附子已達1900克，舌不乾，口不渴，精神、食納佳，不喘，劇咳日3次，痰較利，時間節律不變。胸痛徹背已去大半，腰困大鬆，唇指已見紅活，晴朗日正午可以不吸氧，脈弦細，100次／分。唯初到大陸，南北溫差較大，受寒，頸項肩背沉困不舒，如壓一石板。遵傷寒之理，原方加葛根60克，專理頸項，以利太陽經輸。

8月8日四診：

經治29日，累計用附子已近5公斤，並配服培元固本散，不渴不燥，病本之虛寒，暴露無遺。病情日見減輕，食納好，精神佳，項背強急及胸背痛已極輕微，再次發生氣胸之險得以解除。

晴朗日上午，基本不吸氧。痙咳減為日2次，每次縮短為1分鐘許，日節律開始改變，寅、卯已不咳，真陽漸復，元氣漸旺。脈息略緩，90次／分，舌紅潤，兩側瘀斑退淡，舌下靜脈已隱，藥既對證，無須更改，附子減為100克，日1劑。

8月16日五診：

連續三日覺煩熱，掌心熱，氣怯倦怠，不渴舌淡，脈虛數100次／分。此屬氣虛發熱，真陽漸復，大氣不充。原方加生黃耆240克，3劑。

8月19日六診：

煩熱退淨，頗覺胸悶。肺為嬌臟，升補太過，亢則為害，生耆減為120克，餘藥不變。

9月26日七診：

經治兩月零16天，計先後共用附子9700克，仍不敢說元陽盡復。蓋在高雄時，動輒白虎芩連，真陽傷殘殆盡。人身陽氣之易傷難復，本例又是一證。

白天可以間斷吸氧，體重回升2.25公斤，面色紅潤，臀部大肉盡脫處漸形豐滿，前後判若兩人。今日CT及X片檢查與台片對照，左肺功能喪失如故，右肺功能由1／5改善為1／3。立秋後感寒，痙咳一度加劇，曾給旋覆代赭湯重用赭石45克3劑，藥後咳減而胸悶加劇。肺為嬌臟，

降逆過甚，亦復不堪耐受。可見中醫學之藏象學說，千錘百煉，毫釐不差。

患者將返台將養，大病初見轉機，湯藥不可驟停。囑二診方附子、山萸肉減為30克，加生黃耆60克，以益氣運血，餘藥不變。另加漂海藻、甘草一對反藥各30克，以加強相反相激，磨積散結之力，每旬服7劑，並以培元固本散長服，以求增強體質，緩圖改變肺實質病變。若有意外變化，囑電話聯繫。

至2001年4月，患者返台已7個月，其母11次電話垂詢，口授方藥尚能對症，病情日漸好轉，體重穩步回升，子時痙咳之節律，已大體改變，7個月來僅冬至節前後感冒一次，暴喘再未發作，晴朗日可到街頭散步。

中　風　七　則

一、中風閉症（腦溢血）

張翠蘭，女，47歲，肥胖體型，患原發性高血壓，多年失治，致時時頭暈肢麻。1997年6月16日14時許，突然昏撲，扶起後，口角流涎，嘔吐如噴射狀，失語，右癱，昏迷。面赤如醉，兩手握固，四肢拘攣，項強，瞳孔不等大。痰湧如鼾，即送城關醫院搶救。會診意見：

1.腦溢血（左顳右基底節區出血，右基底節區腔隙性腦梗塞，CT檢查報告）；

2.風中於臟，痰熱內閉。

院長邀余協治。除西醫常規搶救措施外，建議：

1.三棱針重刺十宣、十二井、雙足趾尖出血，刺激末梢神經，減輕腦壓；毫針強刺素髎，人中，內關，足三里，豐隆，湧泉，由上而下，重刺健側，引血下行，促蘇，2次／日。

2.加用中醫現代科研成果清開靈、醒腦靜靜滴；早用活血化瘀中藥針劑，促進吸收，防止腦疝形成，2次／日。

6月17日10時，經上述處理後，痰湧大減，四肢拘攣緩解，餵水可以咽下，體溫38.5℃，加用中藥：

1.降氣火之升騰，清痰熱之內閉：

赭石粉、懷牛膝、生石決、生牡蠣、生白芍、元參、生半夏各30克，黃芩、天麻、勾藤各15克，酒大黃、天竺黃、膽南星、菖蒲、鬱金、甘草、車前子各10克，生鐵銹磨濃汁煎藥，日進一劑。

2.安宮牛黃丸2丸，搗為糊，日進2丸。

3.羚羊角粉2克，麝香0.3克，以竹瀝水加薑汁數滴，一日內多次分服。

6月18日10時，黎明瀉下熱臭便一次，嘔止，痰鳴消失，瞳孔等大、等圓，體溫37.5℃。原方去生半夏，黃芩炒炭，酒軍另煎，再瀉一次後棄去，餘藥不變。安宮丸減為1丸。

6月22日8時，上藥連進3劑，今晨7時許睜目看人，蘇醒。可以點頭、搖頭回答詢問，仍失語，血壓正常，開始進流食。以手指口，索飲，舌紅，根有膩苔，邊尖瘀斑。神倦，體溫37℃，六脈細數而虛。散劑扶正清腦化瘀：三七、琥珀、西洋參、藏紅花、人工牛黃、天竺黃、生水蛭、炮甲珠、全蟲尾、大蜈蚣、羚羊角尖各10克，守宮10條，麝香3克，上藥研粉混勻，1克／次，3次／日，竹瀝水送下。

6月26日，口眼歪斜已正，舌體靈活，開始講簡單的話，出院回家調養。

二、中風脫症

城關居委裝卸工溫寶興，52歲。1977年4月23日凌晨

5時，突覺胸中氣不上達，隨即昏厥。自汗，遺尿，右半身偏癱。脈弱不上寸，尺部亦虛。以毫針刺人中後蘇醒，語聲低微如蚊蚋。此人一生困頓，當裝卸工幾十年難求溫飽，勞倦內傷，腎元久衰。昨夜裝車到零時，已覺氣喘汗出，濕透內衣。法宜大補氣血，溫腎斂肝固脫。補陽還五湯變方合張錫純氏來復湯加減：

生茋120克，山萸肉60克，紅參10克（另燉），當歸30克，白芍15克，炙甘草10克，腎四味120克，生龍牡20克，赤芍、川芎、地龍各10克，桂枝10克，桃仁、紅花各3克，鮮生薑10片，大棗10枚，胡桃4枚，7劑。

4月30日二診：服1劑，汗斂喘定，服3劑，可拄杖學步。服完7劑，已可棄杖行路。囑其再服7劑。5月下旬，遇於百貨公司，扛包裝車已如常人，追訪至62歲，繼續當裝卸工，健壯逾於往年。

三、中風偏癱（腦血栓形成）

張亞康，69歲，城關合作商店會計。1980年4月19日初診：高大肥胖體型，一月來腰困如折，夜甚。小便餘瀝，昨晚睡前覺右肢麻木，今晨醒來已偏癱。嘴向右歪斜，漏氣，漏飯。舌短，語謇，頭暈氣短，按脈浮軟，舌淡胖有齒痕，舌左瘀斑成片。

縣醫院內科診為腦血栓形成。

年近古稀，形盛氣衰。腎元久虧，肝失滋榮，氣虛失運，發為偏枯。擬補陽還五湯加減，益氣固腎，祛痰化瘀，蟲類通絡：

生耆120克，當歸30克，赤芍15克，川芎、桃仁、紅花、地龍、白芥子、天南星、白附子、天麻、僵蠶、土元、桂枝、炙甘草各10克，生龍牡30克，鮮生薑10片，棗10枚，胡桃4枚，3劑。

4月21日二診：藥進三劑，每日針灸曲池透少海，合谷透後谿，陽陵透陰陵，風市、足三里。面部：牽正穴。口眼歪斜已癒。語言飲食已無礙。手腳可抬舉，患手握力恢復。效不更方，原方3劑。

4月24日三診：生活已能自理，舌上瘀斑退淨，予三七、琥珀、紅參、全河車、止痙散各30克，研粉，每服3克，2次／日，痊癒。追訪5年，一切如常。

四、卒中前兆

趙銀蘭，65歲，學宮巷居民。1984年1月22日初診：10年前經我院內科診為原發性高血壓（低壓偏高，持續在100～110毫米汞柱）、腦動脈硬化。長期服用降壓劑及清腦瀉火中成藥。入冬以來，眩暈加重，手指麻木，膝軟，足下如踏棉絮。曾多次跌撲，以致不敢下炕走動，舌短語澀。

近來口舌生瘡，口渴，飲多尿多，舌體熱如火燎，雙膝獨冷如冰。脈弦勁搏大，舌紅無苔而乾。脈證合參屬陰虛陽浮，龍火上燔。法宜大滋真陰，引火歸原：

九地90克，鹽巴戟肉、天冬、麥冬各30克，雲苓15克，五味子6克，油桂1.5克（沖），3劑。

1月26日二診：諸症皆癒，已扔掉拐杖，健步如常。

3月8日晚，患者步行來家，面色清朗，談笑自如，唯覺耳鳴如蟬聲。仍是腎水虧於下，初春陽升，龍火不能潛藏。擬引火湯合耳聾左慈丸，加菖蒲啟竅：

引火湯加柴胡6克，活磁石、生龍牡各30克，菖蒲10克，上方服3劑，耳鳴亦癒，已無不適。

火不歸原，亦卒中之一種類型，與他型治法大異。當中醫之「證」與現代醫學之「症」發生衝突時，要毫不猶豫地捨「症」從「證」。一切局部的病變，皆由整體失調所派生。

中醫學的「證」正是人體陰陽氣血，五臟生剋，氣機升降——整體失調在患病階段的特殊矛盾的集中體現。其中，更包含了「個體特異性」，即同樣的病，在不同的病人身上，有特異的表現，更是辨證的關鍵。故治「證」即是調節整體，整體康復，則局部的病變，常可奇跡般地不治自癒。

五、面癱誤治壞病

翟孝良，49歲，供銷社採購員。1983年2月23日初診：1982年12月27日晚8時許，與人閑坐，忽覺眼跳，舌硬，說話漏風，左眼不能閉合，嘴向右歪斜，大渴引飲，服牽正散類方20餘劑，最重時防風30克，連服7劑。全蟲每劑15克，累計共用防風405克，全蟲300克，白附子等辛燥藥劑必用，不效則加量。延至元月24日，漸漸頭眩，心悸怔忡，身軟神疲，夜不成寐，食不知味。脈澀無力，50動內止歇達7～8次，舌紅無苔而乾，時覺心動神搖，

坐臥不安。心電圖見「頻發室性早搏」。夜尿特多,約十一二次,而嘴眼歪斜更甚。

患者素體陰虛,復加勞倦內傷,日日奔波,中氣大虛,致內風妄動,嘴眼歪邪,本與外風無涉。醫者只見局部,忽視整體,見病治病,過用風藥,致氣陰兩傷,已成壞病。既已出現「脈結代,心動悸」之炙甘草湯證,則當以炙甘草湯救陰復脈。用傷寒原方,以漢代與今度量衡之比率,折半定量:

炙甘草60克,生地250克,紅參15克(另燉),桂枝、麥冬各45克,阿膠30克,火麻仁60克,鮮生薑45克,大棗30枚,以黃酒500毫升,水2000毫升,文火煮取600毫升,入阿膠烊化,日分3服。

針刺補中脘、足三里,弱瀉內關。

3月1日二診:

上藥連進5劑,針灸1週,諸症已退七八,舌上生薄白苔,已不甚渴,尿已正常。兩手一百動內偶見一二止歇,脈仍細澀無力,且覺臍下有動氣上奔感。是陰虛於下,衝脈不安其位。改投《溫病條辨》三甲復脈湯,大滋真陰,潛陽熄風寧絡。加紅參助元氣,紫石英、活磁石鎮衝脈,協調上下:

炙甘草、生地、白芍各18克,阿膠、麻仁各9克,麥冬、牡蠣各15克,生鱉甲24克,生龜板30克,紅參15克,紫石英、磁石各30克,3劑。

加灸牽正、頰車、地倉、承漿、魚腰、魚尾、四白、陽白,左頭角麻木處,梅花針輕叩。

3月6日三診:

　　諸症均癒，早搏消失，六脈和勻流利，精神食納均佳。經治12日，藥誤變證得安。面癱亦癒八九。遵養正邪自退，治風先治血，血行風自滅之理，予補陽還五湯加味，益氣養血活血助腎善後：

　　生黃耆120克，當歸、首烏各30克，天麻15克，赤芍、川芎、桃仁、紅花、地龍、炙甘草各10克，白芷5克，腎四味60克，鮮生薑10片，棗10枚，胡桃4枚，5劑。

　　後於夏季遇於街頭，病癒之後，體質大勝從前。

　　按：本例初診失誤，在於混淆了內風與外風的界限，誤以治外風的方藥治內風，造成氣陰兩傷，小病治成大病。東垣老人雖有「防風為風藥潤劑」之說，但畢竟風能勝濕，即能傷陰，不可久用。

　　中醫學關於「風」的概念，可說包羅萬象，但不出外風、內風兩大類。凡描述「風者善行而數變」、「肝風暴動」、「風引喎僻（面癱）」、「風引偏枯」之類突發性病變之「風」，皆屬內風，多與現代之腦神經系統病變相關。治宜滋水涵木，潛鎮熄風。

　　中醫之「天人相應」觀，又認為人與自然氣候變動，息息相關，則外風又可引動內風，這些雖是老生常談，但臨證之際，常常不是一目了然，要慎思明辨。其次，運用前人驗方，不可信手拈來，見病即投。亦要辨證得當，方可施用。

六、頑麻怪症

　　劉秀珍，女，31歲，煤運公司職工。1998年8月2日

初診：病已13個月，由產後失調引起。

其症：入睡則夢魘。掙扎至四肢麻木而醒，醒後活動10多分鐘始能恢復知覺。曾注射營養神經、強壯針劑，不效。又服補中益氣、八珍、十全輩，皆不應。近來日見加重，白晝亦覺左半身忽然一陣麻木，雖午睡片刻亦不能免。今夏雖酷熱至36～37度，亦畏寒。夜睡必右側臥，仰臥則氣不能上達。

諸多見證，悉屬氣血兩虛，兼陽虛，濕痰留滯經絡。脾主氣，肝主血。脾虛則痰濕內生，流於四末而為麻木；產後肝血已虧，臥則血歸於肝，四末失養則不仁；入睡則營衛氣血運行遲滯，故病作。

前醫遣方，本屬對症，惜用藥無分主次，失卻統領，故不能達於病所。今當重用氣藥為帥，以氣統血、運血、化濕，佐蟲類入絡，搜剔濕痰死血，油桂溫陽，木香流氣，氣旺濕去血活，其症當癒：

生黃耆120克，當歸30克，紅參（另燉）、赤芍、川芎、桂枝、白芥子、生半夏、天南星、油桂、僵蠶各10克，止痙散（全蟲12隻，蜈蚣2條研末沖）、黑木耳30克，腎四味60克，炙甘草10克，木香、桃仁、紅花各3克，鮮生薑10片，棗10枚，胡桃4枚，10劑。

8月13日二診：已11日未麻木，微覺頭暈，面白不澤，食納大增。原方去半夏、南星，加製首烏、白蒺藜各10克，阿膠15克（烊化）。

10月中遇於街頭，知已痊癒兩個多月。曾赴京辦事，雖奔波勞累，吃睡不好，亦未犯病。

七、蛛網膜下腔出血

溫玉雙，女，27，歲，靈石余家莊農民，懷孕5個月。突於2000年4月18日劇烈頭痛，噴射狀嘔吐，急診住入縣醫院內科。經18日治療，病勢轉重，5月6日深夜邀余診視。詢知，經4次腰穿，腦脊液呈血性，CT見「蛛網膜下腔出血」。顱內壓居高不下，頻頻噴射狀嘔吐。近日多次發生短暫性抽搐，一度口眼歪斜，頭痛如破，呻吟不絕，目赤氣粗，嘔吐稠黏痰涎及黃綠色苦水，其氣穢臭。脈弦滑而勁，陣陣神糊。由脈證推斷，顯係肝胃痰火上攻，氣機逆亂，有升無降，內風已動，有蒙蔽神明之險，急則治標，予降氣、滌痰、和胃、降逆：

赭石、懷牛膝、生半夏各30克，膽星、天竺黃、柴胡、黃芩、酒龍膽草、枳實、炙甘草各10克，杭芍45克，珍珠母、茯苓各30克（全蟲5克，蜈蚣3條研沖服），生薑30克，薑汁 10毫升（對入），煎取濃汁300毫升，小量多次緩緩呷服，待嘔止，頓服安宮牛黃丸1丸。

5月7日二診：藥後頭痛減，抽搐未發，凌晨又見劇烈頭痛約1刻鐘，嘔減而未止。神志已清，可以回答詢問。嘔出酸苦黏涎，脈弦滑較昨稍緩，舌上水滑，胃中覺涼。改投鎮肝熄風湯合吳茱萸湯加減，重在降逆和肝胃：

赭石45克，懷牛膝、生半夏、茯苓各30克，紅參

（另燉）、吳茱萸（開水沖洗7次）、炙甘草各15克，全蟲10克，大蜈蚣10條，鮮生薑30克，薑汁10毫升，煎取濃汁500毫升，小量多次，緩緩呷服。

5月8日三診：痛嘔均止，顱壓正常。仍予原方加減，側重化瘀：

赭石、懷牛膝、生半夏、雲苓各30克，紅參（另燉）、五靈脂、吳茱萸（洗）各15克，生龍牡、珍珠母各30克，生杭芍90克（全蟲3克，蜈蚣4條研粉分次沖服），鮮生薑30克大棗20枚，2劑。

上藥服後諸症均退，未見任何後遺症。唯輸液一側之下肢腫，夜寐欠安，六脈和緩，右寸略弱。予補陽還五湯，運大氣、化瘀，以助康復。

生黃耆120克，當歸、益母草、丹參、珍珠母各30克，川芎、桃仁、紅花、地龍、僵蠶各10克，蛤粉30克，白芥子炒研、桂枝、炙甘草各10克，生杭芍30克（全蟲3克，蜈蚣4條，研粉沖服）。

上方服3劑後又帶7劑出院回家調養。

按：本例之劇烈嘔吐得力於小半夏加茯苓湯重用生半夏加赭石末、鮮生薑、薑汁，此法余一生應用上萬例，通治一切肝胃氣逆之嘔吐，如妊娠惡阻劇吐，水米不入；胃出血狂吐不止；現代醫學確診之腦膜刺激徵；寒熱錯雜之胃腸痙攣等，皆有捷效。輕症服一兩口即止，稍重則服2、3次即癒，極重症10小時許過關。標症一除，再緩圖治本。不論何種嘔吐，皆由胃氣上逆。胃為氣機升降之中樞，胃氣不降，則諸經之氣皆逆。方以赭石、生半夏、鮮生薑降胃，則氣機升降復常，何嘔吐之有？正是執簡馭

繁，以不變應萬變之法。

又，本例之劇烈頭痛，在加吳茱萸湯後一劑而止，吳茱萸辛苦大熱，其氣燥烈。下筆之際，曾有猶豫，恐不合於「腦出血」症，但傷寒論吳茱萸湯證，明白昭示：「乾嘔吐涎沫，頭痛者吳茱萸湯主之。」止痛與止嘔，正是吳茱萸的兩大功效。

中醫雖無「蛛網膜出血」這樣的病名，但患者頭痛如破，劇烈嘔吐，吐出物為酸苦涎沫，又自覺胃涼，正是肝胃虛寒，夾痰飲上沖巔頂（腦）之的據。病機既合，投劑之後，頭痛如破及殘餘之嘔吐立止。

讀古人醫案，常有「覆杯而癒」、「效如桴鼓」之描述，一經臨證，乃深信經方確有神奇功效。由此領悟，傷寒六經辨證之法，統病機而執萬病之牛耳，則萬病無所遁形。

「病」可以有千種萬種，但病機則不出六經八綱之範圍。正是內經「知其要者，一言而終」的明訓，執簡馭繁，萬病一理。臨證之際，不必在「病名」上鑽牛角，不但不考慮西醫的病名，連中醫的病名也無須深究。胸中不存一絲先入為主之偏見，頭腦空明靈動，據四診八綱以識主證，析證候以明病機，按病機立法、遣方、用藥，如此則雖不能盡癒諸疾，庶幾見病知源，少犯錯誤。

仲景學說是中醫學活的靈魂，也是破解世界性醫學難題的一把金鑰匙。「難症痼疾，師法仲景」是我一生的座右銘，願與青年中醫共勉！

急性結核性胸膜炎重症

一

趙家明，男，27歲。靈石水峪煤礦會計。1983年8月24日初診：晉中二院X片報告：「重症雙側結核性滲出性胸膜炎，胸腔積液。」雙側胸部除1～3肋清晰外，餘皆被積液包圍。患者拒絕抽水，回縣後已不能步行，其兄以小平車拉來門診求治。

據訴，病已月餘。開始發熱惡寒似感冒，仍堅持秋收勞作。漸漸胸悶肋痛，盜汗不止，劇烈咳嗽。近3日來，胸部如壓一石板，憋悶不能呼吸，尤不能深呼吸。呼氣、吸氣胸部痛如針刺。日進食不足150克。發熱，面容憔悴，眼眶深陷。說話困難，其兄代訴。已注射鏈黴素10多天無效。其家距礦部僅0.5公里之遙，下班後要走4小時始能到家。脈細數無倫132次／分。心蕩神搖，舌邊尖滿布瘀斑，唇舌色青。

此屬懸飲重症，本當十棗湯峻攻逐水，奈遷延失治，正氣不支。擬瓜蔞薤白桂枝湯合千金葦莖湯、丹參飲合方，活血、行氣、振胸陽而化飲：

瓜蔞30克，薤白15克，白酒100毫升，桂枝15克，丹參30克，檀香、降香、木香各10克，砂仁5克，生苡仁、

蘆根各30克，桃杏仁泥各12克，甘草10克，冬瓜仁60克，3劑。

8月28日二診：

上藥當日2小時服1次，日夜連盡2大劑，藥後尿量特多，一夜約1500毫升以上，至次日12時3劑服完，熱退，胸痛、肋痛、頻咳、氣短均癒，日可進食1公斤多。患者高興異常，從城裏回村5公里，僅費時45分鐘。唯入夜仍盜汗，咳嗽未已，舌光紅無苔，氣陰已傷，原方加太子參30克、赤芍15克。3劑後痊癒。

二

土產公司司機張志明，24歲。

1979年秋患結核性滲出性胸膜炎，五短身材，痰濕體型，肥胖而面色灰滯。自幼患氣管炎，畏寒有汗，喉間有痰鳴音，咳喘劇而胸悶痛，舌白膩不渴，脈弦遲58次／分，此屬元陽久虛，外寒內飲，陰邪竊居陽位，先予加味小青龍湯宣化上焦：

附子15克，炙麻黃絨10克，杏仁泥12克，厚朴、桂枝各10克，赤芍15克，炙甘草10克，殼白果（打）21枚，炙紫菀、冬花各12克，生半夏20克，乾薑、五味子、細辛、紅參各10克（打小塊吞），鮮生薑10片，棗10枚。

上藥服2劑，外證悉除，咳喘癒，痰鳴消失。繼予下方5劑：

瓜蔞30克，薤白、桂枝各15克，白酒100毫升，桃

仁、杏仁各12克，生半夏20克，丹參30克，檀香、降香、木香各10克，砂仁5克，生苡仁45克，冬瓜仁60克（打），澤瀉15克，肉桂10克，茯苓30克，炙甘草10克，鮮生薑10片，大棗10枚。

上方服後，胸透，積液吸收而癒。

結核性心包炎、心包積液

胡秀琴，女，22歲，百貨公司行政人員。1981年9月21日初診：

山醫二院診為結核性心包炎，心包積液，Ⅱ度房室傳導阻滯。已用抗癆、激素、利尿等法治療3月，仍覺心前區滯悶刺痛，有時痛牽背部，覺似有一磨盤壓於胸上，咳喘連聲不斷，面色灰滯，唇指青紫，心悸，下肢凹陷性水腫，脈弦遲搏指52次／分，舌暗，苔白膩。

追詢病史，知患者於1978年上高中時患T·B性胸膜炎，經抗癆治療半年多，未能根治。面黃肌瘦，弱不禁風，極易感冒，且纏綿難癒。

現仍覺時時惡寒，肩背沉困，周身肌肉、關節煩疼。症由風寒外襲，失於疏解，水飲內停，漸漸深入於臟。來路既清，先擬扶正托邪，使深伏之邪有外達之機：

紅參（另燉）、五靈脂各10克，羌活、獨活、前胡柴胡、川芎、枳殼、桔梗各6克，茯苓12克，桃仁、杏仁各10克，薄荷3克，炙甘草5克，鮮生薑3片，棗4枚，水煎溫服。

9月23日二診：

患者之母來告，藥後全身潤汗，甚覺舒適，可否多服幾劑？余曰：只因令嬡外邪久伏，故用開門逐盜之法，既得微汗，目的已達，若再用汗法，則藥過病所，反致損傷

氣血。乃於午後登門診視，則患者不僅外證悉除，胸際已覺開闊，脈弦遲60次／分，已無搏指之象。舌中膩苔已化去大半。且自得汗後，小便增多，已不咳喘。此即三焦氣化之妙，表氣通則裏氣和，肺氣宣則水道通。擬再益氣、活血、和營，振胸陽，化瘀消痰為治：

瓜蔞30克，薤白15克，白酒100毫升，桂枝10克，赤芍15克，桃仁、杏仁泥各12克，丹參30克，檀香、降香各10克，砂仁5克，肉桂、紅參（另燉）、五靈脂各10克，生苡仁45克，茯苓30克，澤瀉15克，炙甘草12克，生半夏15克，鮮生薑10片，棗10枚。

9月27日三診：

藥進3劑，小便大增，日夜在2000毫升以上，胸際滯悶、刺痛大減。下肢腫退，紫紺已很輕微，精神食納大增，脈弦緩70次／分。方已中的，守服10劑。

10月10日，諸症悉除，唯在陰雨天略感不適。乃腎中元陽不足，囑服金匱腎氣丸1月，益火生土而杜生痰之源。1983年遇患者之母，知患者早已上班工作，曾去北京阜外醫院透視及心電圖檢查，心、膈、肺已無異常發現。

按：結核性滲出性胸膜炎，相當於中國醫學之「懸飲症」。治法率多使用峻攻逐水之十棗湯，但要辨證準確無誤，不可濫用。何種症情使用十棗湯為好？《金匱》云：「病懸飲者，十棗湯主之。」《傷寒論》十棗湯證云：「太陽中風，下利，嘔逆，表解者，乃可攻之。其人漐漐汗出，發作有時，頭痛，心下痞、硬、滿，引脇下痛，乾嘔、短氣，汗出，不惡寒者，此表解裏未和也，十棗湯主之。」由此可見，十棗湯僅僅適用於表解而裏未和的形證

俱實者。若有表證，便當「先表後裏」。

若以西醫的觀點用中藥，則 X 光下見有胸水便投十棗，而置表證於不顧，則必使邪陷入裏，纏綿難癒，甚或變生不測。故余治癒之胸水證（包括心包積液、肝腹水、腎性水腫）不下萬例，竟無一例可用十棗湯者。

治水飲停聚為患，不論表裏內外各部，皆從調燮三焦氣化入手。視其表裏、虛實、寒熱之不同，皆當先表後裏，或以小青龍湯解表化飲，或以人參敗毒散益氣解表，先開肺閉，以通水道。中陽不運者，益氣健脾化濕。下焦陽虛者，以桂附蒸動之。調整體以治局部，勿因局部而害整體，則不專治水而水病自癒。胸腔積液，病機為胸陽不足，濁陰竊踞陽位，阻塞氣機。

以《金匱》瓜蔞三方（瓜蔞薤白白酒湯、瓜蔞薤白半夏湯、枳實薤白桂枝湯）振胸陽，寬胸膈而化飲邪，丹參飲行氣活血，氣行則水行，更合千金葦莖湯清肺化痰排飲（原方主治排膿而理肺癰，借用作排水，竟有殊效）取效甚速，一般 48 小時即可解危。夾表者，加麻黃開肺氣，下焦陽微者，加桂附溫化之。若無實熱的據，勿輕用苦寒解毒之劑，以免三焦氣化冰結，則病反纏綿。

真熱假寒 大實有羸狀

名醫某，1964年12月26日，即冬至節後2日，忽患奇疾。始病似外感小恙，3日後忽然昏迷。氣息微弱，面色灰滯，手冷過肘，足冷過膝，頭汗淋漓，神識似清似蒙，六脈似有似無。某醫斷為「傷寒，少陰亡陽，已屬彌留，姑擬參附湯，聊盡人事」，李院長邀余會診，以定取捨。見證果如所云。

然則室內穢氣撲鼻，頗覺蹊蹺。且證情突變，寸口脈亂難憑，摸其下三部之趺陽、太谿、太衝，則沉實有力，一息六至有餘。欲觀其舌，則病者昏昧，牙關牽緊，乃強刺患者頰車穴，以匙把撬口，未及察舌，口中臭氣薰人欲嘔，舌面滿布黃厚燥苔，中根已黑。詢其小便，則如濃茶，亦有臊臭，大便5日未解。捫按小腹板硬，至此，真相畢露。

素知患者解放前吸食鴉片20餘年，至今仍以樟腦酊維持精力，其臟腑積毒可知。且病在冬至之後，陰虛液虧之體，適值一陽來復，邪從熱化、燥化，已由太陽轉屬陽明腑實。其肢厥乃熱深厥深之變；神識昏蒙乃濁氣上干神明；頭汗黏手，亦屬腑實薰蒸。種種見證悉為熱閉陽明之腑，而非亡陽厥脫，且真寒證絕無口臭薰人之象。

詢知前醫因牙關緊閉並未察舌。亡陽虛脫，多見手撒尿遺，口開目閉，而「牙關緊」卻是實、熱、閉證所獨

有。至此，已可斷定前醫誤診。

遂疏大承氣合增液湯急下存陰，腑實一通，上閉即開，無需畫蛇添足，再加開竅之品：

大黃30克，芒硝20克（分沖），枳實15克，厚朴、生地、元參、麥冬各30克，煎分2次服，3小時1次。

次日診之，患者僅服藥1次，約2小時許，瀉下惡臭便1次，被褥狼藉，移時神清而癒。再診其脈，依然微細如絲。始知其脈為「六陰脈」，雖有大實之候，其脈不變，故難於反映真相。

又有一種「六陽脈」，終生洪大數實，雖有虛證，其脈不變。若憑脈斷病，不屑下問，何能中病！人之體質稟賦千差萬異，虛實真假絕非一目了然。尤其危急重證，至虛而有盛候，大實反見贏狀。稍一不慎，即蹈誤診、誤治之禍，頃刻之間，生死立判。慎之，慎之！

三 消 重 症

郭桂雲，女，33歲，靈石新華書店會計。1982年7月12日初診：

病已3月，食納倍增而日見消瘦。面色由白皙變為蒼黑。昨量體重下降5公斤多，甚感意外，求治於余。追詢病史，得知近數月來，工作、家務操勞過度，時時覺餓。飯後不及半小時便又饑餓難忍，心慌頭暈。且煩渴異常，隨飲即尿。

近10日來，一覺餓即心悸、氣喘、汗出，眼黑頭暈，身軟不能舉步。舌紅無苔，脈細數無神，尺部尤虛。內科查尿糖、血糖（-），眼不突，甲功無異常。病由勞倦內傷，致肺、脾、腎三臟氣陰俱傷，壯火食氣，三消重症。

其面色由白變黑，為下元不固，腎氣上泛。擬滋陰補腎而製亢陽，固攝下焦，補納腎氣，引火歸原為治：

熟地90克，枸杞子、山萸肉、鹽補骨脂各30克，紅參（另燉）、天冬、麥冬各15克，油桂2克（去粗皮研粉，小米蒸爛為丸吞），鮮生薑5片，大棗10枚，胡桃4枚，3劑。

7月17日二診：

精神大振，食納已如平昔，口渴尿多亦減七八，原方3劑。

7月20日三診：

氣化為病，一撥便轉。藥進6劑，諸症皆癒。蒼黑之面色已轉紅潤。囑早服補中益氣丸，晚服六味地黃丸善後。追訪10年無恙。俟後，余以此法治多例糖尿病亦有捷效。

虛寒型糖尿病

李瑞亮，男，52歲，壇鎮人。1984年1月16日初診：

患糖尿病10個月，曾用胰島素不能控制。消瘦，體重下降7公斤，乏力，脘痛而嘔酸涎。厭食，日僅進食150～200克。飲多，日6熱水瓶上下；尿多，日35～40次，幾乎不能繫褲帶。畏寒甚，由平車拉來就診。目赤氣喘，頭面轟熱，脈右微細，左沉滑細。當日化驗：尿糖＋＋＋＋，血糖37毫克％。

證屬腎氣腎陰兩虛，陰損及陽。命火衰微不主溫煦，津液不能蒸騰上達，故飲多。釜底無火，故胃脘冷痛，厭食嘔逆。腎氣失於統束，故膀胱失約。且腎陰已虛極於下，水淺不養龍雷，故見相火上奔，目赤轟熱。腎不納氣，故喘。擬滋陰助陽，引火歸原，納氣歸腎：

九地90克（砂仁10克拌搗），鹽巴戟肉、天冬、麥冬各15克，茯苓15克，紅參（另燉）、吳茱萸、五味子、炙甘草各10克，山藥、山萸肉各30克，油桂1.5克（研吞），鮮生薑5片、大棗10枚，胡桃（打）4枚，3劑。

1月21日二診：

胃痛嘔逆、目赤氣喘、頭面轟熱均癒。食納已佳，飲水減至日1熱水瓶，尿減少至日10次。脈較前有力，自己走來就診。守方3劑。

1月25日三診：

尿量日7次，夜間不尿。日可進食0.5公斤多，行動如常。舌紅潤，中有裂紋，脈沉滑。原方去吳茱萸，加生山藥、生耆、枸杞各30克，豬胰臟10克（另煮熟，連湯帶肉食之），10劑。

1月26日，今日化驗尿糖＋＋，血糖65毫克％。上方加減調理月餘，用豬胰臟40個。尿糖消失，血糖稍高，症情平穩，體重回升。引火湯加油桂，對本病之三多有殊效。症情愈重，見效愈速。

糖尿病火不生土

李彩青，女，55歲，病史7年。

便溏4個月，面色灰暗，不渴，少腹墜脹，若痢疾之裏急後重。食入難化，噯腐吞酸。舌質紅，有白腐苔，脈沉微。用理中輩不效。火不生土，責其釜底無火，當溫腎陽，予三畏湯加味：

紅參（另燉）、五靈脂、公丁香、鬱金各10克，油桂3克（研吞服），赤石脂30克，附子、三仙炭、薑炭、炙甘草各10克，生山藥60克，3劑而癒。

後以培元固本散連服百日，得以鞏固，已5年不服降糖藥。

重症結核性腹膜炎合併膽囊炎

——兼探無苔舌主病之機理

夏門鎮農民梁大仁，男，77歲。

1998年8月17日，急診收住××醫院內科，主症為全身浮腫、怕冷、低燒、無汗，上腹部絞痛嘔吐。超音波檢查見右肋下15cm×13cm之囊性腫物，白細胞19500，血沉72cm／h，最後診斷為結核性腹膜炎，急性膽囊炎。經急性期對症療法，1週後出現腹水，抽水2次，旋抽旋腫。加服清熱、解毒、利尿中藥31劑，病反轉重。

9月22日病危出院邀診。刻診大腹膨隆，臍凸胸平，喉間痰鳴，咳喘脹急，不能平臥。下肢爛腫如泥，腳膝冰冷。面色灰暗，兩目無神，心悸，神疲嗜睡，不食，不渴，尿少，全身不時顫動。患病35日，始終憎寒無汗。舌紅如柿，無苔而乾，舌中裂紋縱橫，脈促細，132次／分，太谿根脈細而不亂。

據上脈證推斷，患者年近八旬，腎氣已衰，初病憎寒發熱無汗，正虛無力鼓邪外透，兼見嘔吐腹痛，漸延全身腫脹。乃少陰（腎）虛寒為本，兼見太陽表寒實，漸傳太陰（肺、脾）裏虛寒證，肺、脾、腎三臟俱病。

關鍵在本屬寒證，表裏同病，表寒未解，表氣閉塞，寒邪欲出無路，又用苦寒，雪上加霜，致三焦氣化冰結，寒邪由皮毛經絡層層深入內陷。真陽日衰，膀胱氣化不

行，聚水成腫。脾陽虛不能運化水濕，水腫日甚。水凌心肺，故心悸喘咳痰鳴，終致陰水氾濫，五臟六腑悉被重重陰寒所困。神疲嗜睡，四肢厥逆，已成亡陽格局。

擬麻附細湯溫腎、助陽、解表為先，開太陽之表，宣肺閉而通水道，合真武湯溫陽瀉濁，益火之原，以消陰翳，加人參助元氣，加油桂以蒸動下焦氣化：

麻黃15克，附子30克，細辛、紅參（另燉）各15克，油桂10克（後下），茯苓、白芍各45克，白朮30克，生薑45克，加冷水1500毫升，文火煮取600毫升，3次分服，3小時1次，得汗則止，不必盡劑。

9月23日二診：

四肢回溫，腹脹略鬆，知饑思食，已可起坐。高年危症，胃氣來復，大是佳兆。仍憎寒無汗，欲厚衣被。目珠、胸腹發黃，黃色灰暗，尿黃量微，脈沉細，92次／分，已無促象，舌色依舊。表氣閉阻日久，寒濕不化，發為黃疸。藥隨症變，原方合茵陳五苓，溫陽瀉濁，扶正氣以開表閉：

茵陳、茯苓、白芍各45克，白朮、附子各30克，澤瀉、桂枝、紅參（另燉）、細辛、麻黃（另包）各15克，油桂10克（後下），鮮生薑45克，2劑。煎服法同前，3小時1次，日夜連服，得汗去麻黃。

9月24日三診：

得暢汗，上閉一開，下竅立通，尿量大增，從昨夜23時至今晨8時，尿量約3000毫升以上，腹水消去大半，黃疸退淡。日可進食500克許，神清、語聲清朗，脈沉有力，82次／分。舌紅活佈滿津液，中心生出薄白苔，裂紋

癒合。

上方去麻黃、細辛，加海藻30克，甘草15克，另用全蟲12克、蜈蚣2條研末沖服，蟲類入絡散結，以治腫物，2劑，每日1劑。

9月26日四診：黃疸退淨，腫物縮小，改方：

生黃耆60克，貓爪草、漂海藻各30克，木鱉子、生苡仁、芙蓉葉、附子各30克，皂刺、白芷、柴胡各10克，另用川貝、炮甲珠各6克，全蟲3克，蜈蚣2條，研末沖服，3劑。

10月2日追訪，腫物全消，腹水消盡，六脈和緩，痊癒。

按：本案例涉及到中醫舌診中令人困擾的一則難題，即關於無苔舌的主病。凡舌面無苔而乾，或中心剝蝕如地圖，或舌紅如柿，或見裂紋，各家皆主陰虛。但臨床所見，不少氣虛、陽虛甚至亡陽危證中，也出現這樣的舌象，本案即是一則典型病例。

當時，病情危重，遂捨舌從證，逕投助陽解表、回陽破陰之辛熱大劑。結果於30小時內累計用附子90克，麻黃、細辛、紅參、油桂各30克，在主證解除的同時，舌上生出薄白苔，而且佈滿津液，裂紋亦癒合。

我一生所遇此類舌證抵牾的病例不下200例，全數按主證以相應的方藥而癒。經長期觀察，凡亡陽之格局已成，兼見「陰虛舌」者，一經投用四逆加人參湯，少則4個小時，多則一晝夜，乾紅無苔舌（其中包括部分絳舌）全數生苔、生津。氣虛漸及陽虛，而出現「陰虛舌」者，大劑補中益氣湯加附子30克、油桂10克，3劑舌象改觀。

肺癆、骨蒸潮熱而見陰虛舌，補中益氣湯重用黃耆60克，加烏梅、山萸肉、生龍牡各30克，甘溫除大熱，補土生金，一週而潮熱退，舌象亦改變。

一老婦，76歲，右半身麻木，膝以下冷，腳腫不能穿鞋，渴不思飲，漱水即唾。睡醒一覺，舌乾不能轉動，心悸頭眩，難再入睡，脈遲細，舌乾紅無苔。予大劑人參真武湯，三劑後腫退，寐安，舌上生出薄白苔，津液滿口，又予大劑補陽還五湯加附子30克、白芥子10克、全蟲3克、蜈蚣2條，6劑後麻木亦癒。

一女青年22歲，雙肺空洞型結核，骨蒸、潮熱，半月不退，舌光紅無苔而乾，遂用丹谿翁滋陰退蒸法，藥用龜鱉甲、青蒿、秦艽、芩連一小劑，子時大汗肢厥，喘不能言，便溏脈微，急投張錫純氏來復湯合大劑參附龍牡救逆湯，半小時得以脫險，舌上生出薄白苔，且骨蒸潮熱兩月未發。

一友人，45歲，舌中有5分幣大之光紅無苔區，尿熱而頻，令服知柏八味丸5日不效，無苔區反擴大，且乾裂出血，又見齒齗，診脈沉細，不渴，膝以下冰冷，詢知近年異常發胖，又見面色發暗，斷為上假熱，下真寒，予四逆湯1劑，附子用30克，乾薑改薑炭，煎成冷透（因上有假熱，故用熱藥冷服，偷渡上焦之法），於子時頓服，次日諸症均退，舌上生出薄白苔。

一婦女教師，62歲，患「乾燥綜合症」8年，先用激素療法無效。口乾無津，飲水愈多，乾渴愈甚，終致舌乾不能轉動，不僅無唾液，亦無涕淚，陰道乾皺，大便乾結如羊糞球，舌光紅如去膜豬腰子，唇乾裂，口舌瘡頻發。

曾服省內及洛陽名醫中藥數百劑，大率皆養陰增液之類，或辛涼甘潤，或養胃陰、存津液，歷年遍用不效。診脈沉細微弱，面色萎黃無華，四肢不溫，雙膝以下尤冷。遂以大劑參附湯直溫命火，以蒸動下焦氣化之根，令陽生陰長，附子通陽致津液，使水升火降，佐以大劑引火湯大滋真陰以抱陽，小量油桂，米丸吞服，引火歸原，10劑後諸症均退，舌上生出薄白苔，津液滿口。

以上舉例，可見四診必須合參，方不致誤。舌診成為一套完整的學說，是在清代溫病學說誕生之後，熱病所傷者津液，故在溫熱疫症衛氣營血的辨證中有特殊的意義。但在雜病中，則又有種種異常變局，不可一概而論。

舌苔的生成，乃由胃氣之蒸化。胃虛則蒸化無權，舌苔便不能反映真相。而人身氣化之根，在下焦腎中命門真火，此火一弱，火不生土，則胃氣虛；金水不能相生，水液便不能蒸騰敷布全身，故舌乾無苔。左季雲氏《傷寒類方匯參》四逆湯方論中有一段話，道破了陰陽氣化的奧妙。其論云：「……附子味辛大熱，經雲辛以潤之，開發腠理，致津液通氣也……」，「附子致津液」，正是畫龍點睛之筆，發前人所未發，蓋氣能化水也。

明得此理，則對「乾紅無苔舌」的主病，便會了然於胸：除溫熱傷陰之外，則在雜病中陽虛氣化不及，津液不能蒸騰上達，便是病根。真武湯既能把多餘的廢水排出體外而治水腫，則四逆湯可以升騰津液，便不是千古奇談了。

清末蜀中傷寒大家鄭欽安氏曾治一唇焦舌黑、不渴少神之疾，斷為真陽衰極，不能薰蒸津液於上。鄭氏論曰：

「當知陽氣縮一分，肌肉即枯一分（李可按：正是陽生陰長，陽殺陰藏之臨證活用），此舌黑唇焦所由來也。四逆湯力能回先天之陽，陽氣一回，津液升騰，枯焦立潤。」治之而癒。此證辨析入微，啟人悟機。

　　疑似真假之間，更是辨證關鍵。氣化之理，全在陰陽二字。一切陰（四肢百骸，五官臟腑，津精水液）皆是靜止的，古人謂之「死陰」。唯獨陽才是靈動活潑，生命活力。陽為統帥，陰生於陽而統於陽。「陽氣者，若天與日，失其所則折壽而不彰」。下焦一點命門真火發動，十二經循行不息，五臟六腑氣化周行，生命欣欣向榮。此火一衰，諸病叢生；此火一滅，生命終結。先天之本腎，生命之本原，所憑者，此火；後天之本脾胃，氣血生化之源，所憑者，此火。

　　養生若損此火則折壽，治病若損此火則殞命。附子可以致津液，氣能升水之理，不可不知。而「乾紅無苔舌」亦不盡屬陰虛，臨證當辨。

血栓閉塞性脈管炎同病異治
—— 兼探仲景運用劇毒中藥烏頭、附子的經驗

一

　　靈石城關派出所所長高興亮，51歲，患者於1941年護送抗大學員赴延安時，路經山西寧武縣之摩天嶺，嚴冬大雪封山，雪深沒膝，凍死7人，凍掉手指、足趾多人。本人雖幸得肢體完好，但已受嚴重凍傷。

　　1966年發現雙下肢冷痛，多次住院治療無效，發展至1976年病情惡化。在山醫一、二院和省人民醫院等5所大醫院住院7個月。確診為腦動脈硬化、心肌下壁梗塞、雙下肢血栓閉塞性脈管炎。後又赴晉中二院接受下肢放血療法，10餘日無效，建議高位截肢。

　　絕望之下，患者於1976年9月7日求治於余。診見雙下肢膝以下冰冷，左側尤重，足趾青紫，電擊樣劇痛日夜不休，左上下肢麻木。胸部憋脹刺痛，發作時以硝酸甘油片維持。脈沉細遲微，雙足背動脈消失。面色蒼白晦暗，畏寒神倦。

　　此證由寒邪深伏血分，痹阻血脈，已成真心痛及脫疽重症。且病經30年之久，已成沉寒痼冷頑症，非大辛大熱溫通十二經表裏內外之烏頭、附子猛將不能勝任。

遂擬當歸四逆加吳茱萸生薑湯合烏頭湯，加蟲類入絡搜剔，麝香辟穢通竅，合而為大辛大熱，開冰解凍，益氣破瘀，通絡定痛之劑：

生黃耆240克，附子、當歸各60克，川烏、丹參、黑小豆、川牛膝、防風各30克，麻黃、桂枝、細辛、赤芍、桃仁各15克，油桂10克，吳茱萸20克（開水沖洗7次）「麝香1克，炮甲珠5克，生水蛭3克，全蟲3克，蜈蚣2條，研粉分沖，蜂蜜150克，鮮生薑40克，大棗20枚。

加冷水2500毫升，文火煮取500毫升，對入黃酒500毫升，日3夜1服，4劑。

余住其家，寸步不離，以使家人放心。服1劑，當夜安然入睡。又連服3劑，諸症均退。原左足大趾內側之潰瘍亦收口癒合，心絞痛及下肢電擊樣劇痛亦消失。後患者注射毛冬青針15盒，遂痊癒。

追訪至1999年冬，患者已76歲高齡，離休後協助街道居委會工作，現住介休市土產公司宿舍。

二

某男，56歲，河南人，流落靜升村多年。一生嗜菸酒。3年前因雙下肢血栓閉塞性脈管炎，在省二院齊膝截肢。術後已成殘廢，萬念俱灰。自製木板車，以手代足，日日進出於茶館酒肆之間，整日大醉昏睡。不遵禁忌，日吸菸3～4盒。術後半年多，1964年9月17日，截肢處開始電擊樣劇痛，周圍紫紅潰爛，膿水穢臭，腐爛見骨。托人求余診治，見證如上。

六脈洪數而虛，舌紅少苔。近2個月於夜間3次發作心絞痛，經搶救脫險。情緒消沉，多次服安眠藥，欲一死以求解脫。病痛為人生一大不幸，遂婉言勸慰，囑戒菸酒，振作精神。證屬濕熱化毒，血瘀氣弱，又兼真心痛，頗難措手。遂予《驗方新編》四妙勇安湯合丹參飲，清熱解毒，下病上取，重加生　益氣托毒生肌，生水蛭、炮甲珠破栓塞，化瘀通絡為治：

生黃耆240克，二花、元參各90克，當歸、丹參各60克，甘草30克，檀香、降香、桃仁、紅花各10克，砂仁5克，另用生水蛭、炮甲珠、醋元胡各6克，研粉分沖。

以臉盆煎藥，取濃汁1500毫升，6次分服，日4次夜2次，3劑。

9月25日二診：患者無人護理，平均兩天服藥1劑，服藥2劑時，患處灼熱，劇痛消失。第4日下午膿水消失，第5日潰爛處收口結痂。第6日左側結痂脫落，肉芽嫩紅，心絞痛亦癒。囑原方再服3劑，遂癒。事隔3月，又托人請診。

見患處又開始膿水淋漓，周圍紫黑、穢臭，劇痛夜不能寐。診脈洪大無倫，腰困如折，微喘，詢其致變之由，忸怩難以啟齒。知其行為失檢，犯房室之忌，致傷腎氣，生命根基動搖，年近六旬，論治談何容易，遂婉辭。不久家鄉來人領回原籍，不知所終。

按：本病屬中醫「脫疽」範圍，由寒濕之邪痹阻血脈，日久趾、指壞死脫落，令人慘不忍睹。約可分為陽虛寒凝與濕熱化毒二型，而瘀阻不通，又為兩型所共有。故活血化瘀之法，必須貫徹始終。而氣為血帥，氣行則血

行，不論寒熱，皆以黃耆為君。氣旺則可摧動血行，而生耆又最擅托毒生肌，為癰疽要藥，亦脫疽首選要藥。其藥性和平，又非破格重用難以奏功。

寒凝型：以當歸四逆加吳茱萸湯合烏頭湯，隨證加減，大辛大熱，開冰解凍，效果極好。

《傷寒論》當歸四逆湯養血通脈，主治手足厥寒，脈細欲絕（恰合脈管炎之足部動脈消失之特徵），並治寒入經絡，以致腰、股、腿、足疼痛。

古今中外醫家用治各類凍瘡，療效卓著。若內有久寒，深入血分，形成「沉寒痼冷」之格局，又兼見寒主收引，經脈攣縮疼痛者，加吳茱萸生薑白酒，合而為當歸四逆加吳茱萸生薑湯（吳茱萸最善解痙），則更為合拍。

本病病程過久，則非但血虛而瘀，其寒凝之程度，猶如冰結。加用《金匱》烏頭湯大辛大熱，通行十二經表裏內外，開冰解凍，更加蟲類化瘀破癥之力，則如陽光一照，冰雪消融，栓塞一通，病即向癒。此法治癒寒凝型脈管炎7例，風濕性、類風濕關節炎、坐骨神經痛數百例。對西北地方病「柳拐子」病（四肢關節腫大僵硬致殘）、部分硬皮病皆有卓效。

經方是攻克世界性醫學難題的一把金鑰匙，效難盡述。關鍵是應用經方必須量大，鄙見以原方折半計量為好，輕描淡寫則無濟於事（此點為上世紀80年代後多次考古發現之漢代度量衡制所證實）。

熱毒型：四妙勇安湯最效，加生　則化腐生肌，效尤速。余所用蟲類藥穿透攻破之力甚強，可助活血化瘀破栓塞，攻克本病之難關。一切創傷、癰疽皆當禁房事。若犯

禁，輕則癒合後留有黑疤，重則腎氣敗亡而死，絕非危言聳聽！

余從事中醫臨床與探索50多年，每遇急險重危症，使用毒劇中藥救治，皆獲起死回生之效。疑難痼疾用之則立見轉機，累起沉痾。其中，使用最多的是附子，一生累計超過5噸。川烏次之，亦在3噸以上，經治人次萬名以上，無一例中毒。

如何駕馭藥中猛將，使之聽從調遣，治病救亡而不傷害人體？奧秘在《傷寒雜病論》中已有揭示。仲景在歷史上運用烏、附劑最早，使用頻率最高。仲景方中，烏、附大多生用，用量之大，古今少有。何以保證無害？全在經方的配伍、炮製與煎服方法上見真諦。

以《金匱》烏頭湯為例：本方麻黃、芍藥、黃耆、炙甘草各3兩，川烏5枚。川烏1枚，大小平均5克，則為25克許。炙甘草3兩，漢代一兩合今之15.625克，以16兩計，則為48克，恰為川烏之兩倍。烏頭湯之煎服法，亦寓有深意。先以蜜2升（漢代1升合今之200毫升）煎川烏，煎至1升時去川烏，留蜜待用。

蜜煎川烏，有兩層意義：一則蜜為百花之精華，善解百毒，尤為川烏毒之剋星；二則以稠黏之蜜汁文火煮之，必影響毒性之分解。川烏慓悍燥烈之性，已不能為害。然後全方5味藥，以水3升，煮取1升去渣，與煎妥之川烏蜜混合再煎，進一步中和毒性。再看服法：服7合（140毫升，為全劑的2/3）。

服藥後的效果要求：「不知，盡服之。」服後唇舌微覺麻木為「知」。「不知」──如無此感覺，則「盡服

之」，即把所剩1/3的藥液全部服下，以「知」為度。一般病人服烏頭湯140毫升，即有效應。體質異常者，此量不能中病。當把一劑藥全部服下，方始奏效。

余讀《金匱》至烏頭湯項下，反覆玩味，深感此必仲景當年親歷、親嘗的切身體驗之談，絕非臆測可比。仲景在1700多年前，已取得了臨床應用烏附劑的成功經驗：一、凡烏、附類方（附子湯除外），炙甘草為烏、附之兩倍，甘草善解百毒，甘緩以製其辛燥；二、蜜製川烏，蜜為百花之精華，芳香甘醇涼潤，善解百毒，並制其燥烈；三、餘藥另煎，取汁與蜜再煎，中和毒性，使烏頭之毒性降到最低點，而治療效能不變。

按上法應用川烏安全穩妥。為確保萬無一失，余從上世紀60年代起，又加3條措施：

1. 凡用烏頭劑，必加兩倍量之炙甘草，蜂蜜150克，黑小豆、防風各30克；凡用附子超過30克時，不論原方有無，皆加炙甘草60克，即可有效監制。

從古今各家本草論證得知：

炙甘草扶正解百毒，殺烏、附毒。

蜂蜜，補中潤燥，止痛解毒。治肺燥咳嗽，腸燥便秘，胃脘熱痛，鼻淵口瘡，湯火燙傷，解烏頭、附子毒。

黑小豆，活血利水，祛風解毒，治水腫脹滿，風毒腳氣，黃疸水腫，風痹筋攣，產後風痙，口噤，癰腫瘡毒，解藥毒。《本草綱目》載：「煮汁，解砒石、甘遂、天雄、附子……百藥之毒。」

防風，發表去風，勝濕止痛。治風寒外感，頭痛目眩，項強，風寒濕痹，骨節酸痛，四肢攣急，破傷風。

《本草求原》載：「解烏頭、芫花、野菌諸毒。」《本經集注》載：「殺附子毒。」

2. 凡劑量超過30克時，烏頭劑，加冷水2500毫升，文火煮取500毫升，日分3次服，煎煮時間3小時左右，已可有效破壞烏頭鹼之劇毒。附子劑用於慢性心衰，加冷水1500毫升，文火煮取500毫升，日分2～3次服。危急瀕死心衰病人，使用大劑破格救心湯時，則開水武火急煎、隨煎隨灌，不循常規，以救生死於頃刻。此時，附子的毒性，正是心衰病人的救命仙丹，不必多慮。

3. 余凡用烏頭劑，必親臨病家，親為示範煎藥。病人服藥後，必守護觀察，詳詢服後唇舌感覺。待病人安然無事，方才離去。

有以上三條保證，又在配伍上、煎藥方法上做了改進，採取全藥加蜜同煎、久煎法，既保證療效，又做到安全穩妥，萬無一失。

1965年余曾參與川烏中毒瀕危2例的搶救，以生大黃、防風、黑小豆、甘草各30克，蜂蜜150克，煎湯送服生綠豆粉30克，均在40分鐘內救活。由此也可反證，使用新定烏頭湯，絕無中毒之虞。

以上是我一生運用烏、附劑攻克醫學難題的一點經驗、心得，僅供青年一代中醫臨證參酌。

小兒重危急症醫案

一、高熱驚風危症

壇鎮槐樹原村王成章之子出生4個月，1990年1月7日深夜2時，夫妻2人抱患兒來家求治。手持醫院病危通知，跪地不起。余急下床扶起。

詢知因急性肺炎高熱抽風入院，歷一晝夜不能控制。患兒高熱昏迷，體溫39.7℃，牙關緊閉，角弓反張，兩目上翻，痰壅鼻翕，頻頻抽搐，約5～6分鐘1次。唇指青紫，四肢厥冷，體若燔炭，紫紋直透命關。

證屬風熱犯肺，痰熱內結，熱極動風，邪陷心包。急以三棱針點刺手足十指（趾）尖、雙耳尖、百會、大椎出血。患兒大哭出聲，全身汗出，四肢回溫，以毫針飛針點刺湧泉、合谷、人中，雀啄術刺素髎約1分鐘，患兒甦醒，抽搐亦止。令先服羚麝止痙散1克，加麝香0.3克。為疏清熱熄風，宣肺滌痰，開竅止痙之劑。令其持余親筆信去城關院夜班藥房取藥：

生石膏30克，麻黃、杏仁、甘草、丹皮、紫草、天竺黃各10克，蘆根30克，蚤休15克，竹瀝20毫升，葶藶子10克，大棗10枚。

3時許余親為煎藥，此時患兒已能吮乳。3時15分取

藥汁60毫升，至天亮服藥35毫升、散劑3次而癒。所剩藥汁棄去不用。給散劑2次量，以防餘熱復熾。夫妻二人歡天喜地而去。

按：急驚風為兒科四大症之一，屬兒科常見急危重症。多發於1～5歲之嬰幼兒。1歲以下發病尤多。來勢兇險，瞬息萬變。若處置不當，輕則轉為慢驚，演變為癲癇、弱智癡呆，重則危及小兒生命。本證多屬實症、熱症。小兒稚陰稚陽，臟腑嬌嫩，臟氣輕靈，傳變最速，一撥便轉，痊癒亦快，故宜急症急治。

先以針刺解熱、開竅、止痙，阻斷病勢傳變。針刺一畢，病退一半。辨證既準，方劑宜大。小量多次，按時給藥，以保持血藥濃度。窮鄉僻壤，配藥不易，寧可多備少服，掌握分寸，中病即止，剩藥棄去不用，不可急用無備，延誤病機。

本例病兒，因合併急性肺炎，故以麻杏石甘湯為主。其中生石膏、丹皮、紫草，三藥合用可代犀角，退高熱奇效。蚤休為清熱解毒，熄風定驚要藥，可治一切毒蛇、毒蟲咬傷、疔瘡惡毒，解毒力最強，可清除入血之病毒而護心醒腦，又獨有止痙功效，故為方中主藥。

竹瀝、竺黃、葶藶清熱、瀉肺、滌痰，蘆根清熱養陰。羚麝止痙散（羚羊角3克、麝香1克、蠍尾12隻、蜈蚣2條為末，分3次服）為余急救小兒高熱驚風開竅醒腦常備藥。輕症單服立效，不必配服湯劑。若小兒有窒息之險，另加麝香0.3克立解其危。因麝香不僅能興奮呼吸中樞，且能辟穢醒腦，緩解大腦缺氧。

故余經治本病數百例，多數在10小時內痊癒，無一例

有後遺症。若因乳積化熱而致本病，則與保和丸合方化裁；裏實者，釜底抽薪，加大黃5克，另泡汁對入，得瀉則去之。小兒急驚，不外風、熱、痰、食為祟，上方加減可以通治。

二、無熱驚風成痿

溫文祥之幼女，7歲。1980年5月28日夜半2時，突然手足抽搐，角弓反張，牙關緊閉，兩目天吊，約5分鐘發作1次。起病下痿，兩腿不能站立，著地則外翻跌撲。入我院內兒科，觀察治療3日無效。懷疑破傷風，查無外傷痕跡，疑腦及脊髓病變，急轉晉中二院住院3日，治療無效，發作更頻，多次發生窒息。

會診結果，認為本病大腦缺氧時間過長，病情危急，不易挽救。即使治癒，難免變為癡呆，建議轉院。患孩家屬絕望之下，連夜趕回靈石，邀余作最後診視，以盡人事。見患孩氣息微弱，冷汗淋漓，面色萎黃無華，唇色發青，神情萎靡、呆鈍，二便失禁，脖頸左右傾倒。呼之可醒，兩目無神，手足四肢不停抽搐，約10分鐘大發作1次，發則角弓反張，呼吸窒息，脈象微弱模糊。

詢知生後缺奶，自幼體弱多病。顯係先天不足，後天失調，脾腎兩虛。腎主骨生髓，腦為髓海，腎虛精怯則不能作強，脾主四肢，脾氣虛不達四末，故痿弱不能站立；病發於子夜，為營衛不固，暴感寒邪，寒主收引，故頻頻抽搐不止；況重病10日，小兒臟氣怯弱，氣血耗傷殆盡，大汗不止，時時欲脫；天柱骨倒，二便失禁，為腎氣敗亡

死證。唯峻補氣血，以救暴脫。令先服高麗參粉 5 克，麝香 0.3 克，以救呼吸衰竭而止痙，服後約 20 分鐘，抽搐停止，神識轉清。遂疏一方：

生黃耆 100 克，山萸肉 90 克，當歸 15 克，高麗參 15 克（另燉），附子 10 克，生龍牡粉各 30 克，活磁石 30 克，白芍 15 克，龜鹿二膠各 10 克（烊化對入），腎四味 120 克，炙甘草 15 克，麝香 0.15 克（分次沖服），鮮生薑 5 片，大棗 10 枚，連皮胡桃 4 枚（打）。

煎取濃汁 500 毫升，分作 5 次服，2 小時 1 次。

次日再診，抽搐已 12 小時未作，汗斂，呼吸和勻，開始進食。上方小其劑，又連服 6 劑而癒。本方由當歸補血湯重用生耆，合參附龍牡救逆湯加活磁石之吸納上下，合張錫純氏來復湯救脫，更加血肉有情之品補五臟，腎四味鼓舞腎氣。小量麝香救腦缺氧，振奮呼吸中樞而解窒息，止痙攣，不論閉脫皆有卓效，且治癒之小兒智力可保正常。余數十年以上方加減，治各種原因導致之小兒慢脾風證不計其數，無一例有後遺症。古代醫籍所論「死證」實不盡然。竭力挽救可活三四，不可諉為不治。若為保虛名見死不救，則有損吾輩天職矣！

三、小兒大腦發育不全症

運輸社吳福全之女吳紅英，2 歲半。1975 年 2 月 1 日初診：病 2 年，出生後不久，無故手足抽搐，兩目天吊，吐舌搖頭，甚則角弓反張，無一日停息。牙關緊，屢因哺乳，咬傷母乳。曾赴省求醫，省兒童醫院診為「先天性大

腦發育不全症」，無法治療而返。途中感受外邪，高熱達39.7℃。痰聲如拽鋸，面色青慘，山根青筋暴露，指紋深紫直透命關。詢知患兒從出生至今，喉間痰鳴聲從未間斷。偶然瀉肚一次，諸症可有短暫好轉，今已5日不大便。證屬痰熱久蘊，復感外邪，熱極動風。擬礞石滾痰丸變湯，清熱解毒，滌痰開竅，熄風止痙：

1.三棱針點刺十宣、十二井、雙耳尖出血，毫針雀啄術點刺素髎、雙合谷，患兒汗出，大哭出聲而醒。

2.煆礞石15克，生石膏30克，丹皮、紫草、蚤休各15克，黃芩、大黃、天竺黃、菖蒲、鬱金、膽星、僵蠶、地龍各10克，甘草10克，羚麝止痙散3次量，煎取濃汁100毫升，小量多次頻投，熱退，餘藥棄去。

2月2日二診：日夜服藥7次，服至5次時瀉下膠黏狀黏涎，共瀉3次，熱退，抽搐大減，日發作7次，為患病以來抽風最少的1天。紫紋退至風關，山根之青紫退去，神情萎頓，舌紅少苔，囟門閉合不良。熱傷陰分，予大定風珠3劑：

龜鱉甲、牡蠣各12克，生地、白芍、麥冬各15克，天竺黃10克，五味子、炙甘草各6克，羚麝止痙散分3次服，蛋殼粉3克（沖），竹瀝15毫升（對入），蛋黃2枚（藥汁煎沸沖對）。

4月3日三診：2個月內，上方加減進退共服21劑，諸症均減，體質改善，兩目有神，已會笑，且牙牙學語。日前外感風熱，熱退後痰鳴抽搐復作，神情又復癡迷。憶《傷寒類方匯參》云：「柴胡加龍骨牡蠣湯，和解鎮固，攻補兼施，能下肝膽之驚痰……」實本病之癥結所在，正

堪借重，並加潛鎮墜痰之品：

柴胡、桂枝、生半夏、紅參（另燉）、酒芩、酒大黃各5克，黃丹3克（絹包），生龍牡、珍珠母、生鐵落各10克，炙甘草3克，鮮生薑3片，大棗4枚，竹瀝10毫升（對入），羚麝止痙散2克（分沖）。

5月14日四診：上方隔日1劑，共服20劑。每服均便下裹有白色膿狀膠黏痰涎，至17劑時，便已黃軟。神識大清，食納大增。一月之內，每逢傷食（其母已無奶）則發作一二次。體質明顯改善，由一個黑瘦小嬰，變為一個小白胖子。因思腎為先天之本，主腦生髓，乃以血肉有情之品，培元固本，補腎督，益腦髓、化痰、鎮驚、通竅，散劑緩圖治本：

全河車、黃毛茸尖、蛋殼粉各30克，羚羊角、全蟲尾、大蜈蚣、熊膽各10克，麝香5克，朱砂5克。

製粉，每日3次服，每次1克。

至1983年2月5日，患孩因傷食邀診。詢知上藥調治半年多，諸症均癒。今年10歲，已上1年級，10年內因傷食發熱曾發作抽風3～5次，追訪至結婚，生育，一切正常，唯智力稍差而已。

四、小兒暴發型腦炎

靈石車站溫禮鎖之子，13歲，1977年3月14日早，上學途中突然高熱寒戰，頭痛、嘔吐、昏厥，被校長抱回家中。經注射青黴素、安乃近不能控制，邀余診治。體溫39.7℃，頸項強直，頻頻抽搐，角弓反張，噴射狀嘔吐，

體若燔炭，四肢厥冷，胸背部有瘀點、瘀斑，神昏譫語，溲赤便結，大渴飲冷，脈滑數，牙關緊閉，不能察舌。已查血，白細胞2萬、中性90，建議查腦脊液，家長拒絕。腦膜刺激徵陽性。

見症符合暴發型腦炎特徵，同班同學已有人患病住院，有白灰廠小兒不及救治死亡。遂急以三棱針重刺十宣、十二井、十足趾、百會、大椎出血，雙手中縫穴刺泄黏液、黑血。毫針雀啄術瀉湧泉，點刺素髎、人中、合谷。針後病孩全身透汗，嘔止，蘇醒。再查體溫已降1度。辨證屬瘟毒熾盛，氣血兩燔，熱深厥深，入營動血，熱結陽明，引動肝風，邪閉心包重症。予清瘟解毒，清氣涼血，蕩滌邪熱，開竅熄風為治：

1.羚麝止痙散15克，玉樞丹2瓶，勻作5份，2小時1次。

2.生石膏200克，丹皮、紫草、蚤休各15克，二花60克，連翹、生地、大青葉、蘆根各30克，大黃、甘草各15克，青黛10克（包煎），芒硝15克（沖化），加冷水1500毫升，浸泡1小時，急火煮沸10分鐘，取汁1000毫升，3小時服1次，每次200毫升，晝夜連服。

3月15日二診：

於24小時內服完1劑，服至第3次後，瀉下惡臭便2次，熱退，抽搐止，頭痛、嘔吐亦止，脫險。當日體溫38℃，氣短有汗，呼吸弱，語音低，舌紅脈數。氣津耗傷，正氣欲脫。原方生石膏減半，去玉樞丹、硝黃、羚麝止痙散，加西洋參15克、麥冬20克、五味子10克，2劑，每劑分6次服，3小時1次，晝夜連服。服1劑，熱退淨，

知饑索食，2劑服完康復，10日後復學。流腦發病急，病勢兇險，余所經病例，很少有按衛氣營血演變者，起病即見氣血兩燔，熱結陽明，動風驚厥，邪陷心包，故下不厭早。大黃蕩滌熱毒，釜底抽薪，對毒血症、腦病變，有迅速降低腦壓，減輕腦部瘀血水腫之效。

五、疹毒內陷

1.1963年春，靈石麻疹大流行，余之長女李萍3歲，在靳村奶媽家染病4日，病危，連夜送返余家。面色蒼白中帶灰暗，唇青，氣急鼻翕，抬肩擷肚，指冷，足冷過膝，痰壅昏睡。詢之，初病發熱咳嗽，流淚噴嚏，誤作感冒，打一針，熱退咳重。次日又發熱，再打一針，服止咳藥2片。又隔2日，喘咳昏睡不食。視之，耳後有玫瑰丘疹，耳梢發涼，中指獨冷，確屬麻疹無疑。體溫36.5℃，時過4日，當見報標（疹從上至下，先於耳後玫瑰狀針尖樣丘疹，捫之礙手。從第4日起，頭面出疹為報標，漸及胸背、四肢、手足心見疹為出齊），乃因誤用退熱藥，損傷正氣，阻遏疹毒外透，內攻於肺，已成疹毒內陷，合併肺炎，瀕臨亡陽危症。

麻疹本為陽毒，發熱為麻疹由內達外之必有症，亦疹毒外透之唯一出路，當因勢利導，以升麻葛根湯辛涼透疹。小女虛羸，病從寒化、虛化、氣虛、陽虛已著，辛涼透疹常法已不可用。若悶疹不出，勢必憋脹而死。遂斷然擬一益氣助陽宣肺托毒透疹之法，針藥並施，內外兼治：

（1）紅參10克（另燉），附子、當歸、葛根各10

克，麻黃、細辛、杏仁、升麻、黑芥穗、炙甘草各5克，赤芍生、半夏、雲苓各10克（雞冠血1盅，鮮芫荽1棵，麝香0.5克，薑汁10滴，分次對服）。

急煎頻灌，小量多次服。

（2）針雙天井穴、少商穴，宣肺助陽，解毒透疹。

（3）蕎麥麵100克，蛋清和勻，滴入香油數滴，揉成麵團，反覆搓擦胸背四肢，拔毒透疹。

上法施用3小時，計針刺1次，全身搓擦2次，服藥2次，到凌晨1時許，體溫上升至37.5℃，肢厥退，奶媽餵奶，少能吸吮。痰喘大減，唇色淡紅，偶爾睜眼看人，啼哭聲弱，神情仍顯疲憊。又服藥2次，天亮時前額、雙頰透發出稀疏疹點，色淡紅。又服藥2次，搓擦全身3次，到中午12時許，胸背、四肢佈滿疹點，體溫達38.5℃，痰喘消失，陰證回陽，餵奶吸吮有力，昨夜至今13小時，開始小便，脫險。遂停服中藥，予鮮芫荽1棵、蝦米1撮煎湯飲之。加服麝香0.2克，雞冠血1盅，至下午3時許，手足心見疹，安然入睡。

上述諸法，針對「疹性喜透，非透不解」，「透」字貫徹始終。小女屬誤治變證，陽虛毒陷。故以參附湯、麻附細湯、三拗湯、升麻葛根湯、小半夏加茯苓湯合方，益氣助陽，宣肺化痰，托毒透疹，加雞冠血、黑芥穗入血透毒於外，麝香辟穢開竅，活血解毒，兼解呼吸衰竭之危，鮮芫荽辛香透疹，蝦米為「發物」，有托毒透疹之功。

外擦療法乃內部資料介紹河北兒科王岩谷大夫所創，可使皮膚毛細血管充血，旺盛血行，疏通腠理，促疹毒外透。搓擦胸背，可減輕肺炎之瘀血水腫。余經治小兒、成

人麻疹千例以上，用溫陽法者，獨小女一人，雖屬從權應變，亦偶然中之偶然。

疹為陽毒，忌用辛溫，陰分一傷，毒勢轉盛，誤用必死，不可輕試。若遇氣候大寒，陽虛氣弱小兒，疹毒阻遏難出者，可暫用人參敗毒散加芫荽托透之，較平妥。

2.靈石中學教導主任康寶琦之女學芳，3歲。1963年春患麻疹，體質健壯，至第4日疹已大部透發，不料其母月經來潮，又抱孩子外出，觸冒風寒及穢濁之氣，致麻疹突然回沒，熱毒內攻，高熱40℃，劇烈咳嗽，喘急鼻翕，唇指青紫。經用青黴素2日無效，高熱不退，反增神昏驚厥，甚則角弓反張。求治於校醫，認為病程超過7天，血液中毒，呼吸循環衰竭，已無能為力。

事有湊巧，病孩之姨媽即余女之奶媽，聞訊遂抱病孩來家求治。診見病孩昏迷抽搐，胸高喘急，胸腹灼熱燙手，膝以下冰冷，口唇乾裂，舌絳起刺，已3日不能吮乳，大小便俱閉。證屬疹毒內攻之後，薰灼臟腑，不僅熱毒閉肺，且已內陷心肝，引動肝風，蔽阻神明，所幸餵水尚能下嚥，當竭力挽救。

先重刺十宣、十二井出血，瀉天井以透疹，重刺人中以醒神開竅，病孩啼哭出聲。遂疏大劑人參白虎承氣合麻杏石甘，通腑瀉熱，急下存陰，宣肺開閉：

（1）生石膏200克，西洋參20克（另燉），麻黃、杏仁、炙甘草、葶藶子、大黃、芒硝、皂刺、桃仁、紅花、丹皮、紫草、赤芍各10克，蚤休15克，元參、蘆根各30克，大棗10枚。

（2）羚麝止痙散5克，牛黃、麝香、熊膽各1克，勻

作8等份，辟穢開竅，透疹熄風。

（3）雞冠血10毫升，入血透發疹毒。

上藥，急火煎湯400毫升，對化芒硝，頻頻灌之，每次對入散劑0.5克，雞冠血3毫升。

（4）外搓法，重點胸背。

上藥於11時50分煎妥開始服用，至下午2時10分服藥4次，搓擦2次，瀉惡臭黏便1次，小便亦通，高熱退至38.7℃，下肢已暖，疹毒外透，全身麻疹復出，喘定咳減。下午4時安然入睡，呼吸和勻。晚8時全劑服完，又瀉下2次，開始吮乳，脫險。次日診之，舌光絳無苔，神情疲憊，氣陰耗傷過甚。

以西洋參10克煎濃汁，鮮蘆根、鮮白茅根煎湯加白糖，對入鮮梨汁100毫升，一日多次分服，連服3劑痊癒（自發明疹毒疫苗，近10年麻疹已少見）。

六、小兒痄腮，過用苦寒冰結

武潤芝，女，2歲，農牧局程青英之女。1976年10月22日初診：患流行性腮腺炎2日，左耳下腫大如小兒拳頭，焮赤腫痛，發熱嘔吐，體溫39.5℃，口不能張，吮乳難，手足時時抽動，紫紋直達命關。此屬痄腮重症，熱毒壅聚少陽，已見熱極動風之兆。

先以三棱針點刺十宣、十二井穴出血，得汗，神清。為疏普濟消毒飲加蚤休、勾藤防痙厥：

二花30克，板藍根、夏枯草、土貝母、芙蓉葉、蚤休各10克，馬勃、勾藤、柴胡、升麻、桔梗、牛子、陳皮、

僵蠶、薄荷、赤芍、甘草各6克。

上藥，冷水浸泡1小時，急火煮沸7分鐘，日夜連服2劑。

10月23日二診：熱退嘔止，腫消強半，嬉戲如常，予原方2劑。

10月26日三診：腮腫消至杏核大，予原方3劑。

11月4日四診：仍如杏核大，堅硬色白，且增痰聲轆轆，食少便稀，面色萎黃欠華，指紋淡。小兒臟腑嬌嫩，氣血未充，雖係溫毒重症，亦當中病則止。三診寒涼過劑，損傷中陽，致外邪冰伏，陰凝不化。予辛散軟堅以救誤，尤不敢過用辛溫，恐爐煙雖滅，灰中有火：

乾薑、元參、牡蠣、大貝、漂海藻各10克，生甘草、柴胡、桔梗、羌活、蟬衣各5克，木香1.5克，甲珠1克（研沖服）。

水煎服，3劑後全消。見病治病，醫家大忌。症對方對，亦須掌握分寸。若藥過病所，便是誅伐無過，而生變症，慎之。

七、小兒暴喘

木器廠鄭素英之長子，3歲，1976年10月8日夜半，突然暴喘痰壅，面色烏暗，無汗，喉間痰鳴轆轆，唇青，四肢欠溫。詢之知下午給餵肥肉兩小塊。症屬寒喘夾食，予小青龍湯加味：

桂枝、白芍、炙甘草、生半夏、雲苓、乾薑、五味子、麻黃、細辛、萊菔子、炙紫菀、炙冬花、帶殼白果各

5克，白芥子10克（炒研），鮮生薑5片。

上方服1劑即癒。凡小兒喘症，喉間痰鳴，服上方立效。若經年累月不癒，必腎元不固，加腎四味各10克，胡桃2枚，三副可以除根。

八、小兒半聲咳嗽

郭學之，男，14歲，水頭郭兆華之子。1983年4月17日，因半聲咳嗽2年不癒來診。其症移時即「吭吭」一聲，否則胸悶氣憋不能忍耐。診脈細澀，舌左有瘀斑。詢其得病始末，不能記憶。

體健，食納好，嬉戲如常，無證可辨。問其在校參加義務勞動否？答曰抬過炭，搬過桌凳。此子好強，不落人後。想必此乃「勞傷」咳嗽，年小體弱，不勝重負，又不甘人後，遂致努傷胸絡留瘀乎？姑從痰瘀論治：

丹參15克，檀香、降香、砂仁各5克，桃仁、杏仁各10克，赤芍、川芎、桂枝各6克，炙枇杷葉、瓜蔞各15克，薤白、紅花各6克。

試服之，日好一日，服6劑竟獲痊癒。後遇多例半聲咳嗽小兒，凡見脈澀，即投此方，輒癒。

九、嬰兒黃疸

老友郭登科之外甥女，出生7個月。1983年生後4個多月發生黃疸，2月多不退。經城關院×大夫診查，肝脾腫大，建議取血化驗，家長拒絕，未能確診。家人有知醫

者，謂嬰兒肝炎，不治也罷。與其留一殘疾兒，不如聽其自生自滅，已托人料理後事，唯病孩母親不忍坐斃，整日悲泣。遂由外祖父出面邀余一視，以盡人事。

診見病孩面色灰暗，全身暗黃，哭聲如蚊蚋，不動不鬧，身下床單落滿暗黃色粉末，腹部以手搔之，即落黃屑，瘦弱脫形。餵乳則吸吮幾下即停，肝脾均在肋下半橫指強。大便灰白，尿如濃茶。四肢不溫，指稍涼，呼吸微弱。以紙捻搔其鼻孔，病孩發嚏睜眼，兩目尚屬有神，趺陽脈緩緩搏動，病雖沉重，未必就死，然此陰黃重症，遷延失治，延誤病機，致寒濕深入血絡，預後堪慮。

今擬茵陳四逆合五苓，溫陽泄濁，加藿香、佩蘭芳化濕濁，甲珠、桃紅入絡化瘀，難保必癒，僅供酌定：

茵陳30克，附子、乾薑、紅參（另燉）、藿香、佩蘭、炙甘草各5克，茯苓10克，豬苓、澤瀉、炮甲珠、桃仁泥、紅花各5克。煎取濃汁150毫升，加紅白糖30克，裝入奶瓶，一晝夜1劑，3劑。

上方連服3劑，小便轉清，已能吮乳。又服3劑，大便轉為黃軟，病孩食慾大增，母乳不足，加餵煉乳3次。肝脾仍能觸及，面色已顯紅潤，全身靈動。又服3劑，共服9劑，全身脫殼一層而癒。現已15歲，上初中，體魄壯健，昵稱「鐵圪塔」，智力上乘，三好學生。

十、嬰兒幽門梗阻

洗煤廠祁傑之子，1990年冬生後連續7日嘔吐不止，水乳不入，內、婦科會診意見：產婦超期，致嬰兒吞入羊

水，幽門梗阻。遂遙擬一方：

赭石細末10克，生半夏10克，雲苓10克，甘草10克。煎濃汁對入薑汁10毫升，緩緩餵之，每次對入麝香0.1克，服2次而通，餘藥棄去。共治4例，均癒。

十一、丁奚疳重症

公安局教導員李鳳田妻侄，7歲。1975年4月5日初診：出生後斷臍不潔，致成爛臍（臍疝），久治不癒。且因過用清濕熱解毒之劑數十劑，遂致食少腹脹，肚大筋青，便溏，四肢枯細，頭大脖頸細，面色萎黃，毛髮枯焦，皮膚乾癟，滿臉皺紋，如小老頭狀。四肢不溫，臍突，中心濕爛流黃水，味臭，午後潮熱，唇指蒼白，脈數無力，舌淡白無華，已成疳積重症。

此症由過用苦寒傷中，致中氣下陷，濕熱不化。法宜下病上取，內服補中益氣湯，外敷化腐生肌斂瘡之品：

1.生黃耆60克，當歸、蒼白朮、炙甘草各10克，紅參（另燉）、柴胡、升麻、薑炭各6克，生苡仁30克，鮮生薑3片，棗6枚，5劑。

2.五花龍骨、枯礬、無名異各10克製粉，每日以鹽椒水洗淨乾摻，紗布包紮。

4月15日二診：藥後7年痼疾已痊癒，無絲毫痕跡。予培補脾腎方：全河車1個，紅參、三七、內金、炒穀芽、炒麥芽各30克，共研細粉1.5克，2次／日。

追訪至1983年底，病孩13歲，已上4年級，體質增強，與健康小兒無異。

按：「丁奚疳」指小兒疳積，骨瘦如柴，其形似「丁」之證。由脾腎虛損，氣血衰頹，以致出現面色萎黃或蒼白，低燒潮熱，四肢細小，頸長骨露，尻臀無肉，腹脹臍突，以及食多吐逆，吐瀉無度等症，為脾疳重症。

本例則因損及先天腎氣，病情更為嚴重。「疳」為兒科四大症之一，處置不當，輕則影響小兒生長發育，成為侏儒，重則危及生命。治疳如治癆，有熱莫清熱，有蒸勿退蒸，保得脾胃健，何愁病不痊！

十二、小兒遺尿（二則）

張××，男，11歲。遺尿5年多，服專科湯丸散劑不計其數，無效。面色萎黃欠華，食少神倦，放學後即呼呼大睡，不甚玩耍。脈弱舌淡。其母云：尿似有臊臭味，易感冒。一派氣虛脾弱見證之中，冒出一條「尿臭」，似乎肝膽濕熱下注。但不熱不痛，尿色清，量亦多。《內經》有「中氣不足則溲便為之變」，大約即指此種症情。遂擬補中益氣湯進治：

生耆30克，當歸、白朮各10克，紅參（另燉）、柴胡、升麻各5克，陳皮0.5克，炙甘草5克，上肉桂3克，鮮生薑3片，棗4枚。

上方連服7劑而癒。肉桂意在蒸動膀胱氣化，不加縮泉丸及桑螵蛸散，因既經專科治療，顯然套方無用。補中益氣湯既能治氣虛失運之尿閉，當亦能治氣虛不攝之遺尿。經文中那個「變」字，包括了正、反兩方面的意義。

某女，19歲，3歲患麻疹，高燒5日不退，疹後即患

遺尿，初不以為意，至小學4年級仍夜夜尿床。既長，羞於啟齒，諱疾忌醫，遂成痼疾。今已高三，即將考大學，遂硬著頭皮，求余診治。

詢知自幼體弱，常常感冒。經來遲，16歲初潮，經前少腹絞痛，臍周有一巴掌大冰冷。面色蒼白，氣怯多汗，四肢欠溫，不渴尿多，舌淡脈細。證屬先天不足，病後失調，腎陽虛衰，衝任虛寒，冷積膀胱關元。腎關不固，膀胱失約。陽虛之病，子時後陰霾四布，陽失統束，故遺尿。遂擬人參四逆合當歸四逆加吳茱萸生薑湯治本：

1.附子30克，乾薑20克，炙甘草30克，紅參（另燉）15克，當歸、通草各30克，吳茱萸15克，桂枝15克，白芍30克，細辛15克，炮甲珠10克，鮮生薑30克，大棗12枚，10劑。

加冷水1500毫升，文火煮取500毫升，對入參汁，早晚分服。

2.吳茱萸，油桂各30克研粉，醋炒熱，每晚貼敷臍中，入麝香小米大1粒，次晨揭去，連用10日。

上法內服外用，3日內平平。第4日覺全身發熱，臍內似有蟲行。其母摸之，臍周已溫。精神健旺，食納大增。當晚1時許，被尿意憋醒，未遺尿，為有生以來第一次。10日後其症得以根除。次年考取大學，寒暑假歸家，必來我處走走，以表感激之情。

十三、小兒濕疹（二則）

王二留，9歲，車站家屬。1972年正月初七，患黃水

瘡45日，始起於頭頂部，搔癢抓破後，黃水所到之處即浸淫成片。漸及前額，雙頰，四肢，胸背，全身無一處完好。日夜瘙癢無度，嚎哭不止。頸側、腋下、鼠蹊部之淋巴結全數腫大疼痛，高熱煩渴。其母以玉米蕊棒給其搔癢，搔至血水淋漓亦不能止癢。時病孩已不能起床，其父來城代訴病情。考慮為濕熱化毒，乃疏連翹敗毒合三妙湯，重加土茯苓、苦參、白蘚皮、苡仁化濕，生石膏清陽明經熱：

土茯苓120克，煎湯代水煎下藥：

二花、連殼、生石膏、苦參、白蘚皮、生苡仁各30克，羌活、獨活、前胡、柴胡、川芎、桔梗、蒼朮、黃柏、芥穗、防風、甘草各10克，3劑。

上藥服後，黃水漸少，患兒已能起床，由其父背來門診就醫。視之，其衣褲皆被黃水痂黏於身上不能揭起。據云，夜間脫衣睡覺，早上起床，其身上之黃水瘡痂即和被子黏在一起，一揭就要黏去少許皮肉，痛苦不堪。如此重症，確屬罕見。仍予原方6劑，3劑內服，3劑外洗，內服方加全蟲12隻、蜈蚣1條、烏蛇肉30克研粉，蜜丸先服。另擬外敷滲藥：

蛤粉、青黛、滑石、甘草、生硫黃、蒼朮、黃柏、苦參各30克，雄黃、冰片各15克，共研粉，洗後乾滲於瘡面。

一週後又帶病兒來診，其症已癒七八，全身脫一層殼。用二診方後即不再流黃水，癢亦輕微。唯夜間煩渴，心煩不寧，瘙癢時有發生。舌光紅無苔，便燥3～4日一行，努責殊苦，甚則肛裂出血。

　　證屬血虛生燥，乃予大劑桃紅四物湯加首烏、蒺藜、黑芝麻、丹皮、紫草，5劑後痊癒。

　　城關糧食加工廠曹繼柱之女，1歲半，泛發性濕疹70餘日，用上方小其劑，3日而癒。1983年1月8日受風復發，針尖大之紅疹密匝匝佈滿全身，胸腹四肢重，瘙癢無度，哭鬧不休，夜甚。搔破流淡血水，血痂斑斑。證屬濕疹後血虛風襲，風毒鬱於血絡，演化為「血風瘡」症。予下方3劑，養血涼血疏風解毒又癒：

　　生地、當歸各10克，赤芍、川芎、桃仁、紅花、丹皮、紫草、白蒺藜、首烏、皂刺、炒芥穗各5克，烏蛇15克，鮮生薑3片，棗4枚。

　　按：小兒濕疹古謂胎毒，由孕期過食辛辣發物，遺毒於胎兒所致。出生後，多數在3週內透發於外，當因勢利導用連翹敗毒散合三妙散，重用土茯苓、白蘚皮（可清濕熱，療死肌）、苦參，升散化濕，清解內毒，經治數百例，少則3劑，多則5劑即癒。重症加蟲類藥（全蟲、蜈蚣、烏蛇）入絡搜風解毒，止癢特效。

　　本病治則，以清解內毒為主。滲出液多者，可選解毒、拔毒、清涼燥濕止癢散劑外滲。若內毒未清，單用斂瘡塗劑，則易使濕毒內攻。

　　南關鎮一小兒，濕疹用膏劑外塗，外症消失，3日後內變為急性腎炎。此時仍以連翹敗毒散加麻黃、紅豆，透毒於外，仍未為晚。可惜醫者不察，只管打針輸液，不效，去太谷住院，焦頭爛額，致成腎病綜合症。數月後邀余診治，問明原委，遂以連翹敗毒散合麻杏苡甘湯加紅小豆、丹皮、紫草、每服皆得潤汗，小便漸多，浮腫、蛋白

尿逐日消退，月餘痊癒。

濕熱為黏膩之邪，如油入面，纏綿難解。經治病例，由於過用升散燥濕之劑，有個別病例出現燥化、傷陰之弊，此亦「見病治病」之過。以桃紅四物湯涼血活血，養血潤燥，可免此弊。

十四、小兒舞蹈病

孟金娥，女，11歲。靈石仁義公社道阡村學生，1978年12月16日來診。患病1週，全身舞動無片刻寧靜。其狀，頸轉頭搖，吐舌咂嘴，眉眼頻撐，四肢搖擺。舌短不能言，手顫不能握物，腳飄搖不能邁步。嘴不停開合如嚼物狀，生活不能自理。進食亦需人餵之，且必須按其口部開合之節奏餵食，痛苦萬狀。52949部隊醫院診為「小兒舞蹈病」，曾用激素、鎮靜劑，並服蟲類熄風之劑皆無效，建議去省一院神經科住院治療。

患兒父母係農村社員，生活困難，邀余診視。視其舌光絳無苔，全身疲軟，入夜盜汗，煩渴。由於喉頭亦隨舞蹈之節奏而抽撐，飲水即嗆，脈沉細數。據其父言，起病時似曾感冒發燒。當年冬應寒反溫，晉南洪洞以南桃花開放。症既從發熱而來，必是溫邪久羈，銷灼肝腎真陰，故內風妄動。腎之經脈絡舌本，腎陰虧耗不能上承於舌，故舌短難言。且肝腎同源，腎精匱乏不能滋榮肝木，故陽無所制而風動。乃選大定風珠滋腎柔肝而熄內風：

牡蠣、龜鱉甲各15克，生地、麥冬各18克，阿膠12克（烊化），棗仁15克，炙甘草12克，天麻、五味子、

遠志各10克，菖蒲12克，蛋黃1枚（沖），3劑。

12月20日再診：舞動已止，語言大有進步，生活可以自理。唯盜汗不止，神情疲憊，腰困膝軟。乃氣陰未復，腎元受損。仍予原方，去菖蒲、遠志、天麻，加山萸肉45克，黑小豆30克，生耆、腎四味各18克，上方服5劑後隨班學習。腰為腎之府，諸症凡見腰痛如折或腰酸膝軟，即為腎虛的據。

隨證選用腎十味（枸杞、菟絲子、鹽補骨脂、仙靈脾、沙苑子、杜仲、鹽巴戟肉、仙茅、骨碎補、狗脊）於對症方內，其效如神。

張家莊煤礦學生祁秀芳，女，16歲，患小兒舞蹈病月餘。1979年10月11日初診，唯手臂抽動不停，不能握物，食少神疲，腰困膝軟，脈細弱，舌苔白滑，有痰涎。

此例為小兒舞蹈病之餘波，所傷者為脾腎之陽，乃予補中益氣，溫養肝腎，佐以龍牡之斂固：

生耆、黨參各30克，白朮、當歸各15克，柴胡、升麻各5克，炒麥芽60克，腎四味各15克，炙甘草10克，生龍牡各20克，鮮生薑5片，大棗6枚，胡桃4枚。

上方服6劑而癒。

婦科重危急症、疑難病醫案

一、母乳不足，當分虛實

（一）

水峪村宋香梅，24歲。1983年11月19日因乳汁不足哺育幼兒來門診求治。詢之產後已8個月，未服生化湯。從產褥期至今，少腹時覺脹痛，嘔惡食少，時有帶下如惡漏。脈弦澀，面部有黃褐斑，舌右側有瘀斑，苔膩。

證由產後惡血未淨，致瘀濁留阻，上攻為嘔，下則為惡漏。且敗血不去，新血難生，故乳少。當治其本，予加味生化湯：

益母草、當歸各30克，川芎10克，炙甘草、薑炭、炮甲珠、公丁香、鬱金、紅花各10克，桃仁泥、澤蘭葉各12克，黃酒、童便各1杯（對入），2劑。

11月23日，前方服後惡漏、瘀血暢行，諸症已癒八九，乳汁大增，已足哺嬰。唯少腹仍覺脹痛，囑原方再服2劑善後。

（二）

內科裴清秀，27歲。1979年冬，產後半月，少腹痛，惡漏不淨，乳汁不下，脘脹不能飲食。追詢病史，知素體瘦弱，食納不馨多年。產後僅服生化湯丸2日，湯者蕩

也，丸者緩也。為圖省事，反而誤事。婦科確認為子宮收縮不良，正是生化湯適應證。予加味生化湯：

益母草、當歸各30克，川芎、桃仁泥、紅花、炙甘草各10克，澤蘭葉、炮甲珠各12克，黑薑15克，胡桃肉4枚，紅糖30克，童便、黃酒各1杯（對入）。

上方連服3劑，諸症均癒。食納倍增，每餐吃1大碗。半夜饑不能眠，再吃饃片250克許，始能入睡，乳汁如湧。百日之後，體重增加10公斤。

按：生化湯為明末山西名醫傅山遺方，流傳民間數百年，是一首家喻戶曉，專治產後理血清宮名方。由當歸24克，川芎9克，桃仁14粒（研），炮薑、炙甘草各1.5克，黃酒、童便7味藥組成。功能活血逐瘀，溫經止痛。

余於1961年加益母草30克、紅花10克、澤蘭葉12克、生乳靈（炮甲珠粉12克，綿胡桃仁4枚連殼點燃，去殼取仁加紅糖30克，共搗如泥，藥前嚼服）成為加味生化湯。

益母草味苦、辛，性微寒，入肝經，為活血通經、利水消腫要藥。經現代藥理實驗研究，可使子宮收縮頻率、幅度、緊張度增強，成為產後縮宮專藥。

澤蘭葉苦辛、性微溫，入肝、脾經，活血去瘀，行水消腫。二藥相合，可有效消除產褥期感染之炎性滲出物，使弛緩之子宮迅速復原。

生乳靈係來自靈石城關一位民間接生員秘方。其中炮甲珠味腥微鹹性平，入肝胃，善能活血通經，下乳，消腫排膿。張錫純氏盛讚此藥：「走竄之性無微不至，貫徹經絡，透達關竅，凡血凝血聚皆能開之。以治疔癰，立見功

效。並能治癥瘕積聚，周身麻痹，心腹疼痛。」此藥用於下乳，不但取其「透經絡而直達病所」之功，據現代藥理研究，並有升高白血球作用，則又有補益氣血之功，寓通於補，虛實皆宜。

核桃仁為食療妙品，味甘性溫，入腎肺大腸經，補腎固精，溫肺定喘，養血潤燥。加味後之生化湯，較原方有更強的推陳致新，縮宮化瘀功效，並能於短期內強壯生乳。產後即服此湯3劑，可在3日內宮縮復原，乳汁暢通。余治療產後病約千餘例，凡產後即服加味生化湯3劑者，無一例發生產褥感染或乳腺發炎者，可見本湯可以增強婦女免疫力，消除產褥期隱患。

（三）

城關醫院王大夫之兒媳，23歲。1982年11月17日，產後45日。昨因夫妻大鬧爭吵，今早乳汁點滴全無。頭脹痛，左肋竄痛，乳脹，胸憋，目赤氣粗，面赤如醉，口苦，脈沉澀。證由暴怒傷肝，氣機鬱結化火，肝失疏泄，故爾乳汁不行。徑投丹梔逍遙小劑加炮甲珠、鬱金之通絡解鬱，服藥一煎，乳汁如湧。囑其將二煎棄之勿服，恐苦寒之劑有礙產後諸虛也。

一月之後，患者又因乳少求治。詢之，則過食油膩葷腥而致黎明作瀉。腰困神倦，食少腹脹，脈大不任重按。證由飲食不節，損傷脾胃，脾失健運，生化無權。且五更瀉為釜底無火，較脾胃陽虛更深一層。當予溫腎，以復腎開合之常，中州得命火之溫煦，健運自復，生化有權則乳汁自多。予拙擬三畏湯：

紅參（另燉）、五靈脂、公丁香、鬱金各10克，油桂

5克（研粉沖服），赤石脂30克，附子10克，3劑。

藥後晨瀉止，食納增，乳汁漸多而癒。

（四）

曹金花，30歲，縣供銷社家屬，1983年7月25日初診：臨產出血過多，產後又繼續出血1個半月，血色素6克。因乳少，服驗方滋乳湯（耆、歸、知母、元參、炒王不留、炮甲珠、六路通、絲瓜絡、七孔豬蹄2隻）2劑，第3日起泄瀉35天，氣怯難續，脘痛泛酸，食入不化，肢厥，脈遲細（56次／分）。面色㿠白，唇、指、舌淡白無華，日瀉3次以上。近10日來更增黎明必瀉，脫肛不收，子宮脫垂。

證屬脾不統血，陰損及陽，誤投寒涼滋膩，重傷脾陽，延久損及下焦元陽。擬四逆湯、三畏湯合方化裁，補火生土以救藥誤：

附子15克，薑炭、三仙炭、炙甘草、紅參（另燉）、五靈脂各10克，油桂6克（研沖服），赤石脂30克，2劑。

8月1日二診：兩進溫腎助陽，厥回瀉止，食納如常。改投小劑補中益氣湯重用參、耆，加五靈脂、薑炭、三仙炭、油桂小量沖服、赤石脂、山萸肉，連服10劑。半月後血色素上升到12克，脫肛及子宮脫垂亦癒。

按：滋乳湯為中醫界慣用之增乳、通乳驗方。為北方名醫張錫純氏所創。原方主治「乳少之由於氣血虛或經絡瘀者」。方中雖重用耆、歸大補氣血，而知母、元參之苦寒，豬蹄之寒中滑瀉，殊非脾虛者所宜。尤以純虛之候，本無經絡瘀阻，而用甲珠、六路通、王不留輩則徒傷氣血。本例產後出血久治不癒，明係脾陽虛衰，不能統攝陰

血；食入不化，不能化生氣血，病在化源衰竭。

醫者運用前人成方不知變通，純虛之證，誤投寒涼滋膩及通絡諸品，重傷脾陽，致脾氣下陷，變證叢生。延久損及腎陽，致關門不閉，演為五更泄瀉。由此可見，運用專方專藥亦需辨證。不僅要辨證，還須辨藥，務使理法方藥恰合病機，化裁取捨得當，方能達到治病救人之目的。豬蹄下乳，歷代醫家皆贊其功。

現代實驗研究亦證明其含有豐富的蛋白質、脂肪、碳水化合物、鈣、磷、鐵等元素。但由於其性涼，助濕生痰，有寒中滑腸之弊，並非人人可用。以余臨證體驗，凡稟賦強、脾胃健，生活貧困、營養不良而致乳少，或有輕微的炎症而致乳腺不通者，用之確有奇效。若素體陽虛，脾胃虛弱者，服之反見其害，不可不慎。

（五）

南關礦三教食堂炊事員李清香，23歲。1983年9月因產後無乳來門診求治。追詢病史，知產後已70天不能進食，產前飲食不節，產後3天吃蘋果半個，番茄一個，肥肉數塊，從此即胸脘痞塞，時嘔涎沫，繞臍痛，有惡漏，已8日未大便。饑不能食，食入少許便覺胸膈如堵。產後未服生化湯，婦科會診子宮收縮不良。脈弦而有力，舌邊尖滿布瘀斑。

病由產後敗血未淨，瘀阻胞宮，且傷食積於中宮。予新訂生化湯合半夏瀉心湯、小陷胸湯合方化裁，溫經化瘀，行氣消導為治：

益母草、當歸各30克，川芎、桃仁、紅花、黑薑各10克，澤蘭葉12克，生半夏、瓜蔞、黨參各30克，焦三

仙、酒芩各10克，五靈脂15克，薑汁炒川連5克，炙甘草10克，沉香3克（磨汁沖），鮮生薑10片，大棗10枚，黃酒、童便各1杯（對入），3劑。

服藥3劑，惡漏暢行，便下夾有膿血、腐肉狀物甚多，脘痞除，食納大增，未治乳而乳汁如泉湧。

二、巨型胰腺囊腫

劉文娥之女小婷，16歲，1991年遇車禍，脾破裂。術後5日發生腸扭轉，二次手術後一月，左上腹日見膨隆，左肋下刺痛不休，按之有波浪感，日見增大。致胸悶氣憋，臥則脹不可忍，不能呼吸。腫物左超劍突，上界在12肋，下界在左鼠蹊部上方，高凸如懷孕狀。縣醫院外科擬剖腹探查，插引流管，未果，求治於余。

腫物既由外傷而來，必是絡脈損傷，致濕痰死血積聚成癥。復元活血湯善治跌打損傷，惡血流於脇下；桂枝茯苓丸為消癥瘕積聚效方，師其意而擬一方：

柴胡15克，當歸30克，赤芍25克，甘草、大黃、酒香附、紅花、澤蘭葉各10克，丹參30克，桂枝、桃仁泥各15克，茯苓45克，丹皮15克，肉桂、蘇木、豬苓、澤瀉、木香、枳殼各10克，炮甲珠6克（研沖服），水煎2次，混勻，對入黃酒100克，再煎三沸，2次分服。

服藥1劑，天津來電，遂赴天津醫學院附屬醫院外科。CT檢查，確診為胰腺囊腫16.5cm×22cm，定手術摘除。專家會診，考慮患孩失血過多，恐有不測，建議調養恢復一段再議。又返靈石，往返勞頓，出現氣虛不支徵

象。原方加紅參、五靈脂各10克，服3劑，二便暢行，腹中鳴響，矢氣頻頻，小便特多，大為鬆寬，可以平臥。連服9劑，共服12劑，龐然大物，消無芥蒂。赴晉中一院CT復查，腫物消失，痊癒。

三、子宮肌瘤

林業局幹部家屬燕能荷，44歲。1983年7月13日初診：（門診號009319）。經晉中二院婦檢，確診為子宮肌瘤（9cm×8cm），建議手術切除，以免後患。患者畏懼，特來門診求治。

腹診，少腹脹大如懷孕5月狀，臍下有拳頭大之圓形腫物。痛經5個月，每月經行不暢，色黑稠黏，塊屑甚多，淋漓不斷，常延續10日以上不止，經期絞痛脹急。面色暗，舌淡紅，脈弦。有形癥積，已非一日，予桂枝茯苓丸加蟲類搜剔緩攻之：

桂枝、桃仁、丹皮、赤芍各15克，茯苓45克，柴胡紅參（另燉）、五靈脂、土元、甘草各10克，大貝15克，生水蛭、炮甲珠各6克，蜈蚣2條研粉，黃酒沖服，10劑。

8月11日二診：前投桂枝茯苓丸緩攻癥積，紅參、五靈脂扶正化瘀，蟲類入絡搜剔，疊進10劑，少腹膨隆之狀大減，脹勢已鬆。今適值經期，腹未痛，黑塊已少，脈沉滑，舌色暗，因勢利導，通經化瘀為治：

桂枝15克，茯苓45克，赤芍25克，桃仁、丹皮各15克，坤草、歸鬚、丹參各30克，柴胡、酒香附、澤蘭葉各

12克，川牛膝30克，甘草10克，生水蛭、炮甲珠各6克，蜈蚣2條，研粉，黃酒沖服，鮮薑5片，棗10枚。

8月16日三診：上方連服3劑，經行暢通，下瘀塊甚多，少腹如孕之狀已消，腹痛已除。近日白帶多，脈舌如前。予初診方5劑，加生山藥30克、車前子10克（包）。

8月31日四診：少腹平軟如常人，丸方緩攻：

桂枝、茯苓各30克，歸鬚、土元、大貝、炮甲珠各30克，太子參60克，五靈脂30克，生水蛭15克，蜈蚣30條製10克蜜丸，每次1丸，3次／日。

9月16日五診：丸藥服約過半，我院超聲探查，子宮5cm×8cm×5cm，肌瘤基本消失。1984年3月15日追蹤復查，超聲提示：子宮6cm×5cm，一切正常。截至1984年5月，以上法治子宮肌瘤17例，除一外省患者情況不明，皆獲痊癒。

凡瘀積重，面色暗黑，眼有黑圈，環口一圈紫暗，手足心、前胸後背發熱者，為血瘀發熱，加酒大黃10～15克，三五日即退，去大黃，此即大黃蟅蟲丸意。正虛加黨參、五靈脂，虛甚者用紅參。4種蟲類藥，軟堅散結，化瘀力強。

生水蛭為破瘀第一要藥，破瘀血不傷新血。可視瘤體之大小，病程之久暫，用3～6克。炮甲珠穿透走竄之性無微不至，凡血瘀血凝皆能開，且有升高白血球作用，寓補於攻，妙用無窮。衝任隸屬於肝，血瘀者氣必滯，加柴胡疏達肝氣。大貝消痰軟堅，縮短病程。

又，卵巢或輸卵管囊腫，余多從瘀阻胞宮、寒濕凝聚論治，以桂枝茯苓丸合五苓散，加油桂溫陽化濕。若少腹

不時絞痛，多屬寒凝，加吳茱萸15克（洗）直入肝經血分，破冰解凍，收效更速。加子宮專藥益母草，協以丹參、澤蘭葉，加強宮血循環，促進炎性滲出物之排瀉及吸收，加炮甲珠透達囊腫，五苓利水，多數可在半月內治癒。慎用清熱解毒藥，用之不當，反使寒濕凝結不化。

四、結核性包塊型腹膜炎

王秀清，女，30歲，郵電局職工。1983年8月9日，當年15歲，因嘔吐腹痛，其母給患孩揉肚，發現下腹部明顯隆起，有一包塊質硬，經省一院超音波探查（超聲號831675），證實為T·B性包塊型腹膜炎。包塊在恥骨聯合上4cm處，17cm×16cm。

據其母告知，患孩喜吃生冷，喝涼水，月經尚未來潮。面色萎黃，脈弦澀，舌淡有齒痕。女子二七而天癸至，患孩發育良好，已屬經行年齡。由過貪生冷，致寒痰凝於胞宮，已成有形癥結。擬溫經化痰，逐瘀通絡，待其經通，癥結自消：

生黃耆45克，當歸、丹參各30克，赤芍15克，川芎、桂枝各10克，茯苓30克，桃仁、紅花、丹皮、炮薑、沒藥、白芥子（炒研）、三棱、莪朮、木香、甘草各10克，失笑散20克（包），炒小茴15克，7劑。

8月16日二診：腫塊漸軟，仍未縮小。原方加酒大黃6克、醋鱉甲30克（打、先煎）、土元10克，5劑。

8月22日，腫塊縮小1／3，守方再服5劑，加黨參30克。

8月26日三診：又縮小1／2，唯屢用攻破，氣分已虛，臍下築築不寧，食少神疲，腰困如折，脈細無力。擬益氣扶元，佐以化瘀：

生黃耆30克，當歸20克，紅參（另燉）、五靈脂、桂枝、桃仁、丹皮、赤芍、川芎、土元、柴胡、炙甘草各15克，炒小茴15克，腎四味120克，茯苓、炒麥芽各30克，鮮生薑5片，棗6枚，胡桃4枚（打）。

隔日1劑，10劑。

10月22日，其母偕女來家，喜告服完藥後第6天月經初潮，塊已全消。

五、重症結核性腹膜炎

王桂蘭，女，35歲，汾局電廠話務員。1967年6月28日，由平車拉來求治。經汾局醫院診為結核性泛發性腹膜炎，住院月餘，鏈黴素治療一個療程無效，漸至不能起床。經閉2月，面色蒼白無華，眼眶塌陷，潮熱盜汗，氣短不足以息，泛酸嘈雜，日僅吃兩三個水餃，鏈黴素中毒性耳聾。滿腹板硬，疼痛拒按。脈細而澀，舌胖淡有齒痕。證屬寒凝下焦，血瘀經閉。以少腹逐瘀湯合海藻甘草湯，溫經散寒，軟堅散結，扶正化瘀為治：

當歸30克，桂枝、川芎、紅參（另燉）、失笑散（包）、薑炭、沒藥、土元各10克，炒小茴、赤芍、漂海藻、生甘草各15克，鮮生薑5片，棗6枚，全蟲12隻，蜈蚣1條研末沖服，7劑。

7月16日二診：腹脹痛大鬆，時有矢氣。食納增，每

日可進食250克，潮熱盜汗已止。下腹部除臍周巴掌大一塊外，已變軟。加抗癆要藥貓爪草50克，10劑。

7月27日三診：患者步行來診，面色紅潤，日可進食500克許。臍周已變軟，仍疼痛拒按。覺少腹、乳房憋脹，陰道出現分泌物，脈弦有滑意，此乃經通前兆。因勢利導，原方去海藻、甘草，加坤草、丹參各30克，柴胡、澤蘭葉、桃仁、紅花各10克，10劑。

8月10日四診：經通，下紫黑塊屑狀瘀血甚多，滿腹已柔軟如初。經後神疲乏力，腰困如折。久病傷腎，氣血已虛，補中益氣湯加腎四味各30克，5劑後康復，又生一女。

六、多囊卵巢致不孕

靈石農行職工郭霞，女，34歲。2000年10月4日初診：婚後10年不孕，四出求醫，百治不效。1996年春，赴山醫二院婦科作腹腔鏡檢，診為「多囊卵巢」，又作輸卵管造影，見「左輸卵管梗塞」，現代各種療法遍用不效。凡頑症痼疾必有非常之因。乃詳詢始末，得知其母懷患者7個半月時跌撲動胎而早產，雖僥倖拾得一命，但瘦弱多病，先天不足，生殖系統發育不良，為其主因。

腎為胎孕之本，腎虛則生殖無能，現代醫院斷定不能生育，不無道理。又加不善調攝，嗜食生冷，經期冷水洗腳，致寒入衝任，患痛經18年。

平素腰困如折，臍中冷痛板硬，少腹兩側刺痛不移，帶多清稀。經事月月超期，色如黑豆汁，夾有塊屑、膠漆

狀穢物，面部有蝶形褐斑，脈沉澀，舌邊尖滿布瘀點、瘀斑。據上症情，先天腎氣不足，衝任虛寒，濕痰死血凝結胞宮而成癥瘕。擬方如下：

1.培元固本散：仿古代河車大造丸，有再造先天之功。以血肉有情之品培補先天腎氣以治本，蟲類入絡搜剔，溫經、化瘀、滌痰以治標：

紫河車、坎氣、茸片各50克，蛤蚧5對，海馬30克，蛇床子、大三七各100克，紅參、五靈脂、琥珀、土元、水蛭、炮甲珠、全蟲、蜈蚣、白芷各30克。

共研細粉，3克／日，熱黃酒送下。

2.以當歸四逆加吳茱萸生薑湯直入奇經，開冰解凍，破沉寒痼冷，合桂枝茯苓丸、少腹逐瘀湯溫通衝任，緩消癥瘕積聚：

當歸、桂枝、赤白芍各45克，丹參、坤草、劉寄奴、通草各30克，茯苓45克，桃仁泥、丹皮、炒小茴、川芎各15克，失笑散（包）20克，吳茱萸、細辛、炙甘草各20克，企邊桂（後下）、沒藥、白芥子（炒研）各10克，鮮生薑45克，大棗25枚。

加冷水1500毫升，文火煮取600毫升，日分3次服，10劑。

另以炮甲珠60克、麝香2克，研粉分作20包，隨中藥早晚以熱黃酒沖服各1包，以此對藥穿透攻破無微不至之性，直搗病巢，而消囊腫，化瘀積。

10月25日二診：

上藥服7劑，腹內鳴響如雷，頻頻矢氣，脹消痛止。月經如期暢行，下穢濁黑血塊甚多，痛經已癒，少腹柔

軟，白帶消失，食納大增。唯腰困特重，稍覺氣怯。經後當益氣補虛，溫養肝腎：

生黃耆60克，當歸30克，紅參（另燉）、五靈脂各10克，製腎四味、川斷、熟地、蛇床子、山萸肉、茯苓、老鸛草、決明子各30克，蒼朮、白朮各15~30克，每月經後連服15劑。

2001年元旦三診：

上法無大加減，連服2個月，面部褐斑、舌上瘀斑退淨，少腹已溫。今日月經超期16日不行，左三部滑大，微嘔，喜食酸鮮。令作尿檢，妊娠反應陽性，足月順產一女嬰。

按：經後連服半月方中，有老鸛草、決明子各30克，為先輩葉橘泉先生治不孕症之驗方。機理不甚明瞭，但用之多奇效。老鸛草除強筋壯骨，治風寒濕痹外，又據《滇南本草》記載：「治婦人經行受寒，月經不調，腹脹腰痛，不能受胎。」決明子為明目要藥，有益於肝腎，衝為血海，任主胞胎，衝、任又隸屬於肝腎，皆與胎孕有關。且用法為經後連服半個月，則重在補虛，以促排卵，意不在通利。

七、妊娠惡阻重症

（一）

耿巧珍，女，27歲，核桃窪教師。1983年11月9日初診：急診入院病人，因妊娠4月，劇烈咳喘，嘔吐日夜不停50天而住入內科已10日。已給補液糾正脫水，但病情

危重，仍未脫險。內科確診：①肺結核；②妊娠惡阻脫水。

刻診，患者時時泛嘔，食入即吐，咳唾白黏痰涎。四肢枯細，面色萎黃無華，脈微、細、急，160次／分。煩渴，水入亦吐。兩目無神，從住院部來門診二樓即喘不能言，舌紫暗。虛損久延，孕期鬱怒，致肺、胃、肝三經氣逆，有升無降，恐有暴脫之虞。救脫為先，佐以溫肝降逆：

紅參（另燉）、山萸肉、生半夏、赭石粉、炙枇杷葉各30克，旋覆花（包）、吳茱萸（洗）、炙甘草各15克，鮮生薑30克，薑汁20毫升，大棗10枚，1劑。

濃煎，小量多次頻飲。

11月10日二診：咳、吐已減八九，已能進食。煩渴舌紅，脈微、細、急，144次／分。喘、汗不止，未離險境，救脫為要：

紅參（另燉）、山萸肉、生半夏、蘆根、赭石粉各30克，麥冬15克，五味子10克，炙甘草15克，鮮生薑30克，薑汁10毫升，2劑。

11月13日三診：咳、喘、吐均癒。身軟神疲，脈細數有神，120次／分。腰困，少腹墜脹。腎主胎孕，久損不復，恐有墮胎之虞，益氣、固腎、救脫：

赭石粉、生黃耆、紅參（另燉）各30克，腎四味各30克，薑汁10毫升（對入），大棗10枚，胡桃4枚（打）。

11月17日四診：脈急，144次／分。腰困、腹脹雖癒，而氣血虛極不支，便溏，脾氣下陷，救脫為要：

生山藥60克，山萸肉、紅參（另燉）、生龍牡粉各30

克，白芍、炙甘草各15克，2劑。

11月21日五診：脈細數，120次／分。食納漸佳，自我感覺良好。久損不復，未可輕忽：

生黃耆、山萸肉、生龍牡粉、腎四味各30克，紅參15克（另燉），白芍15克，生山藥60克，炙甘草15克。

上方連服3劑，脈98次／分。於11月24出院，回家調養。張錫純氏來復湯確是扶危救脫神劑。

（二）

煤運公司總會計師趙丁輝之弟媳，28歲。1965年7月25日邀診。懷孕2個月，劇烈嘔吐35天，隨夫返鄉調養。從天津至靈石，旅途勞頓，已形成脫水，眼眶深陷，氣喘多汗，水米不入，脈細如絲。予生半夏、茯苓、紅參（另燉）、鮮生薑各30克，炙甘草15克，薑汁10毫升對入，濃煎，小量多次呷服，1劑而癒。

（三）

樹脂廠女工孫月珍，26歲。1980年3月18日，妊娠45天，劇烈嘔吐，水米不入，臥床不起已半月，消瘦氣短，少腹墜脹，腰困如折，左肋刺痛不休，脈滑，擬降逆和胃，疏肝理氣，補腎固胎：

赭石末、生半夏、生山藥、酒歸芍、桑寄生各30克，柴胡、枳殼、紅參（另燉）、蘇梗、薑竹茹、旋覆花（包）、陳皮、炙甘草各10克，川斷、菟絲子各15克，鮮生薑30克，薑汁20毫升。

煎濃汁，對入參汁，薑汁緩緩呷飲，2劑而癒。

（四）

平遙推光漆廠女工王改英，26歲。1979年3月18日因

妊娠40天，劇烈嘔吐月餘，水米不入求治。面色萎黃，消瘦神倦，無端恐懼，常覺背後有人跟蹤。予加味溫膽湯：

野黨參、赭石末、生半夏、朱茯神各30克，旋覆花（包）、枳實、竹茹、桔紅、膽星、炙草各10克，鮮生薑30克，薑汁2盅對入，3劑後痊癒。

（五）

侯秀蓮，懷孕2月，嘔吐酸苦37天，便燥，口苦，咽乾，目眩，兩耳如蒙，聽力減退。頭面時覺轟熱上沖，脈沉弦數，舌紅中根黃。擬和解肝膽、降逆和胃：

柴胡、黃芩、紅參（另燉）各15克，生半夏、赭石末各30克，旋覆花12克（包），鮮生薑30克，薑汁2盅（對入），大棗10枚，煎濃汁，對入兩汁，緩緩呷服，1劑而癒。

按：生半夏為止嘔要藥，加等量鮮生薑解其毒，經治妊娠劇吐患者千例以上，確有覆杯而癒之效。40餘年用生半夏超過3噸，無一例中毒。半夏為妊娠禁忌藥，又是妊娠劇吐之特效藥，「有故無殞，亦無殞也」，豈可因噎廢食！

八、先兆流產

（一）

張×娥，23歲，某廠女工。1967年10月7日急診：懷孕2月，昨晚同床後少腹灼熱而痛，凌晨5時出血，已7小時淋漓不斷，血色鮮紅，煩熱口苦，腰痛如折，心悸不寧。脈弦滑數，120次／分，舌紅少苔。

　　由房事不節，損傷衝任，相火妄動，致胎漏下血。衝任隸屬於腎肝，腎為胎孕之本，脾主統血而載胎，今血熱妄行而損傷胎氣，所幸尚未大崩墮胎。擬峻補其氣以攝血，滋陰、清熱而固胎：

　　生黃耆60克，當歸、白芍、九地、紅參（另燉）、煅龍牡、阿膠（另化）、苧麻根、白朮各30克，黃芩炭15克，寄生、川斷炭、杜仲炭、菟絲子、鹽補骨脂各30克，艾葉炭、炙甘草各10克，三七3克（研末沖服），胡桃（打）4枚。

　　煎取濃汁600毫升，3次分服，3小時1次。

　　10月8日晨再診：昨晚12時服第2次藥後血已全止，心悸、腰痛亦癒。脈斂，尺部弱。面色轉為蒼白欠華，舌上生出薄白苔，食納不佳，原方去九地、龍牡、黃芩、三七，加三仙炭各10克，薑炭5克，又服3劑而癒，足月順產一男孩。

　　按：本方以當歸補血湯重用生耆加紅參，補氣攝血以載胎；膠艾四物去川芎滋陰、養血、止血以安胎；壽胎飲（寄生、川斷、菟絲子、阿膠）合青蛾丸（杜仲、鹽補骨脂、胡桃）補腎益精固衝任而固胎；白朮、黃芩為安胎聖劑，善治血熱妄行之胎漏下血；苧麻根功專止血安胎，三七最擅止血，諸藥相合，對陰虛內熱、血熱妄行之胎動下血，投劑立效。

　　出血多者，為保胎兒發育正常，血止後以泰山磐石散（參、耆、歸、朮、九地、白芍、川斷、砂仁、糯米、炙甘草）加紫河車、魚鰾膠蛛，龜鹿膠製粉，裝膠囊，每次6粒，2次／日，連服2月以固本。

（二）

　　和平，22歲，雙泉峪村農民。懷孕2月，1987年10月14日晨突然出血不止，量多色淡，氣喘肢涼，少腹隱痛墜脹，腰困不能轉側，食少泛酸，面色萎黃欠華，舌淡有齒痕，脈數且弱，120次／分。

　　詢知稟賦素弱，無故牙齦出血。此屬先天不足，腎失封藏；脾陽虛衰，不能攝血載胎：

　　生黃耆45克，酒洗歸身、酒炒白芍各25克，紅參30克（另燉），三仙炭、薑炭、醋艾炭、柴胡、蘇梗、砂仁、芥穗炭各10克，阿膠20克（化入），煅龍牡各30克，寄生、炒川斷，菟絲子（酒泡）、青蛾丸各30克，炙甘草10克，白朮30克（黃土炒焦），三七3克（研末沖服）。

　　煎取濃汁600毫升，6次分服，3小時1次，日夜連服2劑。山萸肉100克煎濃汁代茶飲。

　　10月15日二診：腹痛出血已止，食納好。脈滑弱，80次／分。仍覺腰困、氣短、畏寒。

　　予泰山磐石散去九地、黃芩、糯米，加紫河車、鹿茸、雞內金、焦三仙、魚鰾膠珠、龜鹿膠，製粉，每服3克，2次／日。上藥共服不足3個月，體質改善，足月順產一女孩。

　　胎動下血屬脾不統血者最多，此型患者，非但不能運化飲食，而且難以運載藥力。故宜採取多次少量頻投之法，既保持藥物之血液濃度，病人又能消化吸收，平穩奏功。此型尤不可用一切寒涼滋膩、清熱止血等品，一旦出現滑瀉，其胎必墮。

九、習慣性流產

某礦長之妻，37歲。其時不重計劃生育，已生3個女兒，求子心切，屢孕屢墮，又流產4胎。1970年10月再次懷孕，某老大夫斷為男胎，唯滑胎已成痼疾，恐難保全，遂求治於余。詢之，知前流產4胎，間隔最長半年，最短70天。今次懷孕60天，時覺少腹冷痛、憋脹，肛門墜脹，咳則遺尿，小便多，腰困如折，夜多惡夢，眼圈、環唇色黑，舌邊尖有瘀斑。脈遲澀，58次／分。諸多見症，悉屬瘀阻，兼見氣虛下陷，腎元不固。

患者屢孕屢墮，墮後即服坐胎補劑，致胞宮舊創未復，積瘀未化，即是致瘀之根源。如此懷孕，豈非7層大樓建於沙灘之上？衝任腎督既傷，復又瘀阻胞宮，胞胎失養，故不出3月必墮。病根既明，則當在益氣運血、溫陽固腎之中，佐以活血化瘀之法。重用參耆益氣運血，以壽胎丸、青蛾丸、膠艾四物養血滋衝任而固腎壯胎，附子、肉桂養命火，少腹逐瘀湯、坤草、澤蘭葉、桃紅溫化積瘀，使胞宮得養，則胎孕或可保全。

如此治法，駭人聽聞，實是險著。乃疏方，並剖析原委，供病家酌定：

生黃耆90克，紅參15克（另燉），壽胎飲、青蛾丸各30克，坤草、當歸各30克，赤芍20克，川芎10克，失笑散20克（包），附子、油桂、沒藥、炒小茴香、薑炭、細辛、醋炒艾葉、桃仁、紅花、澤蘭葉、炙甘草各10克。

二煎混勻，日分3次服，10劑，若能順利度過3個月

墮胎期，每月初連服3劑，直至產期。

時隔不久，余被誣入獄，1971年秋獲釋。患者夫妻聞訊，特來家向余致慰問、感謝之情。知患者遵囑服藥，胎兒竟得保全，足月順產一男孩，此子今年已27歲。

引伸其理，又治胎萎不長，孕後不出3月必胎死腹中之疾，亦癒。可見，活血化瘀之法，只要妥為駕馭，佐以益氣運血、滋補衝任，溫養固腎諸法，對胎孕疾患，非但無害，反有奇效。若不打破妊娠禁忌的千古戒律，則以上諸疾必將永無癒期矣！「有故無殞、亦無殞也」，有病則病擋之，有是證則用是藥，《內經》的指導思想，永遠是臨證之指南針！

十、剖腹產後二便閉結

沙峪村王秀玲，30歲，婦科住院病人，1984年3月10日會診。3月8日行剖腹產後，腹脹氣急，不能躺臥，二便閉結已3日。血色素6克，面色蒼白近灰，聲低息微，目不欲睜，脈芤大無倫，滿腹鼓脹如小甕，高出胸際寸餘。導尿、灌腸皆無效。無矢氣，按之中空，追詢病史，已生3胎，均因子宮不收縮而剖腹，此係第3次。

患者脹急欲死，頻頻要求通通大便。然腹大中空，純屬氣虛不運，妄用通利是速其死也。徑投大劑補中益氣湯，塞因塞用，大氣一轉，諸症自癒：

生黃耆60克，紅參15克（另燉），白朮30克，當歸30克，柴胡、升麻、陳皮、炙甘草各10克，真木香、沉香、油桂、砂仁各1.5克，研粉沖服，蔥白3寸，鮮生薑5

片，棗10枚，2劑。

3月14日二診：藥進1劑，即頻轉矢氣，脹消，二便皆通，食納增，乳汁下，2劑後已如常人，血色素上升至7克。囑原方陳皮減為5克，去後4味，加元肉10克，3劑後血色素上升至10克，出院。

凡氣虛失運，生耆必重用，曾治一老婦，57歲，在山醫二院外科行直腸癌手術後，7日小便不通，少腹鼓脹如孕，氣急而喘。予上方生耆120克，上方後4味除砂仁外磨汁沖服，加麝香0.5克，2次分沖，吳茱萸、油桂各5克研粉填入臍中，艾條灸之，40分鐘而通。

十一、產後誤用開破致變

張秀珍，女，30歲，鐵廠家屬。1987年10月12日初診：3月下旬，二胎又生一女，心中抑鬱不快，又受歧視，悲怒交加，漸延食少、自汗、胸悶、喘急。服瓜蔞枳實半夏湯，喘不能步，更增失眠、心悸，神魂搖盪。

易醫服養血歸脾、補心安神20餘劑不效，寒熱往來，全身皮膚麻木，腰困如折，臍下悸，甚則有氣上攻。少腹憋脹，鼓凸如孕狀，面色蒼白欠華，脈上不達寸，下不及尺，舌淡紅少苔。此症雖有情志之變，畢竟產後氣血大虛，衛外失固，故自汗半月不止。

繼見食少、胸悶而喘，本屬肺氣虛失於敷布，中氣虛失於運旋，腎氣虛不能納氣，妄用開胸破氣，遂致大氣虛極下陷。故見上則喘不能續，下則少腹脹如孕。久則肝虛失斂，腎氣失固，衝脈不守於下，時時上奔。心腎不能交

濟，故失眠心悸，神魂搖盪。五臟交虛，肺主皮毛，故周身肌膚麻木；肝之疏泄太過，故寒熱自汗；腎元耗損，故腰困如折。擬補氣升陷，斂肝固腎為急：

　　生黃耆45克，知母20克，柴胡、升麻、桔梗各6克，紅參10克（打小塊吞），山萸肉90克，腎四味120克，生龍牡各30克，炙甘草10克，3劑。

　　10月15日二診：除失眠、麻木外，諸症已癒。仍覺臍下悸動不寧，加紫石英、活磁石之固鎮衝脈，變理上下，當歸養血和血，3劑後漸癒。

十二、痛經痼疾

　　馬金枝，女，25歲，婚後5年不孕。室女時即患痛經，經醫多人，服藥數百劑不效。其症，經前3日，少腹開始墜脹絞痛，日甚一日，輾轉床笫，冷汗淋漓，肢厥如冰，頭痛而嘔涎沫，如害一場大病，至第4日經行始減。經量少，色黑多塊。面色烏暗，眼圈、山根、環唇色黑。診脈沉緊搏指，舌左邊尖佈滿瘀斑。證屬寒凝胞宮，寒主收引，不通則痛。且病程已達10年以上，久治不癒，深入血絡，已成痼疾。擬當歸四逆加吳茱萸生薑湯合少腹逐瘀湯合方化裁，開冰解凝，逐瘀通經：

　　當歸45克，炙甘草、赤芍各30克，肉桂、細辛、吳茱萸（洗）各15克，通草、川芎、沒藥、炮薑各10克，桃仁20克（研），紅花、土元、炒小茴各10克，失笑散20克（包），柴胡15克，丹參30克，炮甲珠6克（研粉熱黃酒沖服），鮮生薑10大片，大棗12枚。

上藥，經前服3劑，出現月經前兆即連服3劑，連服2個月。

1980年1月3日二診：兩個月共服上藥12劑，當月月經暢行，下黑塊屑甚多，痛減其半。次月經前痛止，經臨脹痛輕微，已能耐受。刻診，面部紅潤光澤，山根、環唇之黑色均退淨。唯牙齦棱起處仍見淡黑；腰困如折，不耐坐立，脈中取和緩，舌上瘀斑少有淡痕。原方桃仁減為10克，加腎四味120克，每月經見連服3～5劑，經淨停藥，連服2個月。

次年春，路遇其婆母，知上藥又服10劑後已全好，現已懷孕。

十三、急性盆腔炎寒症

耿淑珍，女，33歲，草橋村農婦。1983年8月27日初診：少腹兩側痛，拒按，黃帶如注，穢臭。婦檢子宮前位，化驗：白細胞19500，中性80。診為慢性盆腔炎急性感染，轉中醫診治。

診見脈遲細，58次／分，舌淡胖水滑。胃中酸腐作嘔，腰困膝冷，神疲欲睡，面色嫩紅如妝。婦科雖診為急性盆腔感染，而患者症情有異，不僅中上氣化無權，且見浮陽飛越之戴陽危象。若妄用清熱利濕之劑，難免頃刻生變。予少腹逐瘀湯合四逆湯，加黨參、雲苓、澤瀉、雞冠花各30克，附子15克，易官桂為油桂3克（研粉沖服），引浮游之火歸原，3劑。

9月14日二診：上藥服3劑，面赤如妝得退，腹痛

止，帶減，納食已馨，兩目有神，語聲朗朗，診脈滑數，94次／分。正氣來復，加清熱解毒藥性和平之蒲公英60克清化之。

11月14日，患者帶幼子來門診治腹瀉，詢其舊病，自服二診方後已癒，農事繁忙季節亦能勝任家事勞作。

按：對炎症的治療，當因人而異。不可把「炎」字理解為火上加火，不可一見血象高便恣用苦寒攻瀉。由於體質稟賦的差異，血象雖高，證屬虛寒者並不少見。此例農婦，8口人，6個孩子，勞力少，生活困難，由勞倦內傷而致病，正氣先虛，故多寒化、虛化。《金鑒》外科云：「膏粱之變營衛過，藜藿之體氣血窮。」古代中醫已認識到疾病的個體特異性。豪門權貴、富商大賈與窮苦人民，患同樣的病，而病機轉歸便截然不同。前者恣食膏粱厚味，肥羊美酒，無病進補，必然營衛壅塞，病多化熱化毒，凡患癰疽，宜攻宜瀉；後者食難求飽，衣難蔽體，吞糠咽菜，勞倦內傷，正氣先虛，易於內陷，凡患癰疽，便當補托，起碼要慎用攻伐，以保護脾胃為第一要義。即使當攻，也要中病則止，勿傷正氣。

中醫之「證」，乃疾病主要矛盾的集中點，包括了「人體形氣盛衰」因素在內。對「證」下藥，「證」解則病除，一切便迎刃而解。從中西醫結合的現狀來看，某些地方仍是西醫診斷，中醫用藥。對現代醫學確診的病，中醫只要按圖索驥，對號入座，便萬事大吉，故常常導致失敗。中西醫結合絕不能「吃現成飯」。對西醫確診的病，中醫仍需獨立思考，深入剖析疑難，追根尋底，這樣才能體現中醫特色，恰合「人」情、病機，提高療效。

十四、乳腺囊性增生症

婦科轉來患者耿玉蘭，18歲，右乳下方於3月前發現有一包塊，約杏子大，逐漸長至雞蛋大，表面光滑，邊界清楚，可活動，無沾黏。婦科診為乳腺增生，請中醫治療。

1984年1月9日初診：見症如上，患者個性愚拙，不苟言笑，愛生悶氣。3個月前正值經行暴受氣惱，遂致經斷。不久即覺左乳竄痛、憋脹，脅肋不舒，痰多，漸漸長塊。曾服逍遙丸6盒無效。脈沉滑有力，苔白膩。證屬氣滯血瘀，痰氣交阻。予疏肝化瘀，軟堅散結：

漂海藻、生甘草各15克，柴胡、白芥子各10克（炒研），夏枯草、牡蠣粉、炒王不留行、丹參、木鱉子各30克，桃仁、紅花、澤蘭葉、六路通各10克，全蟲12隻、蜈蚣2條研末沖服，鮮生薑5片，棗6枚，7劑。

1月21日二診：上方服後乳部有蟲行感，服至第4劑時經通，下黑血塊甚多。經期又服3劑，經淨塊消。

按：上方為余上世紀60年代中期自創攻癌奪命湯之減味方，可治一切氣滯、血瘀、痰凝所致之全身各部腫物，包括頸淋巴結核、甲狀腺囊腺瘤、乳腺增生、包塊型腹膜炎、風濕性結節、脂肪瘤（痰核）。若屬陰寒凝聚者，加肉桂、細辛；堅積難消者加生水蛭3克、炮甲珠6克研末沖服。多數7劑即消，痼疾20劑可癒。

方中海藻、甘草等份，相反相激，以全蟲、蜈蚣、水蛭、炮甲珠入絡搜剔，直達病所。夏枯草、牡蠣粉、王不

留行散結軟堅，白芥子去皮裏膜外之痰，木鱉子甘溫微苦有小毒，為消腫散結袪毒要藥，通治一切癰腫、瘡毒、瘰癧、痔瘡。余用此藥40餘年，未見有中毒者。以柴胡引入肝經，疏解氣鬱，諸活血藥化瘀消積。諸藥相合，氣通、血活、痰消，其症自癒。

十五、產後便燥肛裂出血

燕志華，女，32歲。產後3個月，便燥如羊糞球，每便肛裂出血如注。延至氣袪神倦，面色萎黃，舌淡唇白，脈細寸微，一派脾不統血徵象，血色素8克。用治腸風便毒之劑，反致自汗、心悸、昏眩。本屬產後血虛失於濡潤，今誤藥損傷脾陽，當用黃土湯溫之。前人經驗，重用白朮120克反有滋液潤便之效，亦脾主散精之義：

紅參（另燉）、炙甘草各10克，生地30克，白朮120克，阿膠25克（化入），附子10克，黃芩炭10克，灶心土120克，三劑而癒。

十六、乳衄二則

（一）

劉秀芝，女，34歲，蔬菜公司家屬。1983年12月21日來診：雙乳房憋脹竄痛半年多，漸見乳頭內陷，乳房萎縮。擠壓乳房有黏稠之黃臭液及鮮血溢出。近來乳衄頻發，變為有惡臭味之黑血，每次可淹濕一條毛巾。兼見脅肋脹痛，帶多黃臭。曾去省醫院檢查，不能確診，建議手

術切除雙乳，免除後患。患者回縣邀余商治。詢知病由長期氣惱所致，診脈弦。七情內傷，肝失疏泄，五志過極化火、化毒。擬疏肝解鬱，通絡化瘀，解毒化濕為治：

柴胡15克，當歸、白芍、茯苓、白朮各30克，丹皮15克，梔子10克，酒炒龍膽草10克，生苡仁30克，蒼朮、黃柏、川牛膝、橘絡、炮甲珠、六路通、甘草各10克，漏蘆12克，公英90克，連翹、王不留行各30克，貫眾炭5克，三七10克研末沖服，車前子10克（包），鮮生薑10片，棗10枚，10劑。

1984年2月14日，其夫來診小兒多尿症。據云，上藥服7劑後出血止，帶亦減。10劑服完諸症悉除，且內陷、萎縮之雙乳亦漸形豐滿。1986年夏生一子。

（二）

劉鳳雲，女，44歲，水頭市民。1983年6月22日初診：乳衄2月餘，由生悶氣漸致兩肋竄痛，右乳結核如胡桃大，乳頭溢出鮮血。每逢經期，必頭眩泛嘔，血黑多塊。常覺有一股熱流從右脅下章門穴向乳房湧來，立即灼痛如針刺狀，隨即有鮮血溢出，轟熱自汗，左側亦有同感。每月經行2次，經量少則乳頭出血必多。舌紅無苔口苦，脈沉弦而數。

脈證合參，必是七情內傷，肝氣久鬱化火。肝之經絡布脅肋，乳頭屬肝，乳房屬胃。肝氣橫逆必先犯胃。今見一旦動氣，病必發作，明是木強侮土。疏泄太過，則肝不藏血；脾胃過弱，則不能統血。此即出血之由。

治法擬養肺胃之陰，清金制木而解胃之圍，兼柔肝之體而斂其用：

醋柴胡10克，當歸、白芍、生地、石斛、沙參、枸杞子、山萸肉、烏梅各30克，麥冬15克，川楝子10克，三仙炭各12克，丹皮、黑梔子、炙甘草各10克，3劑。

7月2日二診：藥後塊消血止，但增少腹脹如孕狀，視之，少腹鼓凸。神倦、腰困膝冷，舌暗紅無苔，脈沉，右寸極弱。

一診見患者口苦舌紅，遂用大劑養胃湯之甘寒，丹梔之苦寒，致損中下之陽，中氣隨之下陷，故有此變，醫之罪也！情志之火，非同實火，宜疏、宜降（氣降火即降）不宜清。且前賢曹炳章氏謂：「舌紅非常並非火。」「非常」二字，當細細咀嚼。凡見舌色鮮紅或嫩紅，皆因氣血虛寒，陽浮於上，類同「面赤如妝」之假熱，誤用清熱瀉火則危。臨證極需留意。遂改投大劑補中益氣湯升提下陷，加腎四味溫養腎命：

生黃耆60克，當歸、白朮各20克，紅參（另燉）、五靈脂、炙甘草、三仙炭、柴胡、升麻、桔梗各10克，陳皮3克，腎四味120克，鮮生薑10片，棗10枚，胡桃4枚（打）。

9月30日遇患者於街頭，得知二診方患者連服9劑，已痊癒3月，且腰困、經亂亦癒。

12月13日三診：上症已癒半載，近來生氣，經前又見兩乳轟熱、齒衄、鼻衄、暈眩、足膝冰冷，脈沉細而不渴，舌嫩紅無苔。雖見倒經血逆上行，究其因則係腎陰虛極，龍火不藏。予引火歸原法：

九地90克，鹽巴戟肉、二冬各30克，雲苓15克，五味子6克，油桂2克（米丸吞服），5劑 後諸症皆癒。

十七、雞爪風症

宋巧榮，女，26歲，物資公司幹部。1983年5月7日初診：產後9個月，春末，忽覺四肢麻木，氣怯神倦，腰困如折，勞累或氣候突變則加重。近1個月來，麻木一旦發作，手腳便頻頻抽搐如雞爪狀。內科診為缺鈣性抽搐，補鈣亦不能控制。視其面色萎黃欠華，脈細舌淡。斷為產後血虛，肝失所養，故攣急，遂予加味耆桂五物湯益氣養血，補腎益精，柔肝緩急：

生黃耆45克，當歸30克，白芍90克，桂枝、紅參（另燉）、腎四味各10克，黑木耳30克，炙甘草10克，鮮生薑10片，棗10枚，胡桃肉20克，7劑。

5月15日二診：藥後精神健旺，面色紅潤，氣怯腰困麻木均癒，而遇冷仍有抽搐。詳詢病史，知患者產後未及滿月，淘菜洗衣不避冷水，致寒濕深入血分，正虛不能鼓邪外達。寒主收引，故經脈攣縮。且同氣相引，內寒久伏，復感外寒，兩寒相迫，症狀加劇。前方雖曾治癒多例雞爪風，但本例主證有變，故僅有小效。

上藥為補益氣血，滋養肝腎之劑，無直接驅寒效用。服後僅體質改善，病根未拔，故遇寒便發。且本例之寒，非表寒可比，乃深伏厥、少二經之伏寒，非大辛大熱溫通十二經之猛將不能勝任。乃選《金匱》烏頭湯變方加滋養肝腎及蟲類熄風之品進治：

生黃耆90克，當歸、白芍各45克，川烏30克，炙甘草60克，麻黃、桂枝、細辛各15克，腎四味、防風、黑

小豆各30克，全蠍12隻，蜈蚣4條研末沖服，蜂蜜150克，鮮生薑10大片，棗10枚，核桃（打）4枚。

加冷水2500毫升，文火煮取600毫升，日分3次服，3劑。

5月26日三診：川烏有劇毒，靈石境內曾發生服用川烏9克，3例中毒，2例經余參與搶救脫險，1例死亡。皆因配伍不當，煎煮不遵法度所致。為免病家提心吊膽，余親臨病家，為之示範煎藥，待病人服後安然入睡，平安無事，方才離去。上方服後諸症均癒，患者恐日後復發，又照方連服6劑。計9日內服川烏270克之多，其症得以根治，追訪10年未犯。

十八、治崩漏一得

（一）青黴素過敏後血崩

水峪農婦張翠英，48歲。1984年11月16日初診：3日前青黴素過敏休克，急以毫針刺鼻尖素髎穴，行雀啄術；內關提插捻轉約20秒，患者蘇醒脫險（此法救治過敏休克20餘例，最多1分鐘脫險）。然暴受驚恐，氣短身軟不能起床。前日適值經期，遂致暴崩不止，經婦科搶救，仍淋漓不斷，邀余會診。

見患者面色蒼白，氣喘自汗，食少頭暈，心動神搖。血色鮮紅無塊屑，脈沉細弱，舌淡紅。此由驚則氣亂，恐則氣下，脾胃氣虛下陷不能攝血，陷者舉之：

生黃耆60克，當歸20克，煅龍牡、朱茯神各30克，山萸肉60克，薑炭、三仙炭、紅參（另燉）、五靈脂、炙

甘草各10克，柴胡、升麻各6克，鮮薑5片，棗6枚，3劑。

11月9日二診：血止，脈起，食納好，隱隱頭痛不休，此由血脫氣陷，血不上榮，予補中益氣湯3劑而癒。

（二）暴崩欲脫

豪子頭村老七之妻，46歲，1983年6月13日，因暴崩邀診。至其家，見患者倚被側臥，面色慘白，喘汗心悸，四肢不溫，口不能言。診脈右空大，左沉弦，舌淡。暴崩之後，氣隨血脫，陰損及陽，急固之，予破格救心湯平劑：

山萸肉120克，紅參30克（搗末同煎），煅龍牡、活磁石、附子各30克，薑炭30克，炙甘草60克。

急煎頻灌，約1小時許脫險。詢之，知患者去年遭傷子之痛，當時適值經期，悲傷憂思，致食少經亂，淋漓不斷達10個月之久。婦科診為更年期功能性出血。悲切傷肺，憂思傷脾，脾肺既傷，中氣蕭索，不主統攝。日久失治，損及八脈。且五臟之傷，窮必及腎。腎失封藏，故近日崩漏大下，腰困不能轉側。

年近五旬，天癸將竭。治崩之法，傅氏女科有安老湯一方，峻補中氣，滋培肝腎，當屬對證。唯於八脈損傷，氣虛下陷欲脫，不甚合拍。擬參照《醫學衷中參西錄》固衝止崩湯意，合方化裁進治：

生黃耆、九地、紅參、當歸、山萸肉、煅龍牡各30克，烏賊骨24克，茜草炭10克，柴胡、升麻、炙甘草各10克，三七6克，五倍子1.5克研末沖服，阿膠15克（化入），鹽補骨脂30克，胡桃4枚，3劑。

6月21日，老七來告，血全止，精神食納均佳，腰困大見好轉。擬補氣血，固腎氣，統衝任以善後：

生黃耆30克，當歸15克，腎四味、山萸肉、三仙炭各10克，薑炭5克，紅參10克（另燉），阿膠15克（烊化），炙甘草10克，烏賊骨15克，茜草6克，龜鹿膠各10克（化入）。

上方連服5劑，康復如初，追訪7年，健康無恙。

（三）暴崩脫症

鐵廠家屬王季娥，42歲，1973年9月10日中午突然暴崩瀕危，出血一大便盆，氣息奄奄，四肢厥冷，六脈俱無。廠醫注射止血強心針劑無效，現仍出血不止，被褥狼藉。本擬送醫院搶救，少動則出血更甚。因擬一方，從血脫亡陽立法，以破格救心湯合當歸補血湯為治：

山萸肉120克，附子100克，薑炭50克，炙甘草60克，煅龍牡、紅參各30克（搗末同煎），生黃耆60克，當歸30克，本人頭髮製炭6克（沖）。

2時50分邊煎邊灌邊以大艾柱灸神闕。3時30分血止，厥回脈漸出，黃昏時開口說話，夜1時索食藕粉、蛋糕，脫險。後以大劑補血湯加紅參、山萸肉、龍眼肉、腎四味、龜鹿二膠，連服7劑始能起床，以紅參、五靈脂、三七、琥珀、紫河車、烏賊骨、茜草炭、腎四味，製粉服40日始康復，現仍健在，已70歲。

（四）蠻補致崩

水泥廠女工馬豔芳，30歲。1984年1月12日初診：素有「功血」宿疾，赴外地求醫，連服耆歸、阿膠、生龍牡大劑10餘劑。至期不行，腹痛如絞，次日暴崩，一天下血

一痰盂。3日後，變為淋漓不斷又7日，血色素6克，面色萎黃無華，自汗而喘，心悸，夜不能寐，脈反洪數，124次／分。血脫脈宜細弱，大則病進，恐有氣隨血脫之變，急固之：

山萸肉100克，生黃耆30克，當歸15克，紅參10克，五靈脂5克（研末吞服），白芍15克，沉香、四炭（薑炭、三仙炭）、炙甘草各10克，麥冬（小米拌炒）、五味子各10克，生龍牡粉、活磁石各30克，3劑。

1月19日二診：血止，汗斂喘定。唯覺腰困如折，原方制小其劑，加腎四味各15克，胡桃4枚，以固封藏之本。3劑後諸症悉除。以善後方加價格較廉之鹿茸底座一具，製粉服月餘，得以根治。

按：見血止血為血證大忌，也是醫者易犯的通病。治血如治水，一味堵澀，愈補愈瘀，必致沖決堤壩。見效於一時，遺害於無窮。補中兼疏導，引血歸經則癒。

血證的關鍵在脾胃，脾主中氣，氣為血帥，統血而主升；胃為水穀之海，統衝任而主降，為人身氣機升降的樞紐。脾升胃降，血循常道。

若胃失和降，則諸經皆不得降，氣逆而為火，火性炎上，血熱妄行，血從上溢則病吐衄。證見面赤氣粗，口苦苔黃，脈象數實。此時急以旋覆花代赭石湯加炙枇杷葉30克，降肺胃之氣。氣有餘便是火，氣降則火降，血自歸經。不可一味苦寒清火，應以顧護胃氣為要。

脾氣不升，則血失所統而下出，而病崩漏便血。證見少氣懶言，面色萎黃，甚則蒼白欠華，脈多細弱，寸部尤弱。急以補中益氣湯重用參耆，陷者舉之，峻補其氣，加

四炭溫經止血，紅參、五靈脂等量研粉吞服益氣、止血、化瘀；用補氣升提，下虛者須防「提脫」，加腎四味、生龍牡固腎氣。脾氣漸旺，自能統血。四炭為治脾不統血要藥，平淡中寓神奇之效，百試不爽，頗堪倚重。若兼見出血量多不止，汗多而喘，則是肝氣已傷，疏泄太過，不能藏血，急加山萸肉60克以上，斂肝救脫。

血證初期，多見肝不藏血，血熱妄行。證見血上溢或下出，勢急量多，面赤氣粗，暴躁易怒，頭暈脅痛，口苦脈弦數。以丹梔逍遙散舒肝之鬱，炙杷葉30克清金制木；生地、阿膠，滋水涵木，涼血養血、止血柔肝，赭石降氣、抑火、平木。見肝之病，當先實脾，梔子炒炭減其苦寒之性，又能入血瀉火而止血。

煨薑易薑炭3克以護胃氣，加三七粉6克吞服，止血化瘀而不留瘀，最是血證妙藥。若見喘汗，則已虛化，速加山萸肉斂之，以復肝藏血之能。血止，養血柔肝，滋水涵木以治本。七味都氣丸，以山萸肉為君，加枸杞子並三七粉蜜丸服。肝臟體陰而用陽，又為「生命之萌芽」（張錫純），木能剋土，若過用苦寒攻伐，損此萌芽，則虛化為脾不統血，病變又深一層矣！

善於理肝，則可截斷血證傳變，實是重要一環。血證在肝、脾二經處置失當，進一步惡化則損及於腎，變為腎不封藏，生命之本動搖。約可分為二型：

一為火不歸原，上熱薰蒸，勢急如焚，面赤如醉，白睛溢血，鼻衄，舌衄，吐血，口舌生瘡，目赤如鳩，比之實火尤為暴急。

以腰困如折，雙膝獨冷，尿多不渴為辨。乃腎陰虧

極，逼龍雷之火上奔無制，以大劑引火湯——九地90克，鹽巴戟肉、天麥冬各30克，雲苓15克，五味子6克，加油桂3克去粗皮研粉，小米蒸爛為小丸，藥前匉圇吞下，以引無根之火歸腎則癒。

萬不可誤作實火而投苦寒、甘寒，否則亡陽厥脫，變生頃刻，誤診誤治極多，臨證宜慎！

二為腎不封藏輕症，僅見腰困微喘，自汗尿多不渴，出血如注，急以大劑補血湯加紅參助元氣，重用山萸肉90克以上，斂肝固腎救脫，加腎四味鼓舞腎氣，生龍牡粉固攝腎氣，薑炭溫脾止血，阿膠30克、三七粉小量3克，挽血脫之危，可癒。

重症，上型兼見，四末不溫或四肢厥冷，神疲欲寐，大汗暴喘，氣息微弱，脈沉遲微細，或反見數極無倫，七急八敗，一分鐘超過120次以上，為氣隨血脫，陰損及陽，陽微欲絕，生命垂危。急投拙擬破格救心湯，以保十全。婦科血證，兼顧八脈，以血肉有情之品河車、鹿茸、龜鹿二膠輩填補腎督，滋養衝任。

各型均給予善後方服1～2個月，多數可以鞏固療效，終身不犯。

外科急腹症醫案十則

一、闌尾膿腫合併腸梗阻

任蘭汝，女，48歲。1964年8月14日病危，其子何新民從何家焉村下山邀診。乃一路急行，午前抵村。入室診視，見患者取右側位臥於炕上，痛苦呻吟，頻頻嘔吐穢臭黏涎並夾有糞便，豆粒大之汗珠從頭部淋漓滴下。右腿彎曲不敢稍伸，闌尾部有包塊隆起約饅頭大，外觀紅腫，痛不可近。捫之灼熱，有波浪感。腹脹如甕，陣陣絞痛，已3日不便，亦不能矢氣，小便赤熱刺痛。高熱寒戰，叩齒咯咯有聲。腋下體溫39.5℃。口氣穢臭，舌黑起刺、乾澀。僅從外觀，已可斷為腸癰膿成，熱毒壅閉三焦、陽明腑實之關格大症。乃建議即刻護送縣醫院手術治療，但患者畏懼開刀，寧死不去。全家又苦苦哀求，設法搶救。

余家在1939年日寇掃蕩時，曾在該村避難。又知患者素體康健，病雖5日，未見虛象。但症已危急，往返需2小時始可取藥。乃從電話口授一方，囑大隊保健站火速派人送藥上山：

1.生白蘿蔔2.5公斤，元明粉120克，上藥加水5000毫升，置飯鍋內同煎，分3次入蘿蔔，待煮熟一批，撈出再換一批，得汁濃縮至500毫升，備用。

2.二花240克，連翹、生苡仁、赤芍、桃仁泥、厚朴、生檳榔、芙蓉葉、蘆根各30克，冬瓜仁60克，生大黃45克（酒浸一刻取汁入藥），丹皮、枳實各15克，皂刺、炮甲珠、白芷、甘草各10克，廣木香、沉香各3克，磨汁對入（此為拙擬攻毒承氣湯加味）。

加水過藥2寸，加白酒100毫升，浸泡40分鐘，加速藥物分解，然後以武火急煎10分鐘，取汁混勻得1000毫升，與處方1混合，每隔2小時服300毫升，連續服用，以通為度。

3.先予舌下金津、玉液、尺澤（雙）、委中（雙）刺泄黑血；闌尾、足三里、內關提插捻轉瀉法，強刺留針。待藥取回，嘔吐已止，絞痛減輕。下午6時，順利服下300毫升。2小時後腹中絞痛，上下翻滾，腹中陣陣雷鳴，頻頻打嗝矢氣。幸得三焦氣機升降已復，乃一鼓作氣，再進500毫升，患者欲便，取針後仍未便下，但痛脹已大為鬆緩。於夜11時又進300毫升，至夜半2時，便下黑如污泥，極臭，夾有硬結成條、塊狀糞便及膿血狀物一大便盆。隨即索食細麵條1碗（已2日未進食），安然入睡。

余在病家守護一夜，次晨診之，闌尾部之包塊已消，仍有壓痛。舌上黑苔退淨，六脈和緩從容，體溫37℃。予《辨證奇聞》清腸飲，倍苡仁加芙蓉葉、甲珠、皂刺以清餘邪：

二花90克，當歸50克，地榆、麥冬、元參、生苡仁、芙蓉葉各30克，黃芩、甲珠、皂刺、甘草各10克，3劑而癒。

闌尾炎因失治而成膿腫，甚至合併腸梗阻，在窮鄉僻

壞、缺醫少藥地區並非偶見。此例病經5日，用青黴素未能控制，症情危急。若闌尾穿孔，易合併腹膜炎或膿毒敗血症，其腸梗阻亦頗嚴重。

現代醫學認為，二者若見其一，已非保守療法適應症。但余一生治癒此等急險重症卻不計其數，且全部成功，無一例失敗。擅治急症，是中醫學的特色之一。而且見效快，費用少。如此大症，前後不出10小時，費用不過數元。本例所用方劑：

一、即《醫學衷中參西錄》硝菔通結湯，其軟堅潤下通便之功甚為卓著，且無傷正之弊，虛人、老人之腸梗阻用之最宜。

二、即《金匱》大黃牡丹皮湯加味而成之攻毒承氣湯，方中破格重用瘡毒聖藥二花，善治一切大小癰疽、腫毒惡瘡，消腫、排膿、止痛之芙蓉葉，更加苡仁、冬瓜仁、透膿散（甲珠皂刺），清熱、解毒、排膿。並以廣木香、沉香磨汁對入，行氣消脹、利水消腫之檳榔，配硝菔湯以破滯氣，腑實一解，毒隨便泄，沉痾立癒。

若與大柴胡湯合方，重用柴胡125克，加金鈴子散（沖服），可於40分鐘之內，阻斷病勢，使急性胰腺炎痛止、腫消，血象基本復常，有效挽救患者生命。

二、老年性高位腸梗阻

王萬林，男，65歲，外科住院病人。急診入院5日，病程半月。起病即見腹痛嘔吐，半月無大便，無矢氣。腹脹如鼓，時時絞痛，滿床翻滾。外科診為老年性腸梗阻。

經胃腸減壓，灌腸無效，準備手術。考慮患者高年體弱，脫水嚴重，心臟功能不好，恐難支援，特邀中醫協治。

診見患者面容憔悴，眼眶塌陷，極度消瘦，腹脹如鼓，已半月粒米未進。舌苔黃厚膩，脈滑無力。高年，關格大症，邪實正虛，不堪峻攻。擬硝菔湯合扶正破滯之品。

1.生白蘿蔔5公斤，芒硝240克。

2.紅參（另燉）、赭石粉、厚朴、檳榔各30克，旋覆花15克（包），枳殼10克（炒），木香、沉香各3克（磨汁對入）。

各依法煎煮，兩汁混勻，2小時服1次，每次200毫升，連續服用，便通停藥。

次日診之，知昨晚8時服藥1次，一刻鐘後，先覺臍周絞痛，隨即有氣上下翻滾，腹中鳴響如雷，滿室皆聞其聲。約40分鐘後開始頻頻打嗝，矢氣不停。三焦氣機升降已復，腹脹大減。

又接服藥汁200毫升，1小時後腹中大痛一陣，隨即便下團塊狀結糞夾極臭之糊狀大便甚多，痊癒出院。此例從服藥到便通僅2小時10分，服約全劑的1／2弱。

三、化膿性闌尾炎合併重症腹膜炎

水峪獸醫站楊友三之子楊建強，14歲。1984年9月16日半夜2時急診入院。確診「急性化膿性闌尾炎合併彌漫性腹膜炎」，白細胞15900、中性90，經輸入大劑量青黴素不能控制。高熱39.5℃，持續不退，神識昏糊。已定手

術，家長不同意。17日請中醫協治。

見證如上，恐有熱毒攻心犯腦之虞。予增損攻毒承氣湯釜底抽薪，清熱解毒排膿：

二花120克，桃仁、丹皮、紫草各15克，生石膏30克，冬瓜仁60克，生大黃（後下）、甲珠、皂刺、甘草各10克，蚤休15克，生苡仁45克，芒硝24克（沖），三七粉10克（沖）。

上方2劑，日夜連服，2小時1次，得暢瀉去芒硝。

9月18日二診：熱退，闌尾壓痛及滿腹劇痛已退八九。改投《辨證奇聞》清腸飲2小時1次。

9月19日三診：腫痛全消，已能起床。昨方再進一劑。

9月20日痊癒出院，帶清腸飲2劑以清餘毒。

四、老年高位腸梗阻合併疝嵌頓

公安局李繼光之叔，65歲，城關院住院病人，1983年11月3日會診。病程8日，入院2日。透視平齊劍突一線有液平面；查右側睪丸腫痛，嵌頓（3日），頻頻嘔吐，二便閉結，亦無矢氣。經胃腸減壓、灌腸無效，擬手術，家屬要求服中藥試治。

患者高年，關格大症10日不解，體質尚可。

1.生白蘿蔔2.5公斤，芒硝120克。

2.赭石粉50克，旋覆花15克（包），生半夏、厚朴各30克，枳實、木香、沉香、甘草各10克，鮮生薑30克，薑汁1盅（對入），紅參15克（另煎對入）。

3.生山楂30克（煎湯），紅糖15克，白酒點燃1分鐘後撲滅，真廣木香研粉3克，煎妥，混勻備用。

上藥，方1、方2依法煎煮，混勻，得汁800毫升，首服300毫升，隔2小時服200毫升。待嘔止、便通，再服處方3方1次，以癒疝嵌頓。

11月4日二診：服第1次後嘔止，服第2次後腹中雷鳴陣陣，頻轉矢氣，加3方頓服1次，約1刻鐘後便通。今晨透視液平面消失，疝嵌頓在加服方3後20分鐘亦癒，出院。

11月7日李繼光黎明來家急邀出診。據訴：出院當天，半路覺冷，開始呃逆頻作，至今已達28小時不止。刻診患者面色青慘，神疲不支，脈遲細，60次／分，舌胖而潤，四末不溫。覺有冷氣從臍下頻頻上攻，聲低息短。久病見呃逆者危，此老絕非風冷小恙。一生牧羊，內傷積損可知。

初診失察，65歲高齡，因關格危證竟在一日之間服芒硝120克，脾腎元陽大傷，沖脈不能下守。恐有亡陽厥脫之變，急急溫腎鎮沖救逆固脫：

附子30克，油桂6克（沖服），沉香、砂仁各10克，紅參15克（另燉），山藥30克，雲苓15克，紫石英30克，澤瀉、懷牛膝、公丁香各10克，柿蒂30克，薑汁1盅（對入），山萸肉60克。

急煎頻飲，當日連進2劑。

余守護病榻，以大艾柱灸神闕半小時，服藥1次後呃止，四肢回溫，知饑索食，脫險。生蘿蔔制芒硝，本無傷正之弊，況有紅參扶正，不當有變。農民生活艱難，覺藥

物棄之可惜，竟在便通之後，又多服2次，險遭不測！亦余醫囑不周之過。

五、急性子宮內膜炎

郭玉梅，女，31歲，煤礦工人家屬。1967年10月9日急診。患者於經淨次日去公共澡堂洗澡，當晚即感少腹脹痛如針刺，黃帶穢臭、灼熱，腰痛，夜半時開始寒戰高熱如瘧，體溫39.5℃，自服鎮痛片、四環素6片後得汗，入睡。今晨起床後頭痛嘔吐，體溫回升至39.7℃。

礦醫院注射青黴素80萬單位10支，安乃近2支，又得緩解。12時起頭痛如破，噴射狀嘔吐，高熱達40℃。黃臭帶增多，夾有血水，少腹絞痛不可近，神識昏迷，牙關緊閉，時時抽搐。脈滑數搏指，苔黃厚膩，口中惡臭。

礦醫院診為急性子宮內膜炎，盆腔膿腫，已發展為膿毒敗血症。症情險重，建議迅速送縣醫院搶救，患者之夫劉守珍堅持中藥治療。乃先以三棱針重刺十宣出血，雙尺澤抽取黑血10毫升，針瀉素膠、合谷，患者全身透汗，蘇醒，嘔吐亦止。

遂書簡要方案：症由經後洗澡，穢濁不潔之物侵入前陰，濕熱化毒，結於胞宮血室，熱極動風，上犯神明。擬攻毒承氣湯掃蕩熱毒，以剎病勢而挽危急：

二花240克，芙蓉葉、連翹、生大黃、柴胡、生苡仁各30克，蒼朮、黃柏、蚤休、丹皮、紫草、桃仁各15克，冬瓜仁60克，漏蘆12克，炮甲珠、甘草、車前子各10克（包），川楝子30克，醋元胡6克（研粉沖服），芒

硝30克（另包），白酒100克，冷水浸泡1小時，急火煎沸10分鐘，得汁3000毫升，每服300毫升，2～3小時1次，每次沖化芒硝10克，沖服元胡粉1.5克，得瀉2次，去芒硝不用，一鼓作氣，不分晝夜，按時連服，以阻斷病勢。

患者於晚7時服藥1次，8時許暢瀉惡臭便1次，腹痛止。9時繼服1次，11時體溫降至38.5℃，黃帶變稀。夜半2時，體溫37℃，患者入睡。余守護觀察一夜，至次日天亮，共服藥6次，約1劑的2/3弱，諸症已癒八九，囑餘藥棄去不用，改投清腸飲3劑。余於9時離雙泉峪返回保健站，患者已能出門送行。

患者自開始服藥，至基本痊癒歷時12小時，藥費不足10元。余在農村條件下，經治多例危重急腹症，取得成功經驗之後，將上方定型，定名為「攻毒承氣湯」。歷30年，資料散失不全，難作精確統計。除上述病症外，施用於急性胰腺炎、重症肺膿瘍、可疑肝癰、外科創傷毒血症，均治癒。由於本方是從農村配藥困難角度出發，從1劑藥在20小時內解決一個大症設計，故用量過大。90%以上病人，不待一劑藥服完已基本痊癒。

六、腸梗阻術後沾黏性不全梗阻

李增仁，男，37歲，壇鎮孫家溝農民，外科住院病人。1984年1月14日，外科邀余協治。病歷記載，患者於2年前做腸梗阻手術。

今年冬至節後，又發生沾黏性不全梗阻，已住院20

日，嘔吐頻作，腹痛不休，大便似通不通，已25日不能進食。身瘦形脫，疲軟不能坐立，動則氣喘。脈大按之而散，舌紅中根燥乾。此由中氣虛失於運旋，胃液涸不主和降。予益氣降逆，增液行氣：

生黃耆90克，紅參20克（另燉），生地30克，元參60克，麥冬90克，厚朴30克，沉香、木香各5克（磨汁對入），赭石粉50克，萊菔子30克（生炒各半），薑汁10毫升（對入）2劑。

當日服藥後，腹中響動如雷，嘔止。中午開始進食，下午2時便通，腹痛止。次日又服1劑，一切復常，唯覺氣短身軟。已辦出院手續，特來中醫科向余告別。予補中益氣湯加麥冬30克，五味子10克，3劑善後。

按：治一切痞塞不通之症，重在治「氣」。百病皆生於氣，三焦氣化升降之樞紐在脾胃。故治氣之要，不過升脾降胃而已。脾宜升則健，胃宜降則和。若因六淫外邪或飲食內傷致脾氣下陷，胃氣上逆，則病阻隔不通。甚則氣機逆亂，有升無降，上不得入，下不得出，而病關格。此即腸梗阻之成因。

治關格大症，用掃蕩攻堅之劑，必以氣藥為帥。如大承氣湯（大黃四兩，厚朴半斤，枳實五枚，芒硝三合）四味藥，破滯氣藥占 1 / 2，厚朴為大黃之兩倍，張氏硝菔通結湯兩味藥，芒硝4兩，生白蘿蔔5斤。白蘿蔔為蔬菜，四季皆有，價廉易得。性溫，生升熟降，一物而兼升降氣機之能，又為食療上品。生食下嚥，立即噫氣打嗝，升氣寬胸，上焦先通；熟食則轉矢氣，腸鳴轆轆，下氣極速，通利二便，中下二焦可通。芒硝與蘿蔔同煮，軟堅潤下，

以蘿蔔濃汁善下氣者推蕩之，腸蠕動加速，開結最速而不傷正，故治重症、虛症腸梗阻最理想。

手術後發生腸沾黏或不全梗阻，或尿閉，更是氣虛為病。氣虛失運則窒塞不通，當塞因塞用，重用參耆大補元氣。佐小量木香，沉香磨汁對入，助大氣流轉。萊菔子即白蘿蔔成熟種子，與蘿蔔同性，破氣消痰「有推牆倒壁之功」，以大劑參　為帥而統之，發揮其善通之特長，制其開破之弊，不使為害。再加赭石、厚朴之降胃逆，液枯者合大劑增液湯增水行舟，使三焦氣化迅速復常，沖決窒塞，諸症立癒。用治術後各類臟器沾黏為患，對症加減，效果極好。氣虛者多覺脹悶，氣虛下陷症，脹悶更甚。不可疏散，更不可開破，徑峻補其氣，氣足，則運旋升降復常，脹悶自消。

七、膽石症膽絞痛

公安局幹部景宏元，45歲，1985年8月17日夜邀診。患者劇烈右脇痛3日，縣醫院超音波確診為膽結石，膽囊內有大小不等之結石6個，大者如玉米粒，小者如紅豆。已定手術，本人要求先服中藥試治。刻診患者痛發正劇，便結腹脹，尿頻急痛。先以針刺清瀉膽經鬱火，予陽陵泉透陰陵泉，行瀉法，約10分鐘劇痛緩解。

患者嗜酒，喜食肥甘，脈滑數搏指，苔黃厚，證屬濕熱積久化火，膽石阻滯膽道，予清熱利膽排石：

柴胡25克，白芍45克，赤芍30克，枳實、鬱金、滑石、海金沙、大黃各30克，黃連、梔子、木香各10克，

桃仁泥、甘草各15克，川牛膝30克，乳香3克，雞內金10克，醋元胡5克研粉沖服，芒硝15克（分沖），大葉金錢草120克。

煎取600毫升，早晚分服，3劑。

8月21日二診：上方服後每日瀉下膠黏、灼熱大便2～3次，痛止。去芒硝，大黃減為10克，繼服3劑。

8月25日三診：共服藥6劑，超音波復查，結石化為泥沙狀。食納精神已如常人。囑每日服雞內金粉21克，以金錢草60克煎湯分3次送服，10劑痊癒。追訪至1997年，一切如常。

按：急性膽囊炎及膽石症膽絞痛發作，疼痛劇烈，陽陵泉為膽經下合穴，止痛效果極好。或以複方冬眠靈1支，穴位注射，效果亦好。

余以上法針藥並施，經治數十例急性膽囊炎，均一次治癒，無復發。膽石症有的可以徹底排除，有的仍有結石，或溶解為泥沙後再緩為排除。但經治後臨床症狀消失，全部免除了手術。

八、膽道蛔蟲症

閆引弟，女，45歲，水頭村二隊社員。1977年4月9日余在城關衛生院任職時，急診入院。

右上腹絞痛1週，縣醫院內科懷疑膽結石，建議轉省級醫院手術。診見患者面色灰暗，冷汗淋漓，嘔吐不止，右脇劇痛7日，1日發作4～5次。發作時滿床翻滾，呻吟不絕，間歇時亦隱痛不休。四肢厥逆，脈伏，舌苔黑膩。

兩頰有白團斑；雙鞏膜下端可見藍色條狀紋，尾端如火柴頭；下唇內側白疹滿布。上三點為蟲症特徵，按寒熱錯雜型蛔厥症論治：

附子15克，吳茱萸、川連、乾薑、枳實、細辛、川椒、生大黃、木香各10克，烏梅、赭石粉、苦楝根皮、黨參、炙甘草各30克，芒硝15克（分沖），薑汁30毫升，蜂蜜120克。

上藥煎濃汁600毫升，入蜜煎三沸，對入薑汁，分2次服，3小時1次，於服藥後半小時服芒硝。

上藥服1次後，腹痛嘔吐均止，7日來第一次安然入睡。半夜醒來服第2次藥，兼沖服芒硝。10日黎明5時吐出蛔蟲、瀉下蛔蟲6條，10日下午出院，帶原方3劑，去硝黃、赭石，加使君子仁20克，二煎混勻，每晨空腹先嚼食使君子仁，喝蜜水1杯，頓服湯液。每日均有蛔蟲排出，其症遂癒。

古人謂，蛔蟲「得酸則伏，得苦則安」。余治膽道蛔蟲必加蜜及薑汁，取其「得甘則喜，得辛則散」。烏梅有明顯之緩解痙攣作用。如牙關緊閉者，以烏梅擦之立解。據現代藥理研究，烏梅能使膽囊陣陣收縮，促進膽汁分泌，可將鑽入膽道之蟲體退出。

九、急性膽道蛔蟲症併發急性胰腺炎

水頭劉守財妻，46歲，1983年12月2日急診入院，經內、外科緊急處理，不能控制，請中醫會診。

患者於昨日早飯後右上腹絞痛，頻頻嘔吐，下午4

時，吐出蛔蟲1條，劇痛部位擴展至右上腹，疼痛劇烈，一度休克，注射杜冷丁1支未效。今日持續性、陣發性絞痛加劇，滿腹拒按，手不可近，反跳痛，寒熱如瘧，體溫39℃，經查血象白細胞18500／毫升，中性90%，初步診斷：急性膽道蛔蟲症合併急性胰腺炎。

已給予大劑量青黴素靜滴，亢熱不退，劇痛嘔吐不止。當時，本院未能作血清澱粉酶測定，但已見急性胰腺炎之三大主症，病勢險重，如果轉院，則勢必延誤病機，決定中西醫結合進行搶救。

詢知患者嗜食肥甘酒酪，內蘊濕熱，診脈沉弦數實，苔黃厚燥，口苦、口臭。近日食滯，7日不便，復加蛔蟲內擾，竄入膽道，胰腺發炎。邪熱壅阻脾胃肝膽，已成熱實結胸、陽明腑實重症，擬處方如下：

1.舌下金津、玉液穴刺瀉黑血，雙尺澤穴抽取黑血2毫升，左足三里，右陽陵泉透陰陵泉，提插捻轉瀉法，留針半小時。

以上法疏瀉膽胃瘀熱而止痛，針後嘔吐止，劇痛緩解。

2.擬攻毒承氣湯合大柴胡湯、大黃牡丹皮湯、烏梅丸化裁，清熱解毒，通腑瀉熱，掃蕩血毒：

柴胡125克，黃芩45克，生半夏60克，杭白芍45克，枳實、丹皮、大黃（酒浸後下）、生大白、甘草各30克，桃仁泥15克，冬瓜仁60克，烏梅30克，川椒、黃連各10克，細辛15克，二花90克，連翹45克，芙蓉葉30克，芒硝40克（分沖），鮮生薑75克（切），大棗12枚。

加水2000毫升，浸泡1小時，急火煮沸10分鐘，取汁

600毫升，化入芒硝，加入蜂蜜60克，薑汁10毫升，3次分服，3小時1次，日夜連服2劑，以阻斷病勢。

12月3日二診：昨從11時40分開始服藥，至12時半，腹中雷鳴，頻轉矢氣，嘔止，痛去十之七八，仍無便意。令所餘2次藥汁一併服下，至下午2時40分，暢瀉黑如污泥，極臭、極熱，夾有如羊糞球大便1大盆及蛔蟲3條，痛全止，熱退淨。囑其第2劑藥去芒硝，於夜12時前分3次服完。至夜10時又暢瀉2次，瀉下蛔蟲1團，安睡一夜。

今日化驗血象已無異常，熱退痛止，全腹柔軟，患者要求出院。脈仍滑數，予上方1/4量2劑，以清餘邪。

按：現代醫學所稱膽道系統疾病（膽蛔症、急性膽囊炎、膽石症）及胰腺急性炎變，所出現的症狀，如胸脇劇痛，手不可近，嘔吐不止，寒戰高熱等，與《金匱》蛔厥、《傷寒》「熱實結胸」、「結胸發黃」、大陷胸湯證、大柴胡湯證之論述基本合拍。故以大柴胡湯為核心組方，正是最佳方案。

經治急性胰腺炎6例，急性膽囊炎、膽石症、膽絞痛（加大葉金錢草120克，內金、鬱金各30克）70餘例均癒。本例合併膽道蛔蟲症，故加烏梅、川椒、黃連、細辛、蜂蜜為引，半小時後以芒硝20克瀉之，1劑即解。

針刺與放血，在止痛、止嘔、退高熱方面起到了頓殺病勢的效果，為辨證用藥掃清了障礙。

凡用經方治大症，一要辨證得當，見機即投，不可猶豫。二要掌握好經方的基礎有效劑量，一次用足，大劑頻投，日夜連服，方能阻斷病勢，解救危亡。

余意以原方折半計量為準，此點已為上世紀80年代後考古發現之漢代度量衡制所證實。即漢代一兩，合現代15.625克，上海柯雪帆教授已有專著，並經臨床驗證，真實可信。以此量治重危急症，可收到一劑知，二劑已，攻無不克之奇效。低於此量則無效，或緩不濟急，貽誤病機，誤人性命！

回顧中醫史上，自明代醫界流行「古之一兩，即今之一錢」之說，數百年來，已成定律。慣用輕劑，固然可以四平八穩，但卻閹割了仲景學術一大特色。沿襲至今，遂使中醫優勢變為劣勢，丟掉了急症陣地。只有革除這一陋習，走出誤區，急起直追，努力發掘經方的奧秘寶藏，立足實踐，培養造就一批有膽有識，能治大病，能獨當一面的青年中醫隊伍，才是當前復興中醫的當務之急。

十、胃結石症

靈石石膏礦工人孫寶祥，48歲。

1997年，中秋節前上山打獵，無所獲。又饑又渴，見黑棗成熟，遂飽食一頓，約1公斤多，又飲山泉冷水。歸家疲累已極，倒頭便睡。半夜被脘痛憋脹而醒，其痛如絞，從此日甚一日。漸漸食入即吐，脹痛難忍。病延兩月，由一彪形大漢，竟至兩頰凹陷，骨瘦如柴，體重銳減10公斤多，臥床不起半月。

縣醫院X光透視，見胃內有多個大小不等之充盈缺損，邊沿清楚。結合臨床診為「胃黑棗結石」，擬手術摘出。家屬不同意，邀余診視。

11月20日，診脈沉滑有力，舌苔黃燥。按診胃部有小兒拳頭大、桃子大之圓形包塊滾動。患者素來壯健如牛，因病致虛，大實有羸狀。當消積攻堅，兼顧正虛。選保和丸消食化積，萊菔子一藥「有推牆倒壁之功」，雞內金善消食化石為主藥，二藥利氣止痛，消脹寬中而不傷正，萊菔子與紅參、靈脂同用，相制相畏，扶正攻積，相得益彰，遂擬一方：

萊菔子60克（生炒各半），雞內金30克，連翹30克，枳實、大黃（酒浸後下）、焦三仙各15克，生半夏、雲苓各30克，紅參（另燉）、五靈脂、陳皮、木香（後下）、炙甘草各10克，鮮生薑10片。

上藥連服3劑，每日瀉下1～3次成團、成塊、粘涎包裹之大便，3日後痊癒。

危重痢疾六則

一、「辟穢解毒湯」治疫毒痢

縣藥材公司田汝增之長孫，3歲。1975年8月8日16時突然昏厥，高熱達40℃，腹痛哭鬧，瀉下穢臭膿血，手足抽搐，已昏迷2小時。先以三棱針重刺十宣、十二井出血，患兒全身透汗，隨即蘇醒。驗舌黃膩，紫紋直透命關，口中臭氣薰人。當時正值中毒性痢疾流行，即疏拙擬「辟穢解毒湯」：

二花60克，白頭翁30克，香薷、藿香、佩蘭、川黃連、肉桂、牛子（炒搗）、甘草各10克，白芍30克，炒扁豆12克，菖蒲12克，酒大黃15克，1劑。

加冷水750毫升，浸泡1小時，急火煮沸10分鐘，濾汁，多次小量頻服，中病則止，不必盡劑。晚20時服藥1次，約10分鐘，汗出，熱退，神清，隨瀉下穢臭便2次。於當晚零時許約服1劑的2/3，痢止病癒，餘藥棄去不用。

縣鞋帽廠女工趙瑞華，同年9月20日16時發病入城關醫院，邀余會診。患者高熱41℃昏迷，嘔吐腹痛。白血球19500中性90克，面赤如醉，譫語躁動，口氣穢臭，脈滑實，舌苔黃燥起芒刺。診為中毒性痢疾。

經三棱針點刺十宣出血，毫針重刺鼻尖素髎穴，患者大汗蘇醒，詢之，腹痛後重，欲便不能。再以消毒針管從雙尺澤穴抽取黑血4毫升，腹痛、嘔吐亦止。乃疏大劑「辟穢解毒湯」2劑，二花加至90克，酒大黃重用30克。囑其家屬連夜煎服2劑，2小時1次。至21時半，服約1劑半，得暢瀉，病癒出院。

拙按：疫毒痢為痢疾重症，多由濕熱穢濁之氣所致。1975年秋，靈石城關地區曾有暴發流引，偏僻山村有不及救治而死亡者。余當年自創「辟穢解毒湯」，經城關公社推廣運用，經治皆癒，無一例死亡。

本方重用大隊芳香化濕辟穢之品，透邪於外；重用二花、大黃、白頭翁、黃連掃蕩於內。且運用一鼓作氣，大劑頻投，日夜連服之法，使盤踞三焦之病毒，蕩滌盡淨，多可救人於頃刻。

此後多年，凡遇此症，即投此方，療效可靠。輕症1劑可癒，重症2劑必癒，極少有用3劑者。且費用低廉，患者均可承受，似較現代醫學方法為優。其中，針刺放血療法，其解毒退熱醒神之效，不可輕視。

二、補法治痢疾脫症

靈石糧站退休女工溫志堅，50歲。1975年8月7日發病，起病即噤口，饑不能食，渴不能飲，水米不入，頻頻嘔逆。痢下赤白相雜，腹痛後重，日夜不休，約10分鐘1次，喘汗如油，脫肛不收，面赤如妝，心悸躁擾不寧，熱勢方張（39.5℃），聲低神萎，舌胖齒痕，中有黃膩苔，

脈大如波濤洶湧，重按則似有似無。

詢知患者已病休10年，素有晨瀉之疾，時時昏眩傾倒，稍觸風寒即感冒纏綿病榻，顯係脾腎元氣大虧，暴感時邪作痢，起病正氣先潰，已見脫象。

古人謂「痢疾脈大身熱者死」，蓋即邪毒盤踞，精血下奪，正氣不能內守而外越，油盡焰高，倏忽將滅，確是危候。亟亟固脫為要：

生山藥120克，當歸、白芍各30克，山萸肉90克，生山楂30克，紅參（另燉）、石蓮子、黃連、肉桂、炙甘草各10克，生龍牡粉30克，三七粉6克（沖），紅糖、白糖各30克（沖入），薑汁1小盅（對入），2劑。

服法：第1劑二煎混勻，濃縮至300毫升，小量多次頻服，至嘔止時，1小時50毫升，連續服用。

第2劑二煎混勻，分3次服，2小時1次。未服藥前先點刺舌下金津、玉液，雙尺澤放血，以泄其毒，嘔勢已平，服藥安然入胃，至夜半子時，脈斂，痢止，安然入睡，次晨全好。

拙按：此病例發生於當年靈石疫痢流行高峰期，凡病皆然，殊少不同，「辟穢解毒湯」投治輒效。但本例病情蹊蹺，從體質秉賦，察知同中有異。氣化之理，總是以人為本，以病為標。正勝則邪從熱化、實化，即為疫痢，但攻其邪，正氣自復。正虛則邪從寒化、虛化，正氣無力與外邪抗爭，初病即正氣先潰，生命垂危。乃斷然打破古人「痢無補法」之禁律，破格用補且用大補。

不僅用山藥、紅參（與石蓮子為「開噤散」）之甘平益氣滋液，且用山萸肉、龍牡之酸澀固脫。去邪僅黃連、

三七、山楂（加紅、白糖為民間治痢效方），猶恐黃連苦寒傷胃，更輔以肉桂。

余守護病榻，觀察機變，幸得投劑無誤，得挽危亡。所擬方即張錫純氏「來復湯」（山萸肉60克，生龍牡粉各30克，白芍18克，黨參12克，炙草6克）加味，並以紅參易黨參，山萸肉加至90克。此方扶危救脫之功甚著，原方論云：「寒溫外感，虛汗淋漓，勢危欲脫，或喘逆……諸證若見一端，即宜急服。」張氏盛讚「萸肉救脫之功，較參、朮、耆更勝。凡人身之陰陽氣血將散者，皆能斂之。故救脫之藥當推萸肉為第一」。暴痢致脫危證，臨床並不少見，余以此法治癒者不可勝記。

三、血痢重症

靈石煤礦牛岐山之侄，17歲，1983年7月患血痢，日夜達百餘次，幾乎不能離廁所。因來不及換洗，即墊數層衛生紙於褲內，一日夜用至四五包。病經3日，聲低息短，自汗而喘。時在盛夏，身披夾衣仍時時冷戰；體溫不高卻面赤如醉；神情萎頓，脈反浮洪。

追詢病史，知患者自15歲熱病後，常有遺精之患，顯係下元久虧，暴感時邪，正氣內潰不支，精血下奪，陰損及陽，有厥脫之險。所幸胃氣不敗，食納如常。乃以來復湯合參附龍牡救逆湯合方化裁回陽救陰並重：

山萸肉120克，附子15克，生山藥120克，生龍牡各30克（搗），紅參（另燉）、炙甘草各15克，當歸、白芍各30克，生山楂、白糖各30克（對入），三七粉10克，

鴉膽子仁60粒（元肉包吞），囑其一日夜連進2大劑。

次日其母來告，痢不減，汗稍斂，氣喘稍好。再予原方2劑，仍日夜不分次數頻進。

第3日其母又來門診，痢減為2小時許1次，血大減，已能起床，已不甚畏寒，陽氣來復佳兆。守方再給3劑，日服1劑，1週後病癒復學。

拙按：「痢無補法」之說，縛人手腳，貽害非淺。清代醫學家喻嘉言獨斥其非，強調「凡治痢不審病情虛實，徒執常法，醫之罪也」！「七實三虛，攻邪為先；七虛三實，扶正為本；十分實邪，即為壯火食氣，無正可扶，急去其邪，以留其正；十分虛邪，即為奄奄一息，無實可攻，急補其正，聽邪自去。故醫而不知變通，最為誤事」！喻氏精闢的論述，示人以法度，堪為後學準繩。

四、休息痢

例一：

水利局幹部師能輝，男，33歲，患休息痢16年。每年夏秋必發，服中藥百劑不效，1977年6月26日病發3日來診。見患者寒熱如瘧，叩齒有聲，頭痛如破，目赤眵多，大渴引飲，膿血相雜，裏急後重，日30餘次。脈緊舌黃，口氣穢臭，雖久病無虛象。

考休息痢必有伏邪作祟，查其歷年用方，多係以「久病必虛」的先入之見立法遣方，以致關門留寇，遏邪外透之機，致成痼疾。乃當機立斷，投以大劑辟穢解毒湯加生石膏30克，因勢利導，引邪外透，一日夜連進2劑。

次日來診，藥後得潤汗，伏邪透達於外，寒熱頭痛已罷，全身舒適，痢減強半，血止。

後借重蒲輔周老休息痢驗方（生山藥，當歸，白芍，薤白頭，六一散，大白，炒萊菔子，枳殼，廣木香磨汁對入），加木賊10克（為靈石名醫鄭叔康先生經驗，云：木賊可深入腸皺折中，搜剔病毒，治痢血、便血、痔漏下血均有確效）增損調理20日痊癒，至今22年未發。

例二：

李葆庭，男，51歲，石膏礦醫生，1978年7月23日來診。訴患休息痢10年，每年夏秋必發。面色萎黃，神態疲憊，動則喘汗，日進食不足300克，大便日3～5次，膿多血少，後重脫肛，腰膝冷痛，腹脹心悸，氣喘浮腫（省二院確診為肺心病），陽痿，瑟縮畏寒。

追詢病史，知其今年初病時，曾服白頭翁湯加大黃、黃連，恨病服藥，一方到底連進10劑。後即出現正虛不支，邪戀不退，胃氣大傷，延久損及下焦元陽，生命根基動搖，致危象畢露，固本為要：

生黃耆、當歸、附子各30克，生山藥120克，三畏湯（紅參、五靈脂、油桂、赤石脂、公丁香、玉金）、腎四味各15克，黃連、肉桂、廣木香各10克（磨汁對入），三七粉、內金粉各6克（沖），炙甘草15克，葛根30克。

上方加冷水1500毫升，文火煮取500毫升，2次分服。

至8月10日，上方守服7劑，諸症均癒。擬培補脾腎善後：

黃毛茸50克，全胎盤120克，冬蟲草30克，高麗參、

三七、琥珀各50克，炒穀芽、炒麥芽、黃色雞內金各30克，蛤蚧尾5對，共研細粉，日服2次，每次3克，熱黃酒送下。

自服上方，其病得以根除，追訪10年未發。且食納大增，日可進食750克，體重增加，神采煥發，其多年之陽痿亦癒。病前雖年僅五旬，而滿頭白髮，毛悴色焦，滿臉皺紋，腰彎如蝦，儼然一老人矣。病癒之後，白髮漸黑，皺紋消失，健步如飛，前後判若兩人。

按：善後方為筆者自創「培元固本散」，有補腎健脾，強腦，益智，活血化瘀，推陳致新，改善體質，延緩衰老，卻病延年之效。用治百餘例冠心病、肺心病、哮喘皆治癒。（三畏湯與腎四味見產後陰黃重症按）。

五、重症痢疾疑癌變

1978年冬治平遙縣王金海，男，23歲，患痢經年不癒。其病始於平遙洪水成災之際，時患者參與救災搶險警戒，在水中浸泡26晝夜。洪水退後，勞倦內傷，復加寒濕鬱久化熱成痢。住院3月，日見加重。

後轉至270醫院查出直腸息肉，手術切除堅硬、灰黑色之贅生物4枚，活檢不能排除癌變。接受化療2個療程，服抗癌中藥百餘劑，病情迅速惡化，嘔逆不能進食，痢下日夜無度，體重銳減10公斤，形容枯瘦，眼眶塌陷。

旋又赴省一、二、三院及西安陸軍醫院再查，發現直腸部又有多個大小不等之贅生物長出，因重度貧血（血色素6克）無法再行手術，囑其返家調養。

刻診患者臥床不起，兩目無神，時時思睡，喘汗不止，躁擾不寧，心動震衣，宗氣外泄，人極瘦弱而雙顴豔若桃花，膝冷如冰，口舌糜爛。脈見浮洪，重按則如遊絲。病情危重，奄奄一息，又見真陽浮越，恐有陰陽離決之變，亟亟回陽救脫為要：

紅參（另燉）、附子、生龍牡粉、炙甘草各30克，山萸肉120克，赤石脂30克，真油桂1.5克（沖）。

因有假熱在上，恐格拒不受。仿古人熱藥冷服，偷渡上焦之法，囑家屬文火煎取濃汁600毫升，冷透，分3次服，2小時1次。服1劑，險象盡退，安然入睡。

次日診之，汗斂喘定。唯痢下無度，所下多膿血及腐臭黑水、脂膜之類，因10多分鐘即痢下1次，乃墊多層衛生紙於身下，日用紙6包許。且因化療損傷過甚，胃氣逆亂，升降乖常，頻頻嘔逆。以三棱針刺舌下金津、玉液，擠出黑血後嘔減。以擬一方，師法張錫純氏燮理湯意變通：

1.生山藥120克，紅參、赤石脂、生山楂肉、三七各30克，共研細粉，開水沖，入紅、白糖1匙，每次10克，緩緩服下，日進藥5～6次。

2.山萸肉100克，西洋參10克，煎湯代茶飲之。

3.鴉膽子仁60粒，每日以白糖水分3次送服。

12月12日三診：4日內服盡散劑1料，下痢減為每日10次左右，腹痛後重大減，知饑索食。至此，脈大之象始斂，變為微細，尚屬有神。胃氣漸復，向癒佳兆。乃再疏原方1料與服。

12月16日四診：已能起床，1日夜痢下2～3次，不再

腹痛後重。食納如常，令其停藥將養。每日蒸食鮮山藥250克，與30克山楂粉和勻加紅、白糖適量佐餐，半月後痢止，體重恢復到病前水準，氣血漸旺，面色紅潤，基本康復。

不料又生突變，自1979年2月起，每隔月餘即暴痢1次，稍加調治即癒，但其週期性發作不能根治，用蒲老休息痢驗方亦無效。苦苦思索，不得其要。燈下夜讀，於《醫門法律·痢疾門》見喻氏對外感夾濕型痢疾，用「逆流挽舟法」屢起大症，大受啟迪。

因思寒濕外襲，乃此症之來路，患者屢屢訴說肩背沉困，便是太陽表氣閉阻之明證。初治失表，過用攻下，致邪深陷入裏，遂成痼疾。

喻氏云：「邪從裏陷，仍當使邪由裏而出表。」「以故，下痢必從汗解，先解其外，後安其內。」「外邪但從裏去，不死不休！故雖百日之遠，仍用逆挽之法，引邪出之於外，死證可活，危證可安。經治千人，成效歷歷可記。」患者證情與喻氏所論相合。其週期性發病，便是新感引動伏邪，正虛無力鼓邪外達。若再攻下，便是「外邪但從裏去，不死不休」！

病機既明，自當因勢利導，用逆挽之法，引深陷入裏之邪從表透出。唯其久痢陰分已傷，加生山藥100克，煎湯代水煮藥，熱服取微汗：

紅參（另燉）、羌活、獨活、前胡、柴胡、川芎、枳殼、桔梗、炙甘草各10克，雲苓15克（此即逆挽主方活人敗毒散），薄荷5克後下，鮮生薑3片，2劑。

上方服後，周身得微汗，其多年之偏頭不汗亦癒，每

飯時頭、面、肩、背亦得微汗，伏邪盡透，痢止。其肩背如壓一石磨之沉困感從此消失，經年久痢竟獲治癒。赴山醫二院復查，全消化道造影，直腸鏡檢，息肉亦已消失。追訪10年未發。

拙按：敗毒散又名人參敗毒散，原出宋代《和劑局方》，當代傷寒家朱肱收入《南陽活人書》內，成為一首著名的益氣解表方劑，至清代喻嘉言氏著《醫門法律》又轉引入暑、熱、濕三氣門，成為中國醫學史上第一首以解表法治痢之方。

在痢疾的治療上另出樞機，獨闢蹊徑，並創立「逆流挽舟法」，借重方中人參之大力，扶正益氣，治療外感夾濕型痢疾，以及過用苦寒攻下，致表邪內陷而成的誤治壞病，皆有卓效。茲舉2例：

其一，靈石武警中隊家屬趙霞，39歲，1983年5月2日經水適來，患外感，惡寒發熱無汗，頭重如裹如蒙，周身骨節酸痛，胸悶乾噦。本屬表寒夾濕，醫者不察，以為夏病多熱，又加省內正有出血熱流行，未予疏解，徑投清熱解毒套方（二花、連翹、板藍根、生地、元參……）2劑，致生變證：服頭煎後經斷，服二煎後腹痛如絞，次日變痢，白凍夾少許血液，日下4～5行，裏急後重，寒熱如瘧，脈沉緊而舌有白苔。

斷為風寒夾濕，經水適來，誤服寒涼陰柔之劑，致邪入血室，外感之邪由表深陷入裏變痢，法當引邪外透出表，予人參敗毒散加黑芥穗透發入血之邪。服藥1劑，得微汗，裏邪出表，經通，痢止。

其二，吳秀琴，女，41歲，政府幹部。患痢12日不

癒，曾輸液4日，服白頭翁湯3劑、潔古芍藥湯5劑不效。反增嘔逆噤口，脘痛嘔酸。脈沉緊，苔白厚膩。追詢病史，知患者半月前曾患重感冒，惡寒無汗，周身關節、肌肉酸疼，嘔逆頭眩，明是寒濕外襲，濕濁中阻，而醫者誤作伏暑，投銀翹湯大劑，俟後變痢，又迭進清熱解毒治痢套方，終致臥床不起。

此症標本俱寒，誤投寒涼，損傷正氣，致外邪深陷入裏，敗症已成。姑用逆挽法扶正托透，投人參敗毒散，更加附子、乾薑振衰頹之腎陽，日夜連服2劑，3小時1次。服第1次，頭部見微汗，服第2次遍身見潤汗。深陷入裏之邪得以外透，其症遂癒。次日到病家探訪，唯覺殆惰思睡而已，調理而安。

泌尿系統疾患七則

一、直腸癌術後尿閉

1982年3月17日，山醫二院外科病房。張坊林母，67歲。直腸癌術後尿閉15天，導尿失敗。面色泛白，氣怯神倦，少腹脹急，尿道如刀割樣痛，創口癒合遲緩，納呆食少。脈細弱，苔白滑。證屬高年重病耗傷，肺氣虛不能通調水道，當先扶正。

予補中益氣湯，用生耆60克，加白薇10克，益氣化腐生肌，加速創口癒合。

藥後神旺思食，有尿意，煩渴，多飲不解。水蓄下焦，膀胱氣化不行。

予五苓散合驗方新編通淋散，加交泰丸蒸動膀胱氣化，止痙散麝香通下竅：

桂枝、白朮各10克，茯苓30克，豬苓、澤瀉各15克，川牛膝30克，乳香3克（通淋散），川連、肉桂各10克（交泰丸），全蟲12隻，蜈蚣1條，麝香0.2克（研末，熱黃酒送下）。

進頭煎後以艾條溫灸氣海、關元半小時，已有尿意，續進二煎，又溫灸40分，4小時許尿通而癒。

二、老人癃閉重症

張耀忠，男，60歲，城關市民。1983年11月10日飲酒大醉，當晚尿急淋痛，莖中如刀割，次晨滴瀝不通，請商業醫院插導尿管1次。12日病重，用金屬導尿管失敗，無奈行膀胱造瘻術。診為老年肥大性前列腺炎急性感染，連續用抗菌藥治療9日不效，邀余診治。

診見患者年雖花甲，體健逾於常人。脈沉滑數，苔黃厚膩。上則口舌生瘡，嫩赤腫痛，嘔逆不能進食；下則前後不通，二便俱閉，邪熱充斥三焦。人實，脈實，症實，宜乎速戰速決，徑予通下。

1.萊菔子30克（生炒各半），梔子、芩、連、竹葉、肉桂、大黃、芒硝（沖）、甘草各10克，連翹、滑石、川牛膝各30克，乳香3克，薄荷5克，水煎服。

2.大黃15克，海金砂、琥珀、澤瀉各10克，大蜈蚣10條，共研細粉，分作3包，每包以蛋清2枚調糊，熱黃酒50克沖服，3小時1次，量病情斟酌進退。

11月23日二診：湯劑未配齊，於21日8時半服末藥1包，9時20分小便得通。家人慮大黃量重，當日僅服1次，不久又滴瀝不通。今晨8時，服藥末1包，9時15分尿下血條、肉屑狀尿300多毫升，患者喜不自勝，如死刑犯忽逢大赦。視其舌上黃膩苔未退，中焦濕熱仍重，囑將湯劑及藥末1包於6小時連續服完。

11月25日隨訪，通而不暢。此由猶豫掣肘貽誤病機。若能一鼓作氣，重劑頻投，直搗病巢，則疾已癒。可見危

急重症，不僅醫者要有膽有識，還需病家深信不疑，二者缺一不可。

時青年中醫秀山在側，詢及此例既斷為濕熱充斥，三焦閉塞，上下不通，何以湯劑要加肉桂，散要用黃酒？蟲類藥又起何作用？所問確已抓住要害。

蓋癃閉一證，病在三焦氣化。肺居上焦，為五臟之「蓋」，為水之上源。肺氣宣降，則水道通調，下輸膀胱而出。若因寒熱外邪犯此「嬌臟」，則肺氣失其宣降之常，水道不通，下竅膀胱即閉。此類證候，當以麻、杏、紫菀、桔梗輩開宣肺氣，得汗則上焦之閉開，肺氣下行，水道通調，下竅亦通而病癒。

試觀瓷茶壺蓋，旁皆有一小孔。若灌滿水而堵住此孔，則水不能倒出。開此孔，揭此蓋，則水流如注。此與中醫宣上竅以通下閉同理。古人以形象的比喻，名之曰「提壺揭蓋」。中醫醫理，多從事理、哲理中悟出。其中奧妙，絕非化驗、透視所能測知，此即上焦氣化之理。

脾胃居於中焦，為升降樞機。胃氣不降，諸經之氣皆不得降；脾氣不升，諸經之氣皆不得升。若因勞倦傷脾，寒涼敗胃，使中焦升降出入之機能乖亂，則清陽之氣不能敷布，後天之精微無所歸藏，飲食水穀精微不能攝入，廢濁之物不能排出，則諸證叢生，甚則大小便亦不能排出，正如《內經》所述：「中氣不足，溲便為之變。」此即中焦氣化之要。

腎居下焦，為先天之本，為氣化之根。內寄命門之火，主溫煦萬物，此火一衰，膀胱寒水便成冰結，欲出而不能矣。

　　故治三焦氣化乖常諸疾，必以肉桂辛熱善動之品，直入命門而補其火，火旺則陰凝解而氣化得以蒸騰。黃酒之意亦同。至於蟲類藥則入絡搜剔，善通諸竅。

　　12月13日，諸症均癒，恢復到病前飲多則尿多，一有尿意便要馬上上廁所，遲慢則尿褲。畏寒，食納不如病前。脈細弱，舌上膩苔仍未化淨。畢竟花甲老人，根本已虛。重病耗傷，復加苦寒傷陽，故有此變，吾之罪也。

　　脾胃氣虛，下焦陽虛。氣為水母，水之不蓄，乃因氣之不固；而升降之根本在腎，升少降多，責之無火，是宜兩補脾腎之陽：

　　生黃耆、山萸肉、生山藥、附子、腎四味、焦朮各30克，桑螵蛸、益智仁、油桂、炮薑、紅參（另燉）各10克，核桃肉30克。

　　5劑後，追訪7年無恙。

三、急性腎盂腎炎

　　耿寶愛，女，29歲，南王中村農婦。1983年9月2日，內科診為急性腎盂腎炎。當日化驗：血：白細胞14450，中性80。尿：蛋白++++，白血球++++，紅細胞2～3。已定收入住院部治療，因無人陪侍，要求服中藥。

　　詢知病經3日，初起惡寒發熱，今惡寒已罷，高熱39.5℃。有汗，乾嘔。3～5分鐘即小便1次，尿道灼痛如刀割。氣怯神疲，腰部雙腎俞穴處困痛如折。面色蒼黃不澤，脈沉細數，舌胖少苔。證由素體陰虛，外感寒邪失表，入裏化熱，三焦氣化不行，濕熱蘊蓄下焦：

酒生地、山藥、雲苓、山萸肉各30克，丹皮、澤瀉、豬苓各15克，滑石30克，阿膠（化）20克，桔梗、杏仁、知母、黃柏（薑汁炒）各10克，川牛膝30克，乳香3克，甘草梢5克，琥珀5克，三七3克（研沖），2劑。

2小時半服1次，晝夜連服2劑，方以知柏地黃湯合豬苓湯滋陰清利濕熱，桔梗、杏仁宣肺開提上焦，川牛膝、乳香直通膀胱竅道，三七、琥珀化瘀通淋。其發熱為陰不勝陽，雖見白細胞偏高，亦不予清熱解毒，且重用萸肉、山藥固護元氣。因見舌胖，生地用酒浸，黃柏薑汁炒，以護胃氣。

9月3日二診：昨夜20時服完2劑，至零時熱退，小便通利，安睡一夜。今晨嘔止，進食如常。脈細數，舌淡紅有薄白苔，當日化驗：血：白細胞9000，中性70。尿：蛋白（－），白血球＋＋＋＋，原方去杏仁、桔梗，2劑。

9月5日三診：當日化驗：血：白細胞7300，中性80。尿：蛋白（－），白細胞＋。已無自覺不適，食納增，精神健旺，尿清長。原方去通淋散、知柏，續服2劑。

9月9日四診：當日化驗，血、尿均轉陰，脈細數，陰虛未復，原方3劑善後。

四、慢性腎盂腎炎急性感染

亞琴，女，40歲，縣劇團演員。1981年6月7日，因連續熬夜排練、演出，於黎明時突然少腹絞痛，小便滴瀝難通，每隔1～2分鐘，即要小便1次，灼痛如刀割。發熱煩渴，肉眼血尿，大便3日未行，臍腹疼痛拒按，裏急欲

便不能，輾轉顛倒，痛苦莫可名狀。脈沉數實，舌紅苔黃而乾。訴三四年來，每逢過勞即發，一發則十天半月不癒。當日化驗：白細胞19500，蛋白＋＋＋。內科診為「慢性腎盂腎炎合併泌尿系急性感染」，已服呋喃但丁、注射青黴素無效。證雖久延，但見前後不通，仍屬濕熱蘊蓄下焦之實證。而勞傷之體，例同無糧之師，利在速戰，邪去則正安，姑息適足以養奸：

大黃15克，海金砂、澤瀉、血琥珀各9克，大蜈蚣6條，全蟲12隻，共為細粉，蛋清6枚調糊，分3次熱黃酒沖服，3小時1次。

上藥於下午1時備妥，服1／3，1刻鐘後尿出帶有血條之小便約200毫升，至4時服藥2次，瀉下惡臭便半痰盂，熱退痛止。時患者已疲憊不堪，呼呼入睡，囑剩藥棄去不用。

次日診之，覺尿道仍感灼熱，氣短不思飲食，四肢乏力，煩渴喜飲，脈沉數，舌紅少苔。氣陰已傷，擬豬苓湯滋陰通淋，加白參益氣，沙參、烏梅酸甘化陰：

阿膠20克（化入），茯苓30克，豬苓、澤瀉各12克，滑石30克，白人參20克（另燉），沙參、烏梅各30克，甘草梢6克。

3劑後其病遂癒，追訪7年未發。

五、勞　淋

喬香梅，26歲，南關礦家屬。1977年8月5日初診：3年前患急性尿路感染，初病服呋喃但丁、輸紅黴素可解，

復發再用則無效。曾去西安、太原求治於中醫，服藥200劑以上，皆初服見效，繼服則反增重。患者存方厚厚一疊。檢視，以八正、導赤居多，甚則連翹敗毒、涼膈增液複方。愈服，症愈纏綿，正氣日見疲憊。近半年來，月事衍期，食少化艱，腹脹泛酸，面色萎黃欠華，身瘦寒熱交作，脈反浮細無力。

縱觀見證，已屬久損不復之勞淋。苦寒攻下過劑，大損中陽。脾胃乃後天之本，為人身氣化升降之中樞。胃陽一傷，三焦氣化便爾乖亂。致濕熱蘊聚下焦，無由化解。近日復感風寒，全身起雞皮疙瘩，畏寒，尿道灼痛，而胃中酸腐，自當宣肺散寒以行上焦氣化，加肉桂溫化中下以救誤，以豬苓湯養陰利尿，通淋散引諸藥直達膀胱竅道：

麻黃10克，杏仁12克，桔梗10克，阿膠20克（化入）滑石18克，茯苓30克，豬苓、澤瀉各10克，肉桂10克，川牛膝30克，乳香3克，甘草梢3克，3劑。

8月8日二診：上藥服2劑，痛減，仍感灼熱，3劑後諸症均退。因過服苦寒致傷中下之陽，為擬濟生腎氣丸1料，囑禁絕房事3個月，慎飲食，勿過勞。若因感冒引發，則服上方，若因虛火引動則服豬苓湯，畢竟青年，內傷漸復而癒，隔年生一子。

六、麻黃湯類方治急性腎炎

1982年11月14日，治甘肅合水縣農行王××，女，34歲。患急性腎小球性腎炎，住石油醫院3個月，服中藥70餘劑，前後經治7個月，中西藥物罔效。腦血流圖示初

期腦動脈硬化。其症面腫，如葫蘆狀，乃過用激素所致。

面頰著枕之一側，晨起腫甚，目不能睜，按之成一凹坑。尿少，頭眩，面赤如醉，肢麻，似有抽搐感。腳膝無力，不腫。畏惡風寒，口苦煩渴。舌紅苔黃，血壓正常，脈浮滑而數。病雖纏綿7個月之久，風水錶症仍在，鬱久化熱，肝陽化風上擾。擬麻黃連翹小紅豆湯合鎮肝熄風湯加止痙散：

麻黃、杏仁各10克，連翹、小紅豆各30克，甘草10克，赭石末、懷牛膝各30克，白芍、生龍牡、龜板、元參、天冬各15克，嫩青蒿10克，全蟲3克，蜈蚣2條（研末沖服）。

上藥服3劑，得汗，面腫消去七八，面赤退，肢麻亦減。唯覺服後有幾分鐘之心悸煩躁感，且連續三晚失眠。仍予原方加蟬衣15克，2劑。

服後腫退淨，心悸煩躁未出現。表症既解，側重養陰平肝，疏鎮肝熄風湯止痙散加桃仁、紅花各10克，又服6劑，蛋白尿消失而癒。

按：急性腎炎頭面腫者當發汗，頭面不腫，初治失表者，麻黃為必用藥。水腫治在三焦，麻黃辛溫發汗，開宣肺衛，得汗則風寒去，水道通，小便利，浮腫退。

余經治急性腎炎數百例，風寒表實者，逕投麻黃湯；體虛者用麻桂各半湯小發其汗，兼見裏熱者用麻黃連翹小紅豆湯加生石膏，三五日即癒，很少有超過1週者，費用在三五元之間。唯麻黃一物需先煎去沫，否則令人煩躁片刻。

據現代藥理研究，所含麻黃鹼有升高血壓及引起心動

過速之弊。余曾治一肺實瘖啞患者，於麻杏石甘湯內加入輕靈透竅之蟬衣15克，汗出聲亦出，未見煩躁、心悸等副作用。因此，每用麻黃劑，兼見面腫或脈弦滑大之患者，必加蟬衣，均無此弊。機理何在，不得而知。

七、尿毒症初探

（一）慢性腎炎尿毒症

楊長庚，61歲，1995年去大同看望兒子，旅途感寒。到大同後次晨，突然浮腫尿少，寒熱如瘧而入××醫院，診為慢性腎炎急性感染，住院50日，病情惡化，由兒子送回家鄉，準備後事，其女邀余診視。

9月17日初診：××醫院出院診斷：慢性腎炎尿毒症。尿蛋白++，二氧化氮結合力35容積%，尿素氮50毫克%。建議去省作透析療法。

診見患者葫蘆臉型，頭痛嘔吐厭食，大便色黑，小便如濃茶，量少。全身腫脹，腰痛如折，口臭，有爛蘋果味。舌苔黑膩，脈沉細澀。證屬腎炎久延，邪實正虛。水濕濁穢入血化毒，三焦逆亂，胃氣敗壞，腎陽衰微。擬溫陽益腎，蕩滌濕濁為治：

附子30克，大黃15克，細辛10克，紅參（另燉）、五靈脂各15克，生半夏、茯苓各30克，豬苓、澤瀉、焦三仙各15克，炙甘草10克，腎四味60克，芒硝15克（分沖），鮮生薑30克，薑汁10毫升（對入），大棗10枚，3劑。

9月21日二診：上方服後嘔止，食納增，小便漸多，

色轉淡。原方去生半夏，鮮生薑減為10片，加生耆45克，續服3劑。

9月25日三診：其女來告，黑便變為黃軟便，尿多色清，下肢腫脹已退其半，食納大增。農村條件無法化驗，藥既中病，邪去正安有望。原方大黃、芒硝減為10克，生耆加至60克，10劑。

10月7日四診：患者坐車進城，腫全消，食納逾常。到城關院化驗血、尿均無異常發現。邪退正虛，氣短懶言，腰仍微困。予培元固本散一料善後（全河車1具，黃毛茸50克，三七100克，高麗參、琥珀各50克，製粉，每次3克，2次／日，熱黃酒送下），追訪5年一切如常。

（二）尿毒症頻危

×縣縣委書記之子，29歲。1987年秋患尿毒症，住市中心醫院接受透析療法已2個月，病情惡化，專程來靈石邀余診視。見患者面色灰暗，嘔吐涎沫不止，口臭，有爛蘋果味，牙齦出血，大便黑糊狀，小便如濃茶，腹脹，四肢厥冷，神迷嗜睡。脈弦細而勁，苔黑潤。

昨日化驗，尿：蛋白＋＋＋，白血球5～10，紅血球滿視野。血：尿素氮60毫克％，二氧化氮結合力40容積％。此屬腎炎久延，聚水成毒，深入血分，濁邪彌漫三焦，胃氣敗壞，腎陽垂絕之關格大症。勉擬溫陽益腎，蕩滌濕濁，醒脾救腎：

附子100克，腎四味80克，紅參20克（另燉），五靈脂10克，酒大黃30，細辛15克，芒硝20克（沖），油桂10克，焦三仙各15克，雲苓30克，生半夏30克，豬苓、澤瀉、吳茱萸各15克，炙甘草10克，麝香1克（沖），鮮

生薑30克，薑汁10毫升（對入），大棗12枚。加冷水1500毫升，文火煮取400毫升，對入參汁、薑汁，沖化芒硝，3次分服，3小時1次，每次另服麝香1／3克，1劑。

當晚余留住辦事處，以觀機變。次晨，其弟面有喜色，同赴醫院。見患者已坐於床上，語聲清朗，告知昨日服藥後，共瀉下穢臭便3次，頓覺頭腦清醒，全身舒適，嘔吐已止。半夜覺餓，喝牛奶1杯，食蛋糕1塊、掛麵湯1碗。藥既中病，囑其再服3劑，余遂返縣。

事隔半月，患者之弟再次邀診，說病人已陷入昏睡狀態，不知還有救否？詢其致變之由，其弟云：藥房拒絕配藥，找一位老大夫抄處方，大吃一驚，說如此重病，豈敢再瀉。另擬一方，3日後病情急轉直下，已發病危通知。余遂婉辭。

尿毒症之癥結在毒入血分，邪實正虛。以加味大黃附子湯溫陽瀉濁，邪去則正安，乃唯一救治良法。瀉法既已得效，何以不問青紅皂白改投補法？藥貴對症，邪毒囂張，大黃即是仙丹，人參反為鴆毒。可歎！上法救治尿毒症，僅此2例，一成一敗，不過是一個思路，一種苗頭，不足為法，尚望廣大青年中醫再實踐。

肝病五則

一、急性黃疸型肝炎

1.吳瑞宏,男,76歲,退休煤礦工人,水頭北街人。1984年4月24日初診:

內科診為急性黃疸型肝炎,肝功:黃疸指數15,射濁5,射絮+,G. P. T. 112(門診號014779)。全身突然發黃3日,黃色鮮明如橘子色,右肋下刺痛,肝在肋下2橫指,質軟,壓痛,腹脹,吐瀉交作,溲若濃茶,瀉下物穢臭,舌紅苔黃厚膩,脈浮滑。證屬高年嗜酒,膽胃濕濁內壅,氣機逆亂,發為黃疸,側重芳化:

茵陳45克,梔子、柴胡、枳殼、桔梗、藿香、佩蘭、厚朴各10克,生半夏、雲苓各15克,六一散21克(包煎),蒼朮12克,白蔻仁6克(搗後),鮮生薑10片,薑汁1盅,對入3劑。

4月27日二診:首方服1劑後吐瀉即止,納食如常,小便轉為淡黃,高年行動不便,帶藥5劑。

茵陳45克,梔子、柴胡、桃仁、紅花各10克,藿香、佩蘭各10克,赤芍15克,茯苓30克,六一散21克(包煎),炒麥芽60克,豬苓、澤瀉各15克,生薑7片。

5月5日來門診復查,黃疸退淨,症狀消失,肝功陰

轉而癒。1987年10月追訪，已79歲，紅光滿面，耳不聾，眼不花，食納較病前尤好。

按：中醫學無「肝炎」病名。中醫之「肝病」與「肝炎」亦風馬牛不相及。黃疸多因中焦失運，濕熱或寒濕停聚，脾主「濕」，故治在脾胃。脾宜升則健，胃宜降則和。故余治黃疸型肝炎，茵陳蒿湯除人實、證實、脈實外，不用梔子大黃，常用茵陳五苓合藿朴夏苓合方化裁。從芳香化濕醒脾、健脾利濕、活血化瘀利水、降逆和胃、調燮三焦氣化入手。保護脾胃元氣為先，不使苦寒敗壞中焦氣化。

40餘年經治此類疾患（包括無黃疸型、甲乙混合型）數千例，少則10天，多則半月必癒，無一例轉為慢性。中醫懂一點西醫知識，西醫懂一點中醫方藥，兩者各以自己的一知半解套用中藥，於是見「炎」消炎，治黃疸而加二花、連翹、板藍根，甚至蒿陳蒿湯一方用到百餘劑。結果導致苦寒敗壞中焦氣化，升降乖亂，濕濁不化，陽證轉陰，漸漸毒入血分而轉為肝硬化。

中西醫結合是一個複雜的課題，當局者迷，有一生悟不透此理者，特為點出，願與青年同道共勉。

2.1983年6月7日，本院傳染科病房住院病人李樹龍，23歲。

入院診斷：急性傳染性肝炎，當日化驗：黃疸指數16，射濁13，射絮＋＋，G. P. T. 125，患者自幼怕打針輸液，要求服中藥。詢知類似感冒3日，無熱惡寒無汗。從第2日起，一晝夜間全身皆黃，苔黃厚膩，口苦、噁心，

身痛脈緊。此屬寒邪鬱閉表氣，濕濁薰蒸，發為黃疸。予荊防敗毒散加茵陳梔子：

荊芥、防風、羌活、獨活、前胡、柴胡、枳殼、桔梗、薄荷、梔子各10克，茵陳45克，川芎10克，茯苓30克，鮮生薑3片。

冷水泡1小時，急火煮沸7分鐘，2次分服，2劑。

2月9日二診：

藥後得汗，惡寒已罷，小便特多。面目舌下、胸部之黃已退八九，嘔止，食納好，舌上黃厚膩苔化去大半，小便清長。

當日化驗：黃疸指數8，射濁10，射絮+，G. P. T. 110，自汗不渴。予和營衛，化濕退黃：

茵陳45克，桂枝、赤芍、炙甘草各10克，白朮、茯苓各24克，豬苓、澤瀉、桃仁各12克，鮮生薑5片，棗6枚，2劑。

6月11日三診：

全身黃已退淨，氣短口渴，舌紅少苔，尿淡黃，脈虛而數。二診過用滲利，氣陰兩傷。口中覺膩，濕濁未化。予益氣養陰芳化：

生黃耆、茵陳各30克，生山藥、石斛各30克，知母18克，白參（另燉）10克，藿香、佩蘭各5克，3劑。

6月14日四診：

純中藥治療7日，肝功陰轉，諸症均退。唯舌紅，口渴，脈數，氣陰未復，原方去茵陳，加玉竹15克，帶藥3劑出院。

二、急性無黃疸型肝炎

七二五廠工人武文榮，33歲。1983年5月7日初診：病程75天，住院73天。

服茵陳蒿湯加板藍根、大腹皮30餘劑，板藍根注射液160支，計用茵陳、板藍根、大腹皮各1000克多，食納日見減少，體質日見瘦削，面色黧黑，泛酸作嘔，腹脹氣急，腰困如折，左肋下隱痛不休，整日怠惰思臥。舌胖淡有齒痕，苔白滑。脈滑細，尺部極弱。日僅進食不足250克，食入則脹急不堪，惡聞油肉味，吃水果則吐酸水，口中黏膩不爽。

追詢得病始末，始知患者素體陽虛，平日即覺胃寒膝冷，食少肢軟。病後倍感困乏無力，食入則吐，不以為意。後被車間同事看出臉色發青，敦促就醫，一查GPT已高達500單位，愈服藥愈覺不能支撐。

據上證情，屬勞倦內傷，寒濕濁邪阻塞中焦氣化所致。既無黃疸見症，何所據而用茵陳蒿湯？

以陽虛之體，寒濕之邪，復加寒涼攻瀉妄施，無怪中陽日困。且脾胃為後天之本，必賴先天腎陽之溫煦，始能蒸化水穀。今誤投苦寒，先傷脾陽，後及腎陽，陰寒肆虐，永無癒期矣！其面色黧黑，腰困如折，即是明證。當以溫藥治其本，芳化治其標：

黨參30克，五靈脂15克，公丁香、鬱金、吳茱萸、肉桂、藿香、佩蘭、炙甘草各10克，炒麥芽60克，生半夏20克，澤瀉18克，鮮生薑10片，棗10枚，薑汁10毫升

（對入），3劑。

5月11日二診：藥後嘔止，脹消，食納大增，日可進食500克多，開始想吃肉類。唯腰困仍著，予原方加腎四味120克，胡桃4枚，7劑。

11月16日，患者從孝義來信，知藥後肝功陰轉，體質較病前更好。並寄贈名家醫著3冊，以表寸心云。

三、急性肝炎誤治變症

高香香，女，30歲，靈石煤礦工人家屬。1983年6月27日初診：

1979年初患急黃肝炎，經治3個月，服茵陳蒿湯加味方70餘劑，計茵陳3000多克，板藍根2000多克，梔子、大黃250克。黃疸雖退，肝功持續不降，G. P. T120單位。日見食少神疲，畏寒脅痛。

又服柴胡疏肝散加味方20餘劑後，變生經閉、厭食、腹脹而嘔涎沫，亦已3個多月。面色萎黃無華，肋間刺痛不休。痛作時按腹彎腰，頭汗淋漓。近日更增腰困如折，足膝冰冷，小便不禁。脈細，左關特弱，舌淡，苔灰膩。已成遷延性肝炎，病程長達5年。

證由過用苦寒攻下，損傷肝、脾、腎三臟之陽。又過用辛散，致氣血耗傷。脾胃為後天之本，惡濕又主化濕，此經一傷，氣血生化無源，故面色萎黃，食少經閉。肝為人身元氣之萌芽，過用辛散攻伐、苦寒解毒等品，致傷肝氣。肝寒則絡脈滯，故脅痛不休。肝虛則自顧不暇，木不疏土，土氣更壅，故見厭食腹脹納呆。

腎為先天之本，人之有生全賴命火之溫煦，腎陰之濡養。今苦寒傷損腎陽，腎氣怯弱，故見腰困如折，雖在盛夏，瑟縮畏寒，小便失約。故治療此症之關鍵，要忘卻一切先入為主之偏見，置「肝炎」於腦外，但先溫養肝、脾、腎三臟之陽而救藥誤，治法便在其中矣：

生黃耆、當歸、腎四味各30克，紅參（另燉）、五靈脂、吳茱萸、桂枝尖、生麥芽、細辛、炙甘草各10克，赤芍15克，乾薑30克，油桂2克，鮮生薑10片，棗10枚。

上方守服27劑，計用乾薑、腎四味各810克，吳茱萸、細辛各270克，服至10劑時，嘔涎、肋痛得罷，食納大增，日可進食500克多。服至20劑時，面色已見紅潤，自感乳脹，又服7劑，月經來潮。8月初化驗，肝功陰轉，諸症均癒。

按：余治此敗症，受張錫鈍氏之啟迪頗深。張氏論治肝脾有獨特見解。張氏論曰：「俗謂肝虛無補法，以肝為剛臟，性喜條達，宜疏不宜補，補則滯塞不通。故理肝之法，動曰平肝，而遇肝鬱之證，恒用開破肝氣之藥。」

張氏提出：「……不知人之元氣，根基於腎，而萌芽於肝。凡物之萌芽，皆嫩脆易於損傷。肝既為元氣萌芽之臟，而開破之若是，獨不慮損傷元氣之萌芽乎？」此論確有見地。

五臟病理，有虛即有實，肝臟何獨不然？肝鬱，其氣固不能條達。肝虛，則其氣亦無力條達。凡遇此等證候（左關脈特弱）張氏重用生耆之性溫而升，以之補肝，有同氣相求之妙用。重用生耆，少佐理氣之品，覆杯即見效驗。張氏升散肝鬱，喜用生麥芽，而不用柴胡。

他說：「升肝之藥，柴胡最效。然治肝不升、胃不降之證，則不用柴胡而用麥芽。蓋因柴胡不但能升肝，且能提胃氣上逆。而生麥芽雖能升肝，實無妨礙胃氣之下降。蓋其萌芽生發之性，與肝木同氣相求，能宣通肝氣之鬱結，使之開解而自然上升……」

肝與脾，有微妙的關係。一人飲食不能消化，服健脾養胃藥百劑不效。脈見左關特弱，知是肝氣不振，張氏投以生耆30克、桂枝尖9克，數劑而癒。獨創「補肝氣以實脾胃」之論。因「五行之理，木能侮土，木亦能疏土也。」木氣鬱則過強而侮土，木氣虛則太弱而不能疏土。張氏的論述，對肝脾鬱證的治療，獨闢蹊徑，解破臨床一大難題。唯論中「柴胡提胃氣上逆」之說未當。

似觀《傷寒論·大、小柴胡湯證》以胃氣上逆、喜嘔、嘔不止為主證，兩方主藥柴胡均用至半斤——按古今折算率，合今之125克。如此大量，服1劑的1/3，即可止極重之嘔吐。余用兩方，治驗成千上萬。可證柴胡並無「提胃氣上逆」之弊。

蓋氣機升降之理，以脾胃為樞紐，如輪之軸，是為中氣。脾升胃降，則中氣左旋，肝從左升，肺從右降，當升者升，當降者降，是為無病。

況藥物歸經，各有妙用，藥物功能，不止一端，而傷寒用藥之靈妙，又不拘一法。升肝者，兼能降胃，木剋土之原始含義，即木氣升發、疏泄，以助脾胃中之濕土，不致壅塞。則柴胡升肝，不礙降胃。此為五行生剋制化之常。此理，清代黃元御論之最詳，民初彭承祖更有發揮，可參閱《中醫系統學》。

四、產後陰黃重症

王秋梅，女，23歲，靈石火車站家屬。1964年9月17日初診。

病人處於半昏睡狀態，其夫代訴病史：產後未滿3個月，患急性黃疸型肝炎61天。初病時發冷發熱，因產後體虛服補中益氣湯兩劑，7天後發現眼睛發黃，腹脹嘔吐，漸漸全身發黃，到32天，全身落黃末，衣被盡染。每日黎明必瀉，瀉後出汗、心悸，腿軟不能走路。畏寒，臍周冷痛，腰脊困痛難忍，整日彎腰如蝦。

近1週來，過午即神糊思睡，小便濃綠色，大便灰白不臭。請醫院內科診查，認為已進入肝昏迷狀態，建議去省搶救。因家貧，邀余診治。

見患者神糊耳聾，頭面四肢胸背皆黃，黃色灰暗如煙薰。四肢枯細，眼眶深陷，神色憔悴，臍中築築躍動。脈微細急，132次／分，舌胖淡潤，微喘。語聲低微，神識似清似蒙。脈證合參，由產後將養失宜，始病風寒外束，失於疏解，誤服補劑，致寒濕內鬱發黃，遷延失治，致正氣日衰，寒濕穢濁之邪，充斥三焦，蒙蔽神明，昏睡蜷臥，自利喘汗，脾腎將敗，肢厥脈微，脈至七急八敗，已是少陰亡陽內閉外脫危候，唯下三部之趺陽脈尚清晰可辨，胃氣尚存，正在青年，雖見肝昏迷之前兆，一線生機未絕。

擬回陽救脫，破濁醒神，以茵陳人參白通四逆湯、吳茱萸湯、三畏湯合方，加菖蒲、麝香之辟穢開閉為治：

1.茵陳、附子各30克，乾薑、吳茱萸、紅參（另燉）、五靈脂、油桂、赤石脂、公丁香、鬱金、菖蒲、炙甘草各10克、麝香0.3克（分沖），鮮生薑5片，棗10枚，蔥白3寸。煎濃汁，小量多次分服，先單服麝香0.3克。

2.外用蠟紙筒灸黃法，以加強溫腎回陽泄濁之力：以20公分見方麻紙數張，蜂蠟1塊，製錢1枚，濕麵團1塊。將蜂蠟置鐵鏊上加熱溶化，將麻紙浸潤均勻，捲成直徑與製錢相等之蠟紙筒，接頭處用蠟汁封固。

灸時，令病人仰臥，拭淨肚臍，將製錢置於臍上，錢孔對準臍心。再將蠟紙筒扣於製錢上，蠟紙筒下端與臍相接處，用濕面圍一圈，固定密封，勿令洩氣，臍周用毛巾圍好，保護皮膚。

然後將上端點燃，待捻至離臍半寸，迅速將火吹滅，以免灼傷皮膚。取下蠟紙殘端，另換1支，如法再灸。每灸畢1次，將臍中、製錢上、蠟紙殘端內之黃色粉末（黃疸毒素）投入灶內燒化，以免傳染。

於當日午時施灸6次，共拔出黃色粉末3小酒盅。施灸過程，患者覺臍中有熱流滾動，向四周放散。灸至第6支時，患者全身微微見汗，鬆快異常。約1小時許，施灸完畢，神識稍清。其纏綿數十日之繞臍絞痛，灸畢即癒。且腹中鳴響不停，矢氣頻轉，嘔逆大減，自患病以來第1次感到饑餓。全家歡喜雀躍，其母做細麵條1小碗（約75克）順利吃完。

9月18日二診：服藥1劑，今日嘔逆未作，四肢厥冷退至手足踝關節處，腹中時時鳴響，矢氣不斷。黎明瀉延

至8時後，瀉後稍有氣喘心悸。脈仍微細而急，較昨有力，120次／分。小便如前，不熱不渴。午前又施灸12支，拔出黃疸毒素4小酒盅。神識清朗，耳已不聾，可以準確回答詢問。每日過午即神迷昏睡之象未見，囑原方再服1劑。

9月19日三診：昨夜子時服完第2劑藥，尿量約1500毫升，便不成形，為白色團狀。小便較前清，深黃色。四肢厥冷退至指趾根部，怯寒之狀大減。腰仍困，已能起坐，時時覺餓，喘悸減而未已，脈細有力，120次／分。藥進2劑，施灸3日，基本脫險。

營衛漸通，三焦氣化漸復，體內瘀積之黃疸毒素得以外泄，已無內閉外脫之虞。羸弱如許，少有差忒便恐變生不測，仍需步步為營，處處小心。原方去二畏、麝香，加白朮、雲苓各10克，施灸如昨。

9月20日四診：藥進3劑，附子已用90克，肢厥仍未全退，可見陰寒之重。近2日尿量增多，色淡黃。喘止，心悸偶見。陰黃蓄毒繼續外透下泄，食納增至每日250克多。面部之灰暗漸退，已能和家人談笑。晨瀉癒，便不成形，黃白色。今日脈象中取有力，有神，90次／分，大是佳兆。唯尺部反見浮象，乃下焦元氣不固，五臟之傷，窮必及腎，萬病不治，求之於腎。改投茵陳五苓、人參四逆、腎四味、青蛾丸、山萸肉，繼續回陽破陰，溫腎固下，泄濁退黃：

茵陳、附子、山萸肉各30克，炮薑、紅參（另燉）、五靈脂、炙甘草、腎四味、白朮、茯苓、澤瀉、豬苓各10克，油桂3克，鮮生薑5片，棗6枚，核桃4枚。

煎取濃汁300毫升，日分3次服，3劑。

9月24日五診：經治以來，施灸7日，藥進7劑。白睛及舌下全身之黃退淨。全身瘙癢，層層脫屑，小便清長，大便黃軟，開始有臭味。正氣漸復，釜底火旺，脾胃自能熟腐水穀，佳兆。

日可進食500克許，面部灰暗退淨。六脈和緩從容，80次／分。自服腎四味、山萸肉、青蛾丸，頭已不暈，腰困大減，可在室內散步，唯指尖仍有涼意。命火漸旺，中運有權，膽汁已循常道，三焦氣化復常。如此棘手重證，短期得以解危，得力於灸黃法非淺。

中醫寶庫，蘊藏極富，勿以「民間小技」而輕忽。囑再灸3日，肝脾仍大如昔。原方加炮甲珠6克與紅參、靈脂共研末，沖服。三者對虛中夾瘀症有不可思議之奇效。囑服3劑，以觀機變。

10月7日六診：此期間余上山巡診未能返回。患者原方守服13劑，昨日午時突然口舌生瘡，灼痛非常，發熱微渴。陰寒重症，非正復陽回，難能見到上熱徵象，求之不得。不可見熱投涼，以免前功盡棄。停藥一二日，浮火自退。雖有口舌生瘡之苦，但精神大振，步履有力，身形漸見豐腴，體重增加5公斤。

自加紅參、五靈脂、炮甲珠散劑沖服13天，每服必有肋下走竄如蟲行，或咕咕作響，肝已回縮肋沿稍能觸及，脾大已消，面色紅潤。計20餘日已用附子1000多克，大毒治病，中病則止。擬六君加炮薑，運中宮，溉四旁，合腎四味溫養腎命，沖服河車粉3克。每旬服藥3劑，一月9劑，調理2月康復，次年生一女。

按：有幾點經驗教訓值得記取：

（1）凡病但有表證便當解表為先。

外邪侵人，先從皮毛肌表而入。此時，邪在輕淺表層，妥施汗法，開門逐盜，一服可解。果有正虛的據，則佐以益氣、養血、滋陰、助陽等法。

本例患者，產後寒熱如瘧，以人參敗毒散扶正托邪可癒。前醫拘於「產後百脈空虛，雖有他證，以末置之」的戒律，誤投補劑，閉門留寇，幾乎釀成大禍。

古人有「正旺邪自退」，「滿座皆君子，小人自無容身之地」等說，對正與邪、攻與補的關係，做了富有哲理的論述。比如對待一個氣息奄奄的痢疾病人，黃連、大黃，沾唇必死，是謂之「十分虛邪，無實可攻」。於是「但扶其正，聽邪自去」保住了病人的生命，調動人體的正氣（自然療能）去戰勝疾病，這就是中醫的整體論、人本論，是中醫學高層次辨證論治的經驗總結，「不治之治」是治法中的最高境界。

補法奧妙，無過於此。但補法又不可濫用，若一味蠻補，動輒參耆膠朮，必然滯塞氣機，閉門留寇，後患無窮。

余之二弟，少時體弱，患外感身痛，醫者但見面黃肌瘦，予補脾之劑三服，纏綿2個月不癒，致寒濕外邪深入五臟，演變為風心病。

余母產後脾濕生痰，泛嘔厭食神倦，某醫從「產後百脈空虛」論治，令服參茸粉，未及1個月，痰血鼻衄，後變消渴，津損液枯，60歲變生噎膈。

古代學派，各有所長，其所長，即其所偏，學習古

人，當揚長避短，不可形成門戶偏見。任何正確的東西若強調過頭，勢必走向謬誤，當引為鑒戒。

（2）麝香為急救神識昏迷要藥。

其性辛溫入心脾經，其味芳香濃烈，有辟穢化濁、開竅啟閉之功。配清熱解毒方藥，則善涼開宣竅，其作用較牛黃、至寶為優；配回陽破陰方藥，則善溫開宣竅，其作用較蘇合丸為速。

單味麝香0.15克，銅勺內微炒，一次灌服，可治小兒高熱抽搐不止；麝香0.3克配薑汁、竹瀝灌下，可治中風痰厥昏迷，失語，冠心病心絞痛發作；救治肝昏迷，屬陰寒穢濁內閉外脫者，即用本例方藥；若濕熱化毒，腑實內閉之急黃症，熱深厥深者，以犀角地黃湯合大承氣加菖蒲、鬱金、麝香0.5克，4小時可醒。其辛香走竄之力，又善開經絡壅閉，具有解毒、活血、通經、消腫止痛作用。故又可用於癰疽腫毒及跌撲瘀痛等症，效難盡述。

現代藥理研究，更證實本品有扶正補虛之功，有興奮中樞神經系統，增強大腦機能，增強呼吸中樞功能及強心救脫功效；又能促進各腺體的分泌，有發汗及利尿作用，故可用於血毒症的搶救。因其辛香走竄之力極強，故只可暫用，不可久服，中病即止，過則泄人元氣。

上海中醫學院認為，日用量以不超過0.3克為宜，多則反有麻痺呼吸中樞之險。筆者經驗，一日極量1克分3次服，經用千人以上，未見不良反應。

（3）本例治療過程，曾用筆者自創之「三畏湯」——紅參、五靈脂、公丁香、鬱金、肉桂、赤石脂，三對畏藥，屬十九畏藥範圍。

　　歷史上相畏藥不入煎劑。至於丸散劑，遠在唐千金方即已突破，山西名藥定坤丹、龜齡集內亦已應用千年，未見不良反應。三畏相合，功能益氣活血，啟脾進食，溫腎止久瀉、久帶，消寒脹，寬胸利氣，定痛散結消癥。紅參、靈脂相配，一補一通，用於虛中夾瘀之症，益氣活血，啟脾進食，化積消癥，化瘀定痛，化腐生肌。

　　本例之肝脾腫大，服藥13劑即消。曾治數百例胃腸潰瘍，二藥等份，為散吞服，當日止痛，半月痊癒。氣虛血瘀型冠心病心絞痛發作，加麝香0.3克，覆杯而癒。結核性腹膜炎、腸結核，15～20天痊癒（五靈脂有抑制結核桿菌生長，緩解平滑肌痙攣作用）。

　　人參、五靈脂同用之史料，古代《東醫寶鑒》人參芎歸湯，《校注婦人良方》之定坤丹，《溫病條辨》之化癥生丹。《張氏醫通》曰：「古方療月閉，四物湯加人參五靈脂，畏而不畏也。人參與五靈脂同用，最能浚（疏通之義）血，為血蠱之的方也。」李中梓《醫宗必讀》治一噎症，食下輒噎，胸中隱痛。先與二陳加歸尾、桃仁、鬱金、靈脂，症不衰。因思人參五靈脂同劑善於浚血，即於前劑加人參二錢，倍用靈脂，2劑而血從大便中出，10劑而噎止。」李氏歎曰：「兩者同用，功乃益顯！」

　　現代上海姜春華教授用二藥相伍治肝脾腫大（《上海中醫藥》（3）9，1965）可見凡瘀血日久，正氣已虛者，兩者合用，收效甚捷。

　　公丁香鬱金相配，丁香辛溫芳香，入肺、胃、脾、腎四經，溫腎助陽，消脹下氣；鬱金辛涼芳香，清心開竅，行氣解鬱，祛瘀止痛，利膽退黃，二藥等分相合，有溫通

理氣，開鬱止痛，寬胸利膈，消脹除滿，啟脾醒胃之功。對脘腹、少腹冷痛脹滿，或寒熱錯雜之當脘脹痛，煎劑入胃不及一刻，即可氣行、脹消、痛止（無脹感者無效）！對脾腎陽虛、五更作瀉（包括部分腸結核）兼見上症者，效果最好。

肉桂（油桂為佳10克）、赤石脂（30克）相配，肉桂補命火，益陽消陰，開冰解凍，宣導百藥，溫中定痛，引火歸原；赤石脂甘溫酸澀收斂，為固下止瀉要藥，據現代藥理研究，內服本品能吸附消化道內之有毒物質及食物異常發酵的產物等，可保護胃腸黏膜，消除瘀血水腫，止血、生肌、斂瘡。二藥相合，對脾腎虛寒導致之久痢、久帶、慢性潰瘍出血、五更瀉、久瀉滑脫不禁、脫肛、各型潰瘍性結腸炎，一服立效，一月痊癒。三對畏藥，見一症用一對，三症悉俱則全用。

余使用本方42年，以平均日用3次以上，則已達4萬次以上，未見相畏相害，且有相得益彰之效。對難症、痼疾，一經投用，便入佳境。

（4）關於「腎四味」，即余常用之枸杞子，酒泡菟絲子，鹽水補骨脂，仙靈脾。

四藥入肝腎，藥性和平，溫而不燥，潤而不膩。益腎精，鼓腎氣，溫陽無桂附之弊，滋陰無熟地之弊。陰中有陽，陽中有陰，合乎景岳公「善補陽者，須從陰中求陽，則陽得陰助而源泉不竭；善補陰者，須從陽中求陰，則陰得陽升，而生化無窮」之妙。

筆者凡遇下元虧損，腎陽虛未至手足厥逆，腎陰虧未至舌光無苔，而屬腎氣、腎精不足之症，凡有腰困如折，

不能挺直，甚則腰彎如蝦狀，頭目昏眩，記憶衰退，體虛感冒，陽痿遺精，小兒遺尿，老人小便餘瀝，夜尿頻多，足膝酸軟，腎不納氣（加胡桃肉與補骨脂為青蛾丸），久病及腎等症，萬病不治，求之於腎，用之效若桴鼓。貧窮病人可代價昂之鹿茸。上四味合鹽巴戟肉、鹽杜仲、骨碎補、川斷、仙茅、沙苑子為「腎十味」，對男女不育、骨質增生、老年前列腺退化性病變、更年期綜合症等，隨症選用，療效滿意。

（5）「蠟紙筒灸黃法」為上世紀50年代末中醫采風運動中，河北衛生廳搜集之民間秘方，《串雅外編》、《驗方新編》均有類似記載。用於各種黃疸皆有奇效，不妨一試。

體質壯健病人，苦丁香搐鼻退黃法（苦丁香研粉，少許吸入鼻孔，流出黃水，此法對鼻炎、額竇炎、鼻息肉均有效），收效更速（苦丁香即甜瓜蒂）。

五、肝硬變腹水

靈石城建局長郭生保，40歲，患急性無黃疸型肝炎，醫者套用黃疸型肝炎之茵陳蒿湯數十劑，收效甚微，轉胺酶居高不下，又加貫眾、板藍根、二花、連翹服60餘劑，經治4個月，漸漸食少、腹脹、便稀、倦怠思睡，經縣醫院內科復查，又發現B肝，遂定為「慢性遷延性A、B混合型肝炎，肝硬變腹水」。聽人胡謅「風勞氣臌膈，閻王座上客」，心灰意冷，整日悶頭大睡，家人邀余診治。

詢知患者一生嗜酒，面色黯，肝區刺痛不移，肝在肋

下2橫指強，質硬，拒按。不渴尿少，色如濃茶，腰困膝軟，食入脹加，瑟縮畏寒。舌淡胖，左邊有瘀斑，脈弦遲，60次／分。證屬飲酒傷脾，濕熱聚於中焦；過用苦寒攻下，熱去濕戀，變為寒濕。濕困脾陽，水蓄於中。延久損及於腎，腎陽一衰，蒸化無權，氣化不行，氣滯血瘀而成有形　積的單腹脹大症。

擬溫氏奔豚湯加味（見溫氏奔豚湯治驗錄），益火之原，化濕醒脾，行氣化瘀，重建三焦氣化為治：

附子15克，肉桂10克，沉香3克（磨汁對入），砂仁3克，生山藥30克，雲苓30克，澤瀉、川牛膝、紅參（另燉）、五靈脂、公丁香、鬱金、桃仁、紅花、藿香、佩蘭、炙甘草各10克，炒麥芽60克，柴胡10克，鮮生薑5片，棗6枚。

煎取濃汁300毫升，日分3次服。服至食納大增時，加腎四味各10克，胡桃4枚，鼓舞腎氣。煎取濃汁600毫升，日分3次服，10劑。

上方服至5劑後，小便日漸增多，色轉淡，腹脹大鬆，時時覺餓。10劑服完肝疼輕微，肝回縮至肋下1橫指弱，腰困畏寒除，病退強半。原方再服10劑。

上藥服完，諸症悉除，肝腫在肋下稍能觸及，日進食750克多。精神健旺，恢復工作。囑終生戒酒，慎飲食，節房室，散劑培元固本，緩圖根治：

三七100克，藏紅花30克，琥珀、高麗參、靈脂、茸尖、炮甲珠、土元、雞內金、葛花、焦建麯各50克，全河車1具，製粉裝膠囊，每服6粒，2次／日。

上藥服1料，復查肝功陰轉，腹水盡消，追訪至66

歲，健康無病。

　　張軍友，男，23歲，縣長張榮之侄，西安交大學生。1989年患隱匿型B肝，發現時已成肝硬變腹水。肝在肋下2橫指，質硬，脾在肋下2橫指強。食少腹脹，右肋下刺痛不移，煩躁易怒，目珠微突。面色黧黑，眼圈黑，唇黯，舌兩側瘀斑成條。暑假回太原，邀余診治。

　　脈弦而澀，夜多惡夢，畏服湯劑。師化癥回生丹、大黃䗪蟲丸意，予益氣培元，化瘀消癥：

　　鱉甲膠、三七各100克，琥珀、紅參、靈脂、土元、生水蛭、炮甲珠、醋柴胡、茯苓、歸芍、雞內金、上沉香、桃仁、藏紅花、全蟲、蜈蚣各30克，全河車1具，夏枯草500克，熬膏合煉蜜為丸10克重，每服1丸，3次／日。

　　上藥服月餘，自覺症狀消失，去省人民醫院復查，B肝5項（－），肝脾（－）。追訪至大學畢業，參加工作，除目珠仍微突，餘無異常發現。

發熱待診

劉玉堂，男，31歲，鐵廠工人，1984年5月28日會診。患者以「發熱待診」入院3日，從5月16日起，每日下午3～8時高熱40℃不退，已半月。

滴注紅黴素，服銀翹白虎無效，請中醫協治。詢知患者於半月前感寒發病，初病全身骨節、肌肉酸疼，項背強急，不渴，打針服中藥無效，各項檢查無異常發現。

1週後變為有規律發熱，過時便逐漸減輕。發熱時眉棱骨痛，先寒戰，後高熱，有如瘧狀。

燒退後頭暈，夜間盜汗。口苦、咽乾、嘔逆目眩、便燥，舌灰厚膩，舌中裂紋，脈沉滑數。

脈證合參，考慮今年夏行秋令，歲氣偏涼，症本寒邪束表，初治見熱治熱，過用寒涼，致遏邪不得外透，漸入少陽、陽明，表寒未罷，裏熱初結，予大柴胡湯兩解之：

柴胡125克，黃芩30克，半夏60克，赤芍、大黃、枳實各30克，鮮生薑30克（切），二煎混勻，準於正午12時頓服1劑，患者於11時50分服藥，藥後全身躁熱，約10分鐘後得暢汗，半小時後便通，熱退痛止，諸症均癒，出院。

按：傷寒方治病，只要辨證準確，多有覆杯而癒之效。

傷寒方的不傳之秘，在於劑量。按上世紀80年代初，

考古發現之漢代度量衡制，漢代1兩，為今之15.625克，則用傷寒方當以原方折半計量為準，這是仲景經方的基礎有效劑量（參見本書末篇）。

直中少陰

楊巧春，女30歲，公安局炊事員。1979年11月7日，患頭痛項強，惡寒發熱，無汗咽痛，經治3日，注射青黴素800萬單位，服銀翹湯2劑，病勢有增無已，邀余診視。

見患者面壁蜷臥，蓋兩床棉被仍寒戰不已。面色青灰，白睛盡赤，扁桃體微腫，色鮮紅，體溫39.5℃。查其雙膝冰冷，腰痛不能轉側。飲些許溫橘子汁，便覺胃寒嘈雜。時時思睡，又難以入寐。苔白潤而不渴，脈沉細微。

從症狀看，具備太陽傷寒表實見證；從脈象反沉細、思睡看，又像少陰本證；而目赤、咽痛、高熱則又似溫邪。當時正值流感流行，門診病人十之八九屬銀翹湯證。而前醫用銀翹2劑，病反加重，頗滋疑惑。乃詳詢病史，始得悉素有食少便溏、五更泄瀉之恙。

較常人畏風冷，腰困痛，時欲躺臥等情，可證素體陽虛無疑。腎元虛憊之人，感邪多從寒化。《傷寒論》辨寒熱真假有云：「病人身大熱，反欲得近衣者，熱在皮膚，寒在骨髓也。」可見其目赤、咽痛、高熱俱屬假象。且其咽部之鮮紅色，等同「面赤如妝」（曹炳章云：舌紅非常並非火）亦是寒象。乃斷為寒邪直中少陰，心腎交虛，妄用寒涼，重傷腎陽，致正氣不支，無力鼓邪外達。

傷寒少陰篇有「少陰病反發熱脈沉者，麻黃附子細辛

湯主之」一條，基本合拍，但仍偏於攻邪。

患者虛多邪少，亟需顧護下焦元氣。乃疏一方，用「麻黃10克，附子18克，細辛10克，腎四味120克，當歸30克，仙茅、巴戟各15克」，乃麻附細合二仙湯去知柏，加腎四味，以鼓舞腎氣。服後得汗，安睡一夜，次日痊癒，目赤、咽痛亦退。因其脾腎久虛，囑原方去麻、附、細，加黨參30克、靈脂15克、生耆30克、炮薑10克，服5劑，以健脾固腎。

4年後遇於街頭，見患者面色紅潤，精力充沛。據云：其多年纏綿不癒之五更瀉竟也獲癒，體質增強。往昔每月患感冒三五次，病癒之後4年來只感冒一二次。腎者本也，本固則枝榮。古人謂：「萬病不治，求之於腎。」洵非虛語。

陰盛格陽

農委趙建虎之妹，29歲，1983年9月3日，因無故頭面陣陣發熱，服升陽散火湯1劑，變為心悸、氣喘、自汗，頭面轟熱不止，面色嫩紅，煩躁欲寐，足膝冰冷，多尿失禁，脈微細而急，120次／分。

本屬陰盛格陽，誤作上焦鬱火而投升散之劑，致有此變。幸在壯年，未致亡陽暴脫。予白通加人尿豬膽汁湯，破陰通陽為治：

附子、乾薑各30克，蔥白3節，童便、豬膽汁各1杯對入，2劑。

次日建虎來告，上藥服1劑，心悸喘汗均止，足膝已熱，月餘之轟熱症亦罷。本病病機，為下焦陰寒獨盛，格拒真陽不能回歸宅窟而浮越於上，故見種種上熱假象。

以白通湯破陰通陽，因有假熱在上，以人尿豬膽汁之苦鹹寒為反佐，熱因寒用，宣通上下，消除格拒，引浮越之陽歸於下焦而病癒。

內傷發熱

　　工業局會計張淑蘭，36歲，1983年7月，傷暑吐瀉之後，日晡發熱，入暮單燒不寐，子時漸減，寅時復常，如此循環往復半月不癒。口淡不思飲食，時時自汗不渴，舌淡少華，六脈細數而急，120次／分。數脈見證多主熱盛或陰虛。

　　今患傷暑吐瀉之後，暑必傷氣，津液暴脫，氣血必屬虛寒。則所見之數脈，當屬「數則為勞，數則為虛，數則為寒」之變局。今擬桂枝湯甘溫益陽，和營固衛，加人參、烏梅、生龍牡酸甘化陰，固攝元氣。服法遵桂枝湯例，於下午2時前服之，謹避風寒厚味：

　　桂枝、白芍各22.5克，炙甘草16克，紅參10克（另燉），生龍牡粉各30克，烏梅30克，鮮生薑10大片（切），棗12枚。

　　上藥僅服1劑而癒。

煤氣中毒性精神病

　　城關市民薛金明，男，29歲，1981年1月7日上午，因急性煤氣中毒入院。昏迷4晝夜，反射消失。經搶救脫險後出院。29日突然神智不清，不識家人。上廁所後不知歸家，跌入壕溝，喪失記憶。時而狂呼亂叫，時而木呆不語。下肢僵硬，不能站立。赴省二院診為「嚴重的意識障礙，智慧減退症狀群」，無法治療而返。

　　診脈滑大搏指，舌尖赤，苔黃厚膩。斷為痰濁蒙蔽心竅，體氣壯實，予礞石滾痰丸加味：

　　礞石、大黃各30克，黃芩15克，沉香10克，菖蒲、鬱金各10克，竹瀝100毫升（對入），麝香沖0.3克（沖服），3劑。

　　上藥服後，每日瀉下膠黏狀大便二三次，第3日中午清醒，記憶恢復，催促妻子做飯。唯右手麻木，氣短，下肢痿軟不能站立。改投補陽還五湯加味：

　　生黃耆120克，當歸30克，赤芍、川芎、桃仁、紅花、地龍、白芥子、腎四味、桂枝、炙甘草各10克，紅參10克，全蟲12隻，蜈蚣2條，麝香0.15克（研沖服）。

　　上方連服10劑後康復，未留任何後遺症。補陽還五湯益氣活血化瘀，加速腦部之血循環，麝香修復長期腦缺氧造成之損傷，對大腦病變確有治療作用。後用上法又治公安局毛建慈等4例煤氣中毒後遺症，均在短期內治癒。

青年期精神分裂症

公安局楊向龍之女，20歲，經前突然發狂，打鬧怒罵，不避親疏。目神混濁、呆滯、目赤、舌尖赤、苔黃厚，舌左瘀斑成條，脈沉滑。縣醫院內科診為「青年期精神分裂症，狂躁型」，用強力安眠鎮靜劑無效。

從心火亢盛，夾瘀血、痰熱上攻，予拙擬「滌痰清腦湯」加去瘀之品：

生石膏200克，丹皮、紫草各15克，大黃、芒硝（沖）、黃芩、黃柏、煅礞石、生鐵落、夜交藤各30克，菖蒲、鬱金、生桃仁、紅花各15克，生地45克，黃連10克，天竺黃10克，膽南星10克，甘草10克，竹瀝1瓶（對入）、人工牛黃2克（沖），青黛15克（包）。

上方服2劑，經通，下黑血塊甚多，神清，打鬧止，夜可安睡。又連服7劑，每日瀉下膠黏狀大便3～4次，恢復學業，追訪至參加工作，未犯。

滌痰清腦湯為余上世紀60年代末所創，原方有犀角，因價昂，遂以石膏、丹皮、紫草代之，亦效。治約40餘例，多數在1週內康復，無復發。

本型病人多由五志過極化火，夾痰上攻神明所致，用藥寒涼攻瀉無所不用其極，癒後當調理脾胃以杜生痰之源，愉悅情懷，以免復發。

腦外傷性精神病

續成丁，男，45歲，農機廠工人。1987年10月3日初診：7年前車禍撞傷右頭部，昏迷2晝夜。脫險後精神失常，四處亂跑，無片刻安靜，或無故哭笑，答非所問。經山醫二院腦血流圖示：「雙項腦 A 搏動薄弱，大腦儲血量不足。」用藥年餘不效。

漸漸項強不能轉側，形成「歪脖子」已3年多。近來左半身麻木，頭痛，頭皮麻木，下肢凹陷性水腫。面色如醉，隱隱有青色。脈細澀，舌淡潤，乃外傷瘀阻腦部。唐容川氏云：「一切不治之症，皆由不善祛瘀所致。」謹遵教言，予益氣活血化瘀法：

生黃耆、粉葛根各100克，當歸、川芎各30克，赤芍、炙甘草、桃仁、紅花、地龍、僵蠶、桂枝、白芷各10克，車前子10克（包），麝香0.15克（沖），生薑10片，棗10枚，水與黃酒各半煎服，5劑。

10月23日二診：「歪脖子」狀已癒，腫消，頭痛未發。自覺7年來第一次感到頭腦清楚，許多受傷前忘記之事，忽然想到好幾起，對自身感覺亦較清楚。目前腰困極重，原方加腎四味、骨碎補各30克，7劑。

11月13日三診：除多夢外，諸症均癒。

五十年奔豚兼腦鳴

——附奇經頻發痼疾治法概要

　　燕七姑，女，75歲。1987年5月11日初診：腦中轟轟鳴響，聲如車輪滾動2年，漸致耳聾。病之起因，為臍下有氣攻沖上奔。沖胃則嘔，沖腦則鳴。整日昏昏欲睡，脈沉弦，舌淡潤。大便燥結，非果導3粒不能通。臍周漸覺燒灼，溲赤熱。

　　1986年6月山醫一院心電圖見：心包少量積液。腦血流圖提示腦A硬化。其女代訴，患者在30歲時，即發現臍周絞痛、攻沖奔突不止，50年無一日間斷。上述見證符合《金匱》奔豚氣的描述。

　　本證分寒熱二型，寒為本，熱為標，寒證積聚日久，變生熱證。患者高齡，腎氣虛衰，八脈失養，衝脈不能下守，沉寒痼冷達50年之久。老年之後，五液虧損，陰虛於下，故呈化熱之勢。每日病作，在凌晨4時前後，日重夜輕，寒熱錯雜。衝脈為病，當以桂枝加桂湯變通，佐以填補任督。

　　桂枝、油桂、白芍各10克，炙草6克，當歸、首烏、蓯蓉、黑芝麻、紫石英、活磁石、生龍牡、知母各30克，龜板（先下）45克，鹿角膠、鱉甲膠（化入）、鹽柏、細辛各10克，澤瀉18克，鮮生薑10片，棗12枚，二煎混匀，準丑時初刻頓服，3劑。

5月15日二診：其女來告，藥後當日，氣歸臍下，奔豚、腦鳴均止。又給原方5劑後痊癒。

按：奇經八脈病變的診斷，經絡學說已作歸納：

督脈——總督諸陽，統領全身經脈。病變為角弓反張、脊柱強直、癲癇、驚風、痔疾；

任脈——任受諸陰，諸陰之海，主胞胎。病變為疝、白帶、月經不調，不孕、小便不利、遺精、陰中痛；

衝脈——十二經之海，血海，滲灌十二經氣血。病變為月經不調，不孕、流產、氣急、腹內絞痛，奔豚氣；

帶脈——約束諸經，病變為下肢痿軟，腰腿痛、腹滿、白帶、腰軟無力；

陽蹺脈——主左右之陽，病變為失眠、癲癇、足外翻；

陰蹺脈——嗜睡、癲癇、足內翻；

陽維脈——維絡諸陽，主表，病變為寒熱交作，外感熱病等表症；

陰維脈——維絡諸陰，主裏，病變為胃痛、心痛、胸腹痛等裏症。

八脈病有兩大特點：一是久治不癒的「頻發痼疾」；二是「定時發作」類病症。

清·葉天士《臨證指南醫案》對治療八脈病變有獨特的成功經驗。經方桂枝加桂湯是治療奔豚症——衝脈病變的特效療法。我省中醫學校已故溫碧泉老師所創「奔豚湯」是通治八脈病變的特效方劑（另見本書「溫氏奔豚湯治驗錄」）。清代《得配本草》並歸納了八脈病的用藥規律。現參酌鄙見，簡介如下：

督脈——生耆、附子、肉桂、細辛、鹿茸、鹿角膠、鹿角霜、牛羊脊髓、紫河車、鹿銜草、枸杞子。督脈統諸陽，更具總督全身經脈作用。故凡入督脈藥，可通治陰陽各經病，具補五臟元氣、元陽、元精效用。其中之動物藥，號稱「血肉有情之品」，主補五臟，為治奇經病要藥。

任、衝脈——龜鱉甲、紫石英（鎮沖要藥）煅用、王不留行、巴戟、香附、川芎、當歸、蒼白朮、吳茱萸、枸杞、丹參。

帶脈——烏賊骨、茜草、當歸、白芍、川斷、龍牡、艾葉、紫河車。

此外，腎為先天之本，治八脈不效時，「萬病不治，求之於腎」，加腎四味鼓舞腎氣，統率八脈則病癒。氣為血帥，陽為陰根。重用生耆100克以上，以氣統血，則八脈得養。重用附子100克以上，又是八脈病變中沉寒痼冷、危急難症的不二法門。由於八脈空虛，故補八脈用餵鴨子的方法——「填」。若脾胃虛衰者，又當先建中氣，待後天健旺，可以運載藥力時，始可進補。否則，滋膩傷脾，胃氣一敗，百藥難施。

奇經病變的給藥方法，當按其發病節律，提前2小時給藥，可收事半功倍之效。

重症呃逆

郭存智，40歲，1994年5月11日來診。從入室至診脈的5分鐘內，連連呃逆達7次。聲高息湧，面赤如妝，舌淡水滑，六脈沉細，痛苦不堪。

詢其始末，據云，經營小煤窯，心勞力拙。常覺口舌乾燥，眼冒金星。粗知醫，自認火症，服三黃石膏湯半劑，夜半發呃，至今已5晝夜，中西藥罔效。

從脈證判斷，此公必勞倦內傷之體，腎元久虛於下。火不歸原，誤作實火，致苦寒傷陽，中焦冰結，阻遏陽氣不能上達。

已見陽浮欲脫之象，幸在壯年，尚不致危殆。法宜大劑回陽破陰，開冰解凍之劑：

炙甘草60克，附子、乾薑、吳茱萸各30克（開水沖洗7次），公丁香、鬱金各10克，紅參15克（另燉），生半夏30克，鮮生薑30克，薑汁20毫升（對入），大棗20枚，加冷水1500毫升，文火取濃汁500毫升，少量多次服。

另，先令患者將自己指甲剪為細絲，裝入煙捲中，點燃，狠吸幾口咽下，呃逆遂止。

此法來自民間，治呃立時見效。人指甲點燃後極臭，其氣下降甚速，吸入喉間，立即嗆咳，是肺氣先通之兆，符合「欲降先升，升已而降」之理。患者吸菸數口之後，

至取藥出門半小時內僅呃逆1次，後遇於街頭，告知服藥約1/3劑已癒，唯覺精神萎頓而已。

　　凡久病、重危症見呃逆者，多屬危候。於甲煙中加入麝香末0.15克，吸入立止，為辨證治療爭取時間。

表症誤攻變症

工程隊女工溫惠珍，37歲，患胃病多年。1983年冬患風寒外感，頭痛惡寒與脘痛嘔逆同見。

醫者失察，置表症於不顧，逕投保和湯治胃，其中有萊菔子、瓜蔞各30克，枳實、青皮各10克，服藥3劑，反增腹瀉，四肢酸懶，臥床不起。詢知仍覺畏寒無汗，頭痛體楚，脈反沉緊。表證未罷而見裏證裏脈，為消導開破藥損傷正氣，寒邪由表陷裏所致。

逆流挽舟法治痢疾失表，邪陷入裏，以人參敗毒散扶正托邪外出之法，可以借鑒：

羌活、獨活、前胡、柴胡、川芎、枳殼、桔梗、紅參（另燉）、麻黃、炙甘草各10克，雲苓30克，吳茱萸15克（洗），鮮生薑15片，棗10枚，水煎服。

上藥僅服1劑，得汗，諸症遂癒。

「諸症當先解表」，似乎是老生常談，平淡之極。然而正因它平淡，往往被醫者忽略，而造成嚴峻局面。《內經》明示「上工救其萌芽」、「善治者，治皮毛」。表居八法之首，凡兼挾外邪諸症，急則治標，皆當以解表為先，開門逐盜，拒敵於國門之外，最是上策。

用之得當，阻斷傳變，大病化小，小病化了。表未解而誤補，則閉門留寇，後患無窮；誤攻，則邪陷入裏，變生不測。

小小一個發汗解表之法，要掌握得恰到好處，確也不易！余在青年時期，率爾操觚之際，在這方面摔的跟頭不少。如此呶呶不休，意在引為鑒戒！

正氣復則邪從熱化例

1987年治靈石煤礦工人王長鎖，59歲。坑下作業14年，久受寒濕成痹，失治，演變為風心病。2年前，腰胯痛不能步，經縣醫院診為坐骨神經痛，久治不癒。退休後，環境改變，近2年生活改善，覺體質較前些年大為好轉，但病反加重，特來求治，並要求解答疑難。診脈滑數，視舌黃燥。詢之，知在坑下14年，病後雖盛夏亦畏寒。唯獨今年發熱，且四肢關節皆熱腫，手腕腫不能翻，不能持箸，進食需人餵。捫之灼熱，精神食納均好。

余因思忖此症之機理，頗有啟迪。蓋邪之所湊，其氣必虛，且病與人之關係，人為本，病為標。邪之所中，視人體稟賦強弱為轉移。正虛則邪從寒化、虛化；且由皮毛、肌肉、經絡而深伏臟腑，而不能透達於外，故久治不癒。今正氣已旺，「滿座皆君子，小人無存身之地」，故從熱化、實化。病熱雖重，乃由陰轉陽，由裏出表之佳兆。乃因勢利導，予補陽還五湯重用生耆120克，加腎四味120克，益氣壯腰，增強腎氣，以一味黑芥穗深入血分，引伏邪外透。

藥進3劑，四肢關節腫甚，伏邪盡透發於外。乃予大烏頭湯加減，溫清並重，以求根治：

生石膏、川烏、附子、生苡仁、骨碎補、黑小豆、木瓜、楮實子、川牛膝各30克，防風30克，細辛、知母、

黃柏、蒼朮、甘草、威靈仙、麻黃（先煎去沫）各15克，全蟲3克，蜈蚣2條（研末沖服），桂枝15克，蜂蜜120克，鮮生薑15克，棗10枚，加冷水2500毫升，文火煮取600毫升，日分3次飯後服。

上方加減進退，主藥川烏不變，服至9劑時，腫痛全消，改補陽還五湯加腎四味60克，又服3劑，12年痼疾得以痊癒。10月下旬遇於街頭，腳踏自行車，速度不讓青年。據追述，曾患突發心動過速5年，每年均有一二次發作，最嚴重時1分鐘心跳超250次，休克後住院，非毒K不能解救，也一併治癒，心律保持在80分上下。

按：以烏頭湯為主，治風濕性、類風濕性關節炎、坐骨神經痛，約2000例以上，正虛加大劑量生者，腎虛加腎四味，久病加蟲類藥，關節變形者加製馬錢子粉，每次0.15克，漸加至0.6～0.8克，日服2次，連服10日間息5日，用綠豆湯佐餐。多數病例10天痊癒，最長1例兩個半月。合併風心病者以溫氏奔豚湯治本。

余用川烏類劇毒藥，以黑小豆、防風、甘草、蜂蜜制其毒，文火煮2個小時半，無一例中毒。

黑豆不僅能解百藥之毒，且入腎補虛，下氣消脹，活血治瘡。防風主大風，又為風藥中潤劑，去風勝濕治諸痹，可舒筋脈，伸攣急，活肢節，起癱瘓，並能解烏頭、附子毒。再加蜂蜜、甘草之解百毒，則烏頭湯類方可謂萬無一失。配伍齊全，又加久煎，可放膽使用，治療過程，以綠豆湯佐餐，可免馬錢子蓄積中毒。凡大毒治病，中病即止，以培補脾腎收功。

陽虛型紅斑狼瘡一例治驗

趙×，女，15歲，山西靈石縣五中學生。2001年元旦初診：病程3個月，今冬第1次寒潮襲來，頓覺指、趾冷痛、青紫、僵硬，四肢關節痛，不能屈伸，手足背潮紅作癢，每日午前，陣陣面色酡紅，鼻、頰部出現蝶形紅斑，過午則漸漸隱去。經山醫大一院作抗體試驗（磁卡號：991149619）診為系統性紅斑狼瘡。

詢知自幼體弱多病，極易感冒，每冬凍腳，嗜食生冷，口渴即飲冷水；月經月月超期，臍周絞痛，色黑多塊，帶多清稀，脈沉細澀，舌淡胖有齒痕。證屬先天腎氣怯弱，藩籬失固，寒邪由表入裏，深伏血分。日久，沉寒痼冷盤踞胞宮，衝、任、帶脈俱病。復暴感外寒，致血脈痹阻。遵傷寒治厥陰臟寒之法，用當歸四逆湯，內有久寒，合吳茱萸生薑湯；每日午前一陣面赤如醉，真陽有外越之險，更加附子、肉桂，直溫少陰。

全方重用當歸，溫潤通脈；重用細辛，直通厥陰。合為溫內解外，開冰解凍之劑。頑症痼疾，當用重劑：

當歸50克，桂枝、白芍各45克，炙甘草、通草各30克，細辛45克，吳茱萸50克（開水沖洗7次後入煎），附子30克，企邊桂10克，鮮生薑125克（切），大棗25枚（擘）。加冷水1200毫升，黃酒500毫升，文火煮取600毫升，日分3次溫服，3劑。

1月5日夜半急診：上方服1劑，指、趾關節冷痛已癒。3劑服完，肢端青紫亦退，唯覺活動尚不甚靈活。今日氣溫零下10度，凌晨赴省醫院檢驗，路途感寒、勞乏，下午返回，突然寒戰高熱如瘧，體溫40.5℃，血象高，血沉120，已用大劑量青黴素800萬單位靜滴，不能控制。大熱、大渴、多汗、脈洪，舌中黃，口苦，嘔逆，面部、背部紅斑成片。

症情突變，揣測原因有三：一則寒邪久伏，得溫藥之助，陰證轉陽，遂見化熱外透之機；二則經水適來，邪入血室，引動伏邪；三則正值冬季流感流行，兼夾瘟毒。既見發斑，為邪有外透之機。當因勢利導，以拙擬貫眾石膏湯，辟穢化斑解毒，小柴胡湯加味，樞轉少陽，清透厥陰血分，引領伏邪外透：

透明生石膏250克，貫眾、黑小豆各30克，蒼朮15克，明雄黃0.3克（研末吞服），柴胡125克，黃芩30克，生半夏60克，炙甘草30克，西洋參粉15克（沖服），丹皮、紫草各15克青黛（包煎），炒黑芥穗各10克，鮮生薑75克（切），大棗12枚（擘）。

上藥，遵和劑煎服法，水煎2次，去渣再煎，濃縮至600毫升，3次分服，3小時1次，日夜連盡3劑，以阻斷病勢。

1月7日三診：上藥服至今日中午，熱淨身涼，紅斑消去。化驗血象正常，血沉12。唯今日活動較多，將息失宜，雙下肢出現紫癜樣紅斑，癢甚。以拙擬「烏蛇榮皮湯」加味，清解血分餘毒：

烏蛇、酒炒生地、當歸、赤芍各30克，丹皮、紫草各

15克，製首烏、白蒺藜各30克，川芎、桃仁、紅花、川牛膝各10克，大薊、白鮮皮各30克，西洋參粉15克（沖服），烏梅、生山藥、元參各30克，炙甘草20克，鮮生薑10大片，大棗12枚，2劑。

1月10日四診：諸症均退，紅斑消盡，精神食納好。唯覺腰困如折，渴飲無度。邪去正虛，久病傷腎。上方加腎四味80克固護腎氣，元參加至100克，以清浮游之火，反佐油桂10克，以防寒涼損傷脾胃。

1月16日五診：上藥又服8劑，已無病象。唯3日來腳心湧泉穴熱如火焚，夜臥非坦露雙腳不能入寐，脈大不任重按。考病本陽虛血寒，溫熱不過外邪，過用清透，寒傷元陽，陽不統陰，致下焦陰火沸騰，例同浮陽外越。以加味四逆湯溫而斂之。外有假熱，恐防格拒，用熱藥冷服法：

附子30克，乾薑25克，炙甘草、生耆各60克，腎四味80克，紅參（另燉）、五靈脂各10克，生龍牡粉各30克1劑。

1月19日六診：藥進1劑，足心發熱已斂。又見口舌生瘡，灼痛不能飲食。午前面赤如醉，全身轟轟發熱一陣，雙膝捫之冰冷，脈洪不任重按，舌淡無苔。仍屬陰勝於下，坎中真陽不能下守，逼浮陽飛越於上。以傅山引火湯加油桂引納之，加坎氣峻補先天腎氣以固本：

九地90克，鹽巴戟肉、天冬、麥冬各30克，茯苓15克，五味子6克，油桂3克（去粗皮研粉，小米蒸爛為小丸，藥前圖圇吞下），坎氣6克（研粉膠囊裝吞），3劑。

1月27日7診：諸症均退，唯四肢欠溫，面色㿠白，

不禁風寒。予當歸四逆加吳茱萸生薑湯減半量，合玉屏風、腎四味，附子30克，加服8劑，雖零下10℃，亦無不適，擬春暖後恢復學業。擬培元固本散，以血肉有情之品峻補先天，重建免疫屏障善後：

1.全胎盤、帶血坎氣各100克，三七、琥珀、紅參、西洋參、五靈脂、靈芝、孢子粉、腎四味各50克，鹿茸混片30克，研粉，日服2次，每次3克，熱黃酒送下。

2.九製豨薟丸1料，日服2次，每次10克。

按：之後不久，患者恢復學業，每隔1～2月赴省醫院檢查1次，除抗ds-DNA抗體高，餘無異常。本病為自身免疫缺陷類疾病。

現代中醫，積40年臨床科研，積累了豐富的經驗。但一般定性為「陰虛血瘀」，而筆者所治病例卻屬「陽虛血寒」證型，臨床少見，錄之，以備參考。

淺見以為，陰陽的判別，總以病人的正氣強弱為轉歸。正氣強者，受邪即病，邪正交爭，從陽化熱，表現為「陰虛血瘀」；正氣虛者，衛外不固，無力抗爭，病邪長驅直入，由表入裏，深伏難出，從陰化寒，表現為「陽虛血凝」。陰陽的轉化，也以病人正氣的修復為轉機。

陰證，用藥得當，正氣來復，伏邪由裏出表，陰證化陽為向癒；陽症，過用苦寒，損傷脾腎，陽證轉陰，則纏綿難癒。

風濕熱痹二則

一

省司法廳許金水先生妻，47歲，1976年秋突然高熱42℃，全身肌肉筋骨劇痛，熱退後雙下肢僵硬腫脹青紫，癢痛不能入睡，腳腫不能穿鞋，已年餘。今夏病重，停激素則高熱40℃以上，大渴引飲，自汗心悸，六脈沉滑數實。病雖經年，幸未入營動血，按溫病氣分留連，予人參白虎加蒼朮、四妙清化之：

1.生石膏100克，白蘚皮50克，西洋參10克（另燉），蒼朮、黃柏各15克，生苡仁45克，川牛膝、生山藥、二花、連翹、老鸛草、蚤休各30克，桃仁、紅花、丹皮、紫草各15克，炮甲珠6克（研粉沖服），炙甘草15克，水煎服，10劑。

2.木鱉子（打）、白蘚皮、苦參、大黃、芒硝、甘草各30克，桑嫩枝、嫩槐枝、嫩柳枝各1握，白礬、雄黃各15克（化入），煎湯一盆，趁熱薰洗雙腳，5劑。

上法內服外洗，半月後雙下肢脫殼一層而癒，停用激素後亦未復發。

二

馬翠梅，13歲，麻紡廠工人之女。1977年6月17日初診：急性黃疸型肝炎後罹患風濕熱已5年，因病輟學，住院20餘次，百治不效，已發展為風心病。下肢關節腫痛，停激素則發熱40℃以上。神疲，大汗，煩渴，苔黃膩，舌邊尖赤，脈洪。予蒼朮白虎湯清陽明、化濕熱：

生石膏60克，黨參30克，蒼朮、黃柏各10克，大青葉、白蘚皮、生苡仁、生山藥、嫩桑枝各30克，豨薟草、老鸛草各30克，晚蠶砂、白蔻仁各5克，炙甘草10克，3劑。

6月21日二診：熱退，服中藥期間停激素3天，體溫37.5℃。煩渴、大汗止，痛大減，嬉戲自如，食納亦佳。其父云，從患病以來，尚未見如此精神過。詢之，微覺腰困。側重化濕，相機扶正補腎，以免熱勢復熾：

連翹、生苡仁、嫩桑枝、老鸛草、小紅豆各30克，六一散20克，晚蠶砂5克，杏仁、白蔻仁各10克，防己、腎四味各10克。

上方服後病情穩定，遂去農村姥姥家將息，失去聯繫。老馬工資少，子女多，生活困頓，此女患病已花去數千元，再無力治療。

類風濕性關節炎合併硬皮病

老戰友李際蔚之遺孀薛秀梅，53歲，住甘肅西峰市報社巷。患類風濕性關節炎28年，由產後入冷水過早引起。2年前經西安鐵路醫院檢查，又發現合併硬皮病，百治不效，已不能起床。

1986年4月7日，著其子李輝攜帶病案向余求治。病歷載：兩手關節腫凸變形，右手不能屈伸，雙下肢踝關節腫脹，足趾僵硬，邁步困難。硬皮病僅有一句話診斷，資料不全。患者懇求遙擬一方先服，待病情減輕，夏季天熱能行動時再來面診。

30年沉寒痼冷，難圖速效。病雖在關節、皮膚，整體氣血虛衰，自在意中。難症痼疾，師法仲景，遂仿烏頭湯意擬一藥酒方及外熨方：

1.生黃耆100克，川烏、附子、活絡效靈丹（當歸、丹參、乳沒）、白芍、黑小豆、烏蛇肉各30克，蜂蜜120克，桂枝、防風、全蟲、甘草各15克，蜈蚣30條，豹骨15克。

以川烏、附子之大辛大熱，通行十二經破冰解凍逐沉寒痼冷為君，以甘草、防風、黑小豆、蜂蜜解其毒，制其燥烈，以防中毒。以桂枝湯合活絡效靈丹養血、活血、和營，蟲類入絡搜剔，豹骨強筋骨。生黃耆運轉一身大氣，周流氣血。

上藥共搗粗末，加上白酒 1.5 公斤入瓶浸泡 7 晝夜後，早晚各熱服 1 次。從 1 酒盅起服，逐日漸加，至服後唇、舌稍感麻木為度，即以此量維持至服完，來信告知病情變化再議。又，兩地相隔千餘里，萬一服藥超量，出現中毒先兆，則服下方解救：

生甘草 60 克，防風、黑小豆各 30 克，加冷水 1500 毫升，蜂蜜 150 毫升煎湯，分次沖服，生綠豆粉 30 克，10 分鐘即解。

2.沙苑子、川草烏、紅藤、荊芥、防風、當歸、雞血藤、海桐皮、乳沒、透骨草、川斷、紅花、細辛、花椒、伸筋草、威靈仙各 30 克，烏蛇肉 50 克。

上藥共搗粗末，95% 酒精 600 毫升拌勻，浸 3 日後，用陳醋 3 公斤，浸泡 7 晝夜，睡前以紗布 8 層蘸飽藥液置於患處，以電熨斗熨之，乾則再蘸再熨，連續半小時。

熨完後活動、揉搓關節，謹避風寒（此為前人經驗加味變法，原法藥液用電離子透入法。以熨斗熨之，亦有顯效，止痛效果最快。此法用治一切關節腫痛，肩凝症，各部骨質增生之劇痛，皆有顯效。若加服對症中藥，則可徹底根治上述各症）。

患者共服藥酒 45 天，每次加至 30 毫升時，服後唇、舌麻木 40 分鐘，維持服至 1 個月後，全身發熱，從此脫去 30 年冬夏不離之棉襖，服完 1 料後，腫痛已減十之七八。患病之後 10 年，每早起床時，要經過 1 個小時的床上運動，始能坐起。然後待僵硬之下肢逐漸靈活，始能下炕，可見其氣血痹阻之甚。古代之「尪羸症」亦不過如是。服此後，全身關節大為靈活，睡醒後可以直接起床下炕。又

服半料，精神食納增，已可自由行動。

患者全家喜不自禁，左鄰右舍視為奇跡。同年6月14日，患者在長子李輝陪同下，不遠千里從甘肅來到靈石。見患者病史中所述各症如指趾、腕踝關節腫凸處，服藥酒後已恢復正常，唯天冷則痛不可忍。硬皮病亦有些微鬆動，但四肢從手到肘，從腳至膝，皮膚猶如貼於骨上，僵硬、繃緊光亮，前額皮膚亦變硬，10年前之滿臉皺紋亦消失。由於上瞼僵硬，兩目不能閉合，夜間必須蓋一條毛巾於面部，始能入睡。畏寒，夜尿頻，腰困如折，脈弦，64次／分。舌淡胖，邊尖有瘀斑。

類關、硬皮病，現代醫學認為與免疫缺陷有關。中醫則認為邪之所湊，其氣必虛。雖肺主皮毛，脾主四肢、肌肉，但30年痼疾耗傷，腎元必虛。當溫養五臟，調節整體以治局部。

生黃耆120克，當歸、熟地、川烏、附子、沙苑子、黑小豆各30克，麻黃、桂枝、細辛、乾薑各15克，防風30克，腎四味各15克，紅參10克（另燉），五靈脂10克，全蟲12隻，蜈蚣4條（研粉沖服），炙甘草60克，蜂蜜150克，鮮生薑30克，大棗10枚，加冷水2500毫升，文火煮取600毫升，3次分服，30劑。

7月22日，患者在介休機務段其子李輝處服完上方30劑，擬返甘肅。腰困消失，四肢已不疼痛。已變硬之皮膚，明顯鬆軟，前額出現抬頭紋，四肢出現皺紋，臀部已形豐滿。眼瞼活動靈活，可以閉合。囑帶原方30劑，加龜鹿二膠、胎盤粉各10克，趁伏天服完。停藥將養至立秋後，再服藥酒1料。

　　12月3日，李輝來告，母病基本恢復，可以操持家務，做飯。此症經前後三診，服藥酒3料，湯劑70劑，不滿4個月，內服附子1945克，川烏2245克，生黃耆8400克。基本方用藥謹遵仲景法度。世人視為不治之症，竟獲痊癒。

　　計先後經治類風濕性關節炎5例，西北地方病「柳拐子」病3例，均以上法治癒。中醫學之潛在生命力，經方之神奇奧妙處，吾輩罄畢生精力，亦難全盤領悟。

腳氣四則

一

高文兆，60歲，城關糧站會計，1976年8月8日診。肥人濕勝氣虛，腳氣10年不癒。時輕時重，每夏必犯。刻診，雙腳腫爛，膿水淋漓，不能步履。腹股溝淋巴結腫大如棗，癢痛夜不能寐。脈滑數而右寸極弱，知為氣虛濕熱下流：

生黃耆45克，忍冬藤、芙蓉葉、生苡仁、苦參、地膚子各30克，蒼朮15克，黃柏、川牛膝、通草、豬苓、甘草各10克，防己、生檳榔各12克，木瓜15克，內服3劑。

藥渣濃煎一盆，化入生白礬、雄黃各20克，趁熱薰洗雙腳，殺菌、斂瘡、止癢，3劑而癒，追訪3年未犯。

二

長女李芹，16歲。1979年12月17日初診：腳氣3年，今冬腳凍成瘡。近3日感染腫爛，膿水淋漓，紅腫焮痛，不能步履。予清濕熱解毒：

生苡仁45克，蒼朮、黃柏、川牛膝各12克，忍冬

藤、芙蓉葉各30克，公英、地丁各20克，白薇、車前子、甘草各12克，生薑5片，棗10枚以護胃氣。

12月20日二診：藥進3劑，腫爛減而未癒。足背青紫，膝以下冰冷，右寸沉細。予益氣溫經和營：

生黃耆45克，當歸30克，桂枝12克，赤芍15克，吳茱萸10克，炙甘草、桃仁、紅花、通草、細辛各10克，生苡仁45克，白薇12克，鮮生薑20克，大棗10枚。

12月24日三診：腫爛結痂，腳膝溫，色紅活，原方去白薇再服3劑善後。

文革以後，余之家境困頓，求飽已屬不易，故爾「藜藿之體氣血窮」，未病正氣先虛。初診未念及此，見病治病，徒以清熱解毒為能事，損傷中氣，出現寒化、虛化。二診下病治上，又合當歸四逆加吳茱萸生薑湯溫經而治凍瘡，重加生黃耆之益氣生肌化腐，在下之瘡瘍立癒。吾女之凍瘡，自此之後又歷10冬，再未犯過。

三

政協趙雄飛之女國英，20歲。1977年6月5日，腳氣感染，雙腳腫爛，腹脹氣喘，晝夜劇痛，嚎哭不止，雙側腹股溝淋巴結腫大如棗。脈沉滑數，舌紅苔黃膩，此屬濕熱化毒入血，有攻心之虞。

忍冬藤90克，生苡仁45克，蒼朮15克，紫蘇、澤瀉、枳殼、獨活、胡黃連、木香、黃柏、川牛膝、甘草各10克，木瓜15克，生檳榔12克，防己12克，通草6克，杉木屑120克（煎湯代水煎藥兼外洗）。

服此方後，喘、痛、癢均退，腳腫未消，脈變右寸沉微，關上滑數。已是中氣下陷，濕熱下注，當下病治上，予五苓散加生黃耆45克，柴胡、升麻各10克，2劑後多年痼疾得癒，追訪10年未犯。

四

二輕局李新林之妻妹，27歲，患腳氣6年，每年夏季必發，平時腳趾部已顯麻木，為腳氣之重症。1981年8月18日，雙腳腫爛，膿汁稠黏，兩腿紅腫延伸至膝部，嘔吐，腹脹，神識不清，言語錯亂，雙腹股溝淋巴結腫痛，便燥3日未行，苔黃厚膩，六脈沉滑數實。證屬濕熱化毒入血，腑實，穢濁上攻，已成腳氣攻心危症。

忍冬藤120克，生大黃30克，生檳榔15克，生苡仁45克，蒼朮、黃柏各15克，木瓜15克，白蘚皮30克，木香、川牛膝、甘草、胡黃連、車前子各10克（包）。

上藥武火急煎，2次分服，2小時1次，日夜連盡3劑。

8月19日凌晨其夫邀診，諸症已退八九，已下床操持做飯。改投生黃耆四妙加白薇內服；以苦參、白蘚皮、黃柏、甘草煎湯，入雄黃、白礬薰洗，3劑後痊癒，追訪2年未犯。

按：腳氣雖屬小恙，然急性感染，濕熱之毒入血上攻，而見氣喘、嘔吐、神迷則屬危症，古代謂之「腳氣攻心」。當急下之，蕩滌熱毒以解危。常用方劑有雞鳴散（檳榔、木瓜、陳皮、吳茱萸、紫蘇、桔梗、生薑）搗粗

末，水煎2次，冷透，凌晨空腹分3～5次服。服後當瀉下
黑糞水為驗。

　　余組方時謹選檳榔、木瓜、紫蘇，消脹寬中下氣，未
見有「瀉黑糞水」現象。下病治上，調節整體法最效。急
性感染期，用清熱解毒利濕消腫，要掌握分寸，不可過
劑。一見右寸沉微，即宜早投補氣升提化濕。生黃耆一
味，益氣運血，內托化腐生肌，實是慢性瘡瘍之神藥。

　　下病治上之法，源自靈樞，傅山先生將此法具體化，
並擬出方藥，大匠示人以規矩，濟世活人，澤及萬民，啟
迪後學，厥功甚偉。

痔漏腫痛

　　縣社幹部趙啟田，38歲1983年3月15日診：因過食辛辣，復加暴怒，五志過極化火，上則口苦咽乾，舌上生瘡，下則痔疾腫痛如刀割，肛脫不收，膿血淋漓，不能邁步，兼見寒熱如瘧，脈弦滑數。擬清腸解毒，清瀉少陽膽火：

　　1.生地榆、芙蓉葉、二花、公英、連翹、柴胡各30克，生梔子、黃芩、漏蘆各12克，桃仁、紅花、甘草、甲珠、皂刺、白芷各10克，赤芍15克，白酒100毫升，冷水浸泡1小時，急火煮沸7分鐘，2次分服，3劑。

　　2.木鱉子（打）、公英、連翹、芙蓉葉、苦參、甘草各30克「芒硝、生白礬、硼砂」各20克（化入），煎湯一盆，薰洗坐浴。另以木鱉子磨濃汁塗脫肛。古代驗方，外治脫肛，立效。

　　上藥內服外洗各用1次，諸症已去七八，藥完痊癒。此法治本病約百例，雖不能根治痔疾，但可立解痛苦，不無小助。重症二花可用120克，一服立效。出血者加槐花炭、側柏炭。副縣長田斌患內痔腫痛出血，一月發作3～4次，服上方20劑，並加「炮甲珠10克、三七6克」（研沖服），竟獲根治，已25年未發。

頸椎增生症五則

一

　　馮文林，55歲，靈石劇團團長。1983年2月11日診：頭暈，項部強直，轉動不靈，左右轉頭時頸部「嚓嚓」作響。1982年6月29日省人民醫院X光片確診：頸4、5、6椎唇形增生。曾服骨質增生丸、骨刺靈等多種藥物無效。近半年來雙手1、2、3指麻木，氣短，腰困，右半身麻木，因怕跌撲，不能騎自行車亦已半年多，陽事久廢。脈澀，寸部極弱。

　　患者年近六旬，腎氣已衰。腎主藏精、生髓，督脈隸屬於腎。今腎虛精怯不能上承，故督脈空虛。且勞倦內傷，中氣亦虛。血脈不充，周流受阻，氣不運血，四末失養，故見麻木等症。

　　劇團常年下鄉演出，難免風霜雨露外襲，太陽經輸受病，故見葛根湯證。擬桂枝湯加當歸、首烏、桃仁、紅花養血和營，活血通絡，加葛根之專理頭項，重用生黃耆120克峻補其氣而運血，以鹿茸、骨碎補、龜板養腎精、強筋骨，更加蟲類入絡去風，不知效否？

　　桂枝、白芍、炙甘草各45克，粉葛根60克，生黃耆120克，當歸、首烏、白蒺藜、骨碎補、龜板（先）各30

克，桃仁、紅花、僵蠶各10克，「鹿茸尖3克，全蟲12隻，蜈蚣4條」（研粉沖服），鮮生薑10片，棗10枚，10劑。

10月21日遇於房管所，知服上方16劑後，右半身及手指麻木已癒，頭不暈，已恢復騎自行車而無提心吊膽之感。項部強硬感及頭部轉側之磨擦聲，在服至7劑藥時已全好。惜不知本法對骨質增生之實質性改變效果如何。

二

王宸安，59歲，省檔案局機關黨委書記，1996年春組團赴雲崗石窟參觀，出現恐高症，當場暈厥。醒後項強不能轉側，頭暈不能起立，面色蒼白，四肢厥冷，腰困神倦，左手臂陣陣麻木。護送回太原後，經省人民醫院X片示頸椎3、4、5、6、7廣泛增生。脈緩，兩寸沉微。此腎陽虛衰，風寒外襲太陽經輸，痰濕內阻，氣不運血，予大劑補陽還五湯加味：

生黃耆120克，粉葛根90克，附子、當歸各30克，桂枝、赤白芍各30克，川芎、桃仁、紅花、地龍、白芥子（炒研）各10克，炙甘草30克，紅參（另燉）10克，定風丹60克（首烏、白蒺藜），黑木耳30克，鮮生薑10片，棗10枚，加冷水1500毫升，文火煮取500毫升，2次分服，3劑。

上方服3劑，項強頭暈消失，10劑後諸症已退七八。腰困如折，原方加腎四味120克，龜鹿膠各10克（化入），熟地45克，連進20劑後，已無自覺症狀。

夫人劉素仙多年腰困，右膝痛，腿軟時時傾跌。見藥劑大，棄之可惜，每劑藥渣又煎2次，連服10劑後其症亦癒。

三

景玉璽，50歲，兩渡小煤礦技術員。1984年12月10日因頸項強痛不能轉側，不能長時間抬頭，為減輕痛苦，頸向右歪，致成「斜頸」已半年。X片見頸2、3唇形增生。左臂及手指陣陣麻木，脈澀，舌淡。體質好，別無所苦，逕投桂枝加葛根湯合止痙散和營解痙：

葛根60克，桂枝15克，白芍90克，炙甘草30克，全蟲12隻，蜈蚣4條（研沖服），鮮生薑10片，棗10枚，遵桂枝湯服法，啜粥助汗。

上方連進5劑，斜頸消失，疼痛麻木亦癒。

四

看守所長王海清，51歲。1983年5月30日初診：右肩凝，臂不能上抬後展，陣陣頑麻，項強痛、不能轉側月餘。本院X片見頸2、3椎唇形增生，肩甲骨增厚。陰雨天項、背、肩有痛、麻、抽搐感。口腔及下唇生瘡，此起彼伏，經年不癒。

三五日輒感冒，脈沉細澀，舌淡紅。症屬精血虧損，絡脈失養；衛陽不固，復被風寒外襲，留而成痺。寒主收引，故見搐痛；陰虛陽浮，火不歸原，故見上熱。擬益氣

養血，滋陰和陽，逐寒通絡複方：

生黃耆120克，葛根90克，當歸、川烏、黑小豆、天門冬、麥門冬、鹽巴戟肉、雲苓各30克，九地90克，五味子6克，桂枝、細辛各15克，桃仁、紅花、地龍各10克，白芍90克，炙甘草60克，防風20克，全蠍12隻，大蜈蚣4條研末沖服，油桂1.5克（米丸先吞），鮮生薑10片，大棗10枚，蜂蜜150克，加冷水2500毫升，文火煮取600毫升，3次分服。

上藥服6劑，諸症悉除。予培元固本散1料善後，追訪4年，很少感冒，體質大勝從前。

五

裴茂才，43歲，石膏礦坑下工，內科急診入院病人。1983年9月20日會診：

X片見頸2腰3唇形增生。入院3日，右頸、肩、背、胸之上部，劇烈疼痛，日夜不停已3日。咳嗽、轉側，則痛如撕裂。追詢病史，知於4日前曾患感冒，繼續掄大錘半小時許，中午小睡1小時，隨即痛醒，已不能翻身。局部無紅腫，項強硬，脈浮弦，苔白厚。患者長期在坑下作業，久受寒濕，嗜酒無度，內蘊濕熱。今受外寒，項痛及肩，胸痛徹背。

症由寒襲太陽經輸，努力致瘀，便燥3日未行，肺氣賁鬱，腑氣不通。擬散寒通絡緩攻逐瘀：

桂枝15克，赤芍25克，炙甘草15克，葛根60克，瓜蔞30克，薤白15克，白酒100毫升，丹參、當歸各30克，

桃杏仁各12克，枳殼、桔梗、乳沒、檀香、降香、木香各10克，生軍10克，「醋元胡5克，全蟲12隻，蜈蚣4條」（研末沖服），生半夏18克，鮮生薑10片，棗10枚，3劑。

9月24日二診：藥進1劑，劇痛立止，行動如常。3劑服完，已如常人。唯苔變黃膩，側重化濕：

瓜蔞30克，薤白15克，白酒100毫升，丹參、當歸各30克，生半夏18克，大貝、鬱金各15克，檀香、降香、佩蘭、蒼朮、桃杏仁各10克，葛根60克，全蠍12隻，大蜈蚣4條研末沖服，3劑。

9月28日三診：已定出院，脈弱。擬益氣養血，平補腎督以固本：

生黃耆120克，葛根60克，腎四味120克，龜膠、鹿膠各10克（化入），當歸、丹參各30克，赤芍15克，桃仁、紅花、川芎、地龍、桂枝、炙甘草各10克，骨碎補30克，鮮生薑10片，棗10枚，胡桃4枚（打），10劑。

10月1日隨訪，已正常上班。

足跟痛（跟骨骨刺）

溫靈芝，女，47歲，石膏礦工人家屬。1974年9月下旬，患雙足跟痛4個月不癒，邁步困難，整日足不出戶。經X光攝片，確診為跟骨骨刺（雙）。肥胖體型，神疲、氣短、畏寒，冬必凍腳。脈沉細，舌淡胖。局部皮色如常，不紅不腫，冷感。考足少陰腎經經脈「入跟中」，腎虛精怯，經脈失養，加之濕盛氣虛，氣血失於周流，寒濕痹阻，不通則痛。

擬補陽還五合附桂八味，當歸四逆加吳茱萸湯合方化裁，下病治上，益氣溫經，活血通絡：

1.生黃耆120克，當歸、附子各30克，九地45克，油桂、川牛膝、木瓜、乳沒、通草、細辛、防己、澤瀉各10克，吳茱萸（洗）、茯苓各15克，白芍30克，炙甘草15克，化鐵丸（楮實子、威靈仙）20克，「炮甲珠6克，象牙屑4克」（研粉熱黃酒送下），鮮生薑10片，棗10枚，5劑。

2.防風、苦參、紅花、甘草、透骨草各30克，水1500毫升，煎汁1000毫升，入白酒0.5公斤，微沸，趁熱搓洗，浸泡雙足。

上法，內外兼治，一日痛緩，二日後可走路，5日後自覺症狀消失，當年冬季亦未凍腳。

古方化鐵丸，軟堅散結之力甚強，兼補肝腎，炮甲珠

通絡，象牙屑善消骨刺。上方加減，治足跟痛症10餘例，均獲捷效，且無復發。惜病癒之後未拍片復查。不知本法對骨刺之實質改變，有無消散之功。

　　按：余經治各類骨質增生病約300餘例，資料散失，難作精確統計。腎主骨，治腎為本。腎四味、骨碎補，培元固本散，善後服之，可以根治。

　　分部用藥：頸椎病，遵仲景法，葛根湯類方專理頸項，疏通太陽經輸，見效最速，主藥葛根應60克以上。

　　腰脊病，補腎督，強筋骨；四肢病，益氣健脾化濕，以榮四末。寒濕骨痹，烏頭湯用至止痛。

　　胸椎病，瓜蔞薤白白酒湯合丹參飲。初治得效，以補陽還五湯大補氣血，血肉有情補腎督，強筋壯骨，活血化瘀，蟲類通絡收功。

肩凝重症

　　靈石成都酒家老闆馬天保，54歲，1999年5月因肩臂痛求治。其症：右肩臂劇痛，手不能抬舉、後展年半，百治不效。境遇不順，近年發胖。近來受涼加重，抬肩痛如撕裂，自己不能穿衣，苦不堪言。

　　本病又名「五十肩症」，屬老年性、退行性病變，頗難治。唯《傅山男女科》載一方，有捷效。傅山先生論曰：「肩臂痛，手經病，肝氣鬱。平肝散風，去痰通絡為治。」方為：

　　當歸、白芍各90克，陳皮、柴胡各15克，羌活、秦艽、白芥子（炒研）、半夏各9克，附子3克。

　　煎服法：水6碗，煎3沸，取汁1碗，入黃酒服之，一醉而癒。

　　細玩先生之意，大略肩臂乃手少陽、手陽明二經所過。肝氣鬱則木來剋土，脾主四肢，脾氣虛則痰濕內生，流於關節，故肢體為病。加之50歲後氣血漸衰，復加風霜雨露外襲，日久，乃成本病。

　　余師先生意，原方加生黃耆120克益氣運血，加桂枝尖15克載藥直達病所。加止痙散（全蟲3克、蜈蚣4條）研粉沖服入絡搜剔，更加桃仁、紅花、地龍活血通經。患者海量，令水與黃酒各半煎之，熱服取汗，以開表閉，逐寒凝，3劑。

6月13日遇於街頭，據云：服第一劑後得微汗，當夜安然入睡，次日頓覺大為鬆動，數月來開始穿衣不需人助。不料，服第2劑後，竟暴瀉黏稠便10餘次，而臂痛亦減輕十之八九。因畏瀉，剩一劑未服。

10月9日又遇於分店，據云服後又腹痛作瀉5～6次，右肩上舉、後展已如常人。

考致瀉之由，一是當歸富含油質，大劑量難免滑腸；二是溫藥消溶痰濕，由大便而去。

煎服法未遵先生法度，藥量大，3沸難以充分溶解有效成分。故改為冷水浸泡1小時，急火煮沸半小時，對入黃酒，2次熱服。

五行辨證偶得五則

一

趙秀英，女，47歲，樂子堂村人，1987年秋，因肋痛求治。8年前曾患急性黃疸性肝炎，醫者不明肝病護脾之義，從始至終一付茵陳蒿湯用到底，約服60餘劑，梔子、大黃均在500克以上，苦寒過劑，致生變證。

先是食少、惡寒、作瀉，自服附子理中丸1月而癒。近2年發現右肋脹痛，呼吸牽引，甚則不能轉側。醫者又以兩肋為肝之分野，遂用舒肝丸1盒不效。繼服元胡片、柴胡疏肝散2月以上，病終不癒。

現症，痰盛咳劇，胸悶打呃，以呼出為快。右脅下痛不移處。脈澀，舌膩，舌右側有大片瘀斑，舌下青筋怒張。見證純屬肺經，何以竟用治肝之劑？

蓋人但知肝主疏泄，肋痛責之肝氣不舒，而忽略了「諸氣膹鬱，皆屬於肺」。人身精氣，發源於腎，充養於脾，敷布全身。脾胃中氣，實為升降樞紐。脾氣不升，則諸經之氣皆不得升；胃氣不降，則諸經之氣皆不得降。黃疸過用苦寒，先傷脾胃之陽，中氣虛餒，運旋無力，肝欲升而不得，肺欲降而不能。氣阻於上，痰濕瘀血留滯於中，故見種種肺經證候，與肝何涉？此亦誤金作木之一

例。

以瓜蔞薤白半夏湯合丹參飲加枳殼、白芥子、桃杏仁、炮甲珠、炙甘草，降肺胃，寬胸膈，化痰通絡，3劑諸症均癒。

二

張家莊郭改榮，女，47歲，1987年10月，因一身盡痛求治。縣醫院內科診為「多發性神經炎」。其症，手、足、胸、背、肘、膝、指、趾皆痛，如閃電一擊而過，陣陣發作。腰困如折，寒熱如瘧，脈弦滑，舌紅少苔，左邊瘀斑成片。病已多年，久治乏效，只好聽其自然。近來痛甚，日夜不安。詢知由近年境遇坎坷，情懷抑鬱所致。講三五句即長歎一聲，以舒其氣。

憶傅山男科有諸痛治肝之論，謂「手痛足痛，心腹痛，一身眾處皆痛，將何以治？治肝為主。肝氣一舒，諸痛自癒」。並以逍遙散變方為治，其方為：

當歸6克，白芍15克，柴胡3克，茯苓15克，蒼朮6克，甘草3克，苡仁15克，梔子3克，陳皮3克，方即逍遙散去薄荷、生薑與異功散去人參合方加苡仁、梔子。

《石室秘錄》云：「此逍遙散之變方也，善治肝經之鬱，而又加去火、去濕之品。蓋諸痛皆屬於火，又兼濕氣作祟。用梔子以清火，用苡仁以去濕。故雖治肝之一經，而諸痛無不奏效也。」

余早年治諸痛，喜用此方。隨手拈來，不加思索，頗覺輕捷簡便。然有效有不效。時日既久，知諸痛不盡屬

火，風、寒、濕、瘀皆令人痛，此其一。即兩脅痛，亦不盡屬肝。青年時但知肝氣不舒，對「諸氣膹鬱，皆屬肺經」不甚了然。用逍遙散、柴胡疏肝散治脅痛，亦有效有不效。

《內經》謂「肝居於左」，以今之解剖學定位視之，未免荒誕。然《內經》所言者，氣化升降之理。肝氣從左升發，其氣一鬱，欲升不得，故痛發於左，亦有竄及右脅時。但始發於左，蓋無疑問。肺主氣，從右肅降。其氣膹鬱則欲降不能，故右脅痛。必兼見胸中滯悶。以治肝之法治肺，古人謂之「誤金作木」。

此類錯誤，青年時可謂屢犯不改。咎在讀書太少，又不求甚解。五行之理金本剋木，以制木之過旺。今木氣亢強，反侮於金。則金衰不能制木，反被木侮。因之敢怒不敢言，胸中便覺「憋氣」。古人謂之「金木同病」。

治此等症，以柴胡疏肝散加瓜蔞枳殼白芥子之屬，舒肝之鬱，通肺之滯，使各不相犯，生剋制化復常，則兩病皆癒。

本病以一身盡痛為主證，久痛入絡，痛則不通，年近五旬，腎氣亦虛。擬逍遙散、瓜蔞薤白湯、丹參飲合方化裁，疏肝之鬱，通肺之滯，腎四味鼓舞腎氣，蟲類搜剔，入絡散瘀，則諸痛當癒：

白芍90克，炙甘草、當歸、白朮、茯苓、丹參、瓜蔞各30克，柴胡10克，薄荷3克，薤白、腎四味各15克，全蟲12隻，蜈蚣2條（研沖服），煨薑、白芥子各10克（炒研），煎取濃汁600毫升，日分3次服。

3劑後痊癒，追訪3年未復發。

三

郝姣棠，37歲，1985年8月20日初診。經期動怒，致經水7日量多不止。經淨之後，自汗，心悸，日甚一日。以致心動神搖，日夜不敢躺臥。臥則心動震衣，手抖不停，心中無端恐懼。日落之後，足不出戶，即上廁所亦覺有人跟蹤，惶惶不可終日。白晝則四處亂跑，片刻不得寧靜。且時覺臍中悸動，動甚則有氣流倏忽上攻而引起劇烈心悸而嘔酸涎。

舌紅少苔，脈數不任重按，135次／分。心電圖見心動過速，服鎮靜劑及養血歸脾湯亦無效。

余思此證，病在心肝兩臟，旁及奇經。心主血，肝藏血。五行之理，肝為母，心為子，二者相生。經期動怒，致肝之疏泄太過，而不能藏血。心失所養，子盜母氣則肝更虛。人臥則血歸於肝，心血更形不足，故悸動不安。心氣虛則恐，故見無端恐懼。臍下為衝脈所居，號稱血海，諸經有餘之血皆貯於此，而衝脈隸屬肝腎。血虛則衝脈失養而氣奔於上，有類奔豚。嘔酸涎者，肝寒也；日輕夜重者，陽虛也。

《金匱》治陽虛不能收攝精血，用桂枝加龍牡湯；肝寒嘔涎沫，用吳茱萸湯。兩方相合正與本病病機相符。加紫石英之鎮守衝脈，活磁石之協調上下，茯神之寧心神，合為調和營衛陰陽之劑：

桂枝、白芍各10克，炙甘草6克，生龍牡、活磁石、煅紫石英、野黨參、茯神各30克，吳茱萸15克，鮮生薑

10大片，棗10枚。

上方服3劑，諸症十退其七，心悸偶發，夜可安枕。加當歸30克，遠志10克，又服6劑，脈轉沉，80次／分，痊癒。

四

1981年6月，余在晉祠療養時，遇一奇症。江陽化工廠楊英廠長之獨生女楊小萍，17歲。自幼嬌生慣養，說一不二。

1981年3月，因其父調動工作，耽誤學習，未考取高中，羞憤、鬱怒成病。始則不饑不食，繼則日食2.5公斤多而不能飽，卻日見消瘦，未及百日體重下降15公斤。嗜食甜、鹹味厚之物。情懷抑鬱，時時悲傷啼哭，或無故暴怒。喜靜惡動，不欲見人。經閉3個月，面色暗黑。

6月7日晚，邀余診視。按脈沉澀，舌紅無苔。山醫一院查神經系統，無異常發現；山醫二院、省人民醫院查甲功、血糖、尿糖正常；中醫按中消治，亦無效。

細思此症，乃情志為病，五行生剋制化乖亂。鬱怒傷肝，肝氣鬱久化火剋制脾土，脾胃受剋，乃引食自救其虛。口淡、嗜食甜鹹，便是脾虛的據，故多食逾常。又因壯火食氣，故雖多食卻日益消瘦。且憂思傷肺，金本剋木，今脾胃虛而不能上供於肺，土不生金，肺虛日甚，時時悲傷欲哭，故木旺無制而脾愈虛。

乃疏一方，逍遙散合甘麥大棗湯重加百合、知母、生麥芽，以補肺疏肝，益氣扶脾而解土之圍：

柴胡10克，當歸、白芍、茯苓、白朮各30克，紅參（另燉）、丹皮、黑梔子各10克，薄荷3克，炙甘草、百合、知母各30克，小麥、生麥芽各60克，煨薑5克，大棗10枚。

後余提前出院返縣，此事已逐漸淡忘。1982年元月15日，該廠任科長受託向余致謝。始知楊女服上方3劑後諸症均減，並給找一臨時工作，改變了孤獨處境，原方又服4劑，日見好轉，精神復常，體重復原而癒。

五

石膏礦司機溫建國之母，64歲。1983年3月17日初診：自50歲絕經後，得一怪病，百治不效，14年不癒。其症，時覺有氣從兩肋攻於中脘，復從中脘上沖於胸，胸中憋悶一陣，產生一股熱流，又從雙肩沿兩臂倏忽放射至兩手而散。食少，口苦，夜寐不安，喜怒不常。每有情志變動必發，發則心悸不安，怒氣充斥胸膺。脈左弦數，右滑弱，舌紅少苔。

赴省一院神經內科檢查，無異常發現。專家分析似屬更年期綜合症之餘波，無特效療法。省中研給予加味二仙湯，亦無效。

余思索良久，斷此症為五行生剋制化乖亂所致，病本在肝。肝主血，體陰而用陽。停經之後，精血衰少，陰虛導致陽亢。氣有餘，則制己所勝而侮所不勝。是典型的肝（木）氣橫逆，乘土（脾）侮金（肺）病例。肝、脾、肺三臟俱病，日久波及心腎。擬滋腎陰以柔肝之體，瀉心火

以抑肝之用，扶中土而復生剋制化之常：

柴胡、丹皮、梔子（炒黑）各10克，生地、白芍、當歸、山萸肉、白朮、茯苓、生熟棗仁、生龍牡各30克，炙甘草、煨薑各10克，3劑。

4月14日二診：上藥服後已27天安然無事。囑早服六味丸，晚服歸脾丸，1月後隨訪，其怪病再未發作。

老年蕩漾震顫症
——帕金森氏綜合症

楊長珍，男，72歲，石膏礦退休工人，住逍遙村。患蕩漾、震顫3年零7個月，百治不效。

曾在山醫一院神經內科診為帕金森氏綜合症，1983年11月16日會診。我院內科認為與老年腦、骨髓系統退化性病變有關。其症，整日如乘車坐船，蕩漾不止，頭搖不停，手抖不停，手抖不能持箸，腳膝酸軟，一日數次跌撲，步態蹣跚前衝。自覺頭重腳輕，腳下如踏棉絮。頭暈、耳鳴、失眠，每至夜半即口中無津，舌乾不能轉動。脈大按虛，舌絳而乾。

患者年逾古稀，腎氣大衰，腎陰匱乏，任督空虛。精氣不能上達，陰精不能上奉，故頭眩、耳鳴，舌乾無津；陰虛不能抱陽，虛陽化風妄動，故見蕩漾、震顫諸恙；心腎不能交濟，故不寐。

現代醫學謂：老年人多數重心上移，形成頭重腳輕局面。此與《內經》在兩千多年前已論證之「上盛下虛」病機一致。治法宜血肉有情之品，填補腎督，育陰熄風。選大定風珠合黃連阿膠雞子黃湯，加蟲類熄風、腎四味鼓舞腎氣：

龜鱉二膠各10克（化入），生龍牡（搗先煎）、磁石（先煎）、白芍、腎四味、定風丹各30克，阿膠18克

（化入），麥冬12克，五味子10克，黃連、油桂各6克，炙甘草15克，葛根60克，全蟲12隻，蜈蚣2條，研末沖服，遠志12克，雞子黃2枚（分沖）。

11月26日二診：上藥連服5劑，蕩漾感消失，震顫、頭暈已減八九，手已不抖，可以正常進餐。脈已斂，舌紅潤，夜半已不渴。唯少有激動或過勞（仍參與田間勞作）時，仍有發現。原方加河車粉10克、鹿茸粉3克（沖服），又服5劑痊癒。

身瞤動症

工商局段繼元之幼女，段志芳，8歲。1988年1月26日初診：頭搖、手臂抖動已1個月，日發作2～3次。發作前先覺心下懊憹，發嘔而不礙飲食。旋即發冷，上身抖動，不能自制。抖動時神清，語言如常，無恐懼感。每次發作或半小時，或1～3小時不等，說停便停。發作後不疲、不困，嬉戲如常。食納好，二便調。

迭經縣醫院、省一院神經科、兒童醫院、市中研等單位專家會診，未見實質改變。迭用鎮靜、營養神經、養血柔肝、清熱熄風、和解少陽、溫陽制水、滌痰止痙、針灸諸法皆不效。

近3日來多數在12～14時許發病，病作時患兒頻呼心口難受，隨即俯臥床上，以頭抵被，揚手擲足，反覆顛倒，莫可名狀。

目眩，覺周圍物事旋轉，自訴如坐在船上。病前，12月23日，患兒因洗澡受寒，突於11時50分失語，上肢無力，於14時許恢復，後遺口吃。24日，入夜胸腹脹滿。元旦上午，突然高熱達39.5℃，2日熱退，下午6時發病，迄今近月不癒。難症痼疾，求教於仲景。「心悸、頭眩、身瞤動」似屬真武湯證，然小便自利，況市中研已投溫陽制水不效，則非真武湯證。

從其發作時惡寒，欲厚衣被，則表症仍在；二便調，

無裏證。其主症「心下痞，煩躁、苦冒眩、乾嘔、胸腹脹滿，腸鳴轆轆……」與痰飲症相符。遂擬一方，以桂枝湯解表，加桂以降沖逆；吳茱萸溫肝胃；澤瀉湯、小半夏加茯苓湯去痰飲之痞、嘔、眩；更加生龍牡、紫石英之鎮攝浮陽：

桂枝10克，油桂5克（後下），白芍10克，炙甘草6克，黨參、吳茱萸、生半夏各10克，澤瀉45克，白朮18克，茯苓18克，紫石英、生龍牡各18克，鮮生薑5片，薑汁1小盅（對入），大棗6枚，煎服如桂枝湯法。

1月28日二診：藥後遍身得潤汗，12時稍覺心口難受，欲發未發。昨夜小便2次，今日3次，寒飲已化，腹滿未退。脈弦滑，仍屬飲邪，以溫藥和之。改投溫氏奔豚湯小劑治本：

附子9克，油桂、沉香、砂仁各3克，山藥、雲苓各18克，澤瀉、懷牛漆、紅參（另燉）各9克，生半夏18克，炙甘草9克，生龍牡、紫石英各15克，薑汁1盅（對入），冷水750毫升，文火煮取500毫升，3次分服，3劑。

2月4日，藥後8日未發，停藥後昨15時有一次小發作，一顫即過。原方量減半，小兒稚陰稚陽，補陽不可太過，加炒麥芽30克、腎四味40克，3劑後恢復學業。

足心發熱怪症

劉虹蘭，女，33歲，梁家焉學校教師。1983年8月20日初診：足心發熱7年，日夜不休，日輕夜重，自覺湧泉穴處呼呼往外冒火。不論冬夏，夜臥必把腳伸出被外，或踏於凉牆上，始能入睡。曾多次求醫，服滋陰補腎、滋陰降火，以及清骨蒸勞熱之劑百餘劑，不效。又認為陽陷入陰，用升陽散火湯，反增頭面轟熱。

診視見面色嫩紅，豔若桃李，陽浮於上顯然。詢其病史，因年久已不甚了然，似與產後失調有關。按脈細數，132次／分。乾渴，小便清長，飲一溲一，不存尿。中上脘處冷感，胃納不馨。食入稍一受涼，即覺酸腐不適，雙膝獨冷。

細思此症，乃陰陽盛衰之變。陰陽之道，陽為陰根。（《易》曰：天一生水）陽生，陰始能長。陽氣——命門真火，乃生命之主宰。命門位居下焦，乃人身真火，氣化之本原。此火一衰，火不生土，胃中水穀便無由蒸化，故見納少化艱；人身津液賴此火之溫煦，始能蒸騰於上，敷布上下，此火一衰，氣化便弱，津液不能升騰，故口乾；湧泉為足少陰腎經井穴，為腎氣之所出。今下焦陽衰，不能統攝腎陰，而致陰火沸騰，足心熱如火焚。是宜補火之原，真火旺，陰火自安：

炙甘草60克，乾薑、附子各30克，冷水1500毫升，

文火煮取500毫升，2次分服，3劑。

8月24日二診：藥後熱勢頓減，多年之雙膝冷亦熱。自訴多年來從未有如此舒適過，且食納亦增。因在會議期間，不慎感冒，覺腦冷，如風從腦殼吹入狀，畏惡風寒特甚。筋惕肉瞤，皮下如蟲行，脈反沉細。諸多見證，足證陽微：

麻黃10克，附子15克，細辛10克，炙甘草30克，乾薑15克，2劑。

藥後又癒，臨行前特來致謝。囑服金匱腎氣丸1個月，以鞏固療效。

頭痛三則

一、血管神經性頭痛

鐵廠女工李秋蘭，38歲，住院病人（住院號002194），患者因劇烈右偏頭痛7日，於1984年3月24日入院。經山醫一院神經內科診為血管神經性頭痛，經用安絡痛、當歸注射液穴位封閉不能控制，邀余會診。

見患者面赤如醉，自覺近1個月以來，每到太陽出山便覺有熱流上攻頭面，轟熱難忍。至3月19日拂曉，突覺熱流攻沖不止，右下頜角突然如電擊、火灼，陣陣劇痛，約3～5分鐘發作1次。

每次發病，皆從下頜角頰車穴下方呈弧形向後經風池穴竄至右太陽、下關復入頰車穴。如此反覆發作10餘次，戛然而止，移時又發作如前。每日5時痛起，日中痛劇，下午5時漸鬆，太陽落山痛止，入夜則如常人。每日如此循環不已，已17日。便燥口乾，雙膝獨冷，夜難成寐。脈洪大而虛，舌光紅無苔。

脈證合參，當屬腎陰虧損，陰不抱陽，水淺不養龍，故龍雷之火上奔無制。陰虛之患，寅末日將出而病，日中陽氣大盛，故病重。日落陽氣衰，得天時之助而暫癒。入夜陰氣漸充，故如常人。法宜大劑滋水，導龍歸海，引火

歸原，佐入酸甘柔肝緩急：

引火湯（九地90克，鹽巴戟肉、天冬、麥冬各30克，雲苓15克，五味子6克），白芍100克，炙甘草30克，棗仁30克，葛根60克。

4月6日再診：藥進3劑，藥後當天熱流攻沖之勢大緩，次日轟熱止而痛亦止。偶於下午2～3時有短暫發作，一閃即過。脈斂，面色轉淡，舌上生出薄白苔，帶原方3劑出院。追訪3年未復發。

二、三叉神經痛痼疾
——兼論火不歸原證與傅山引火湯

組織部長裴義林之妻，55歲。1984年3月26日初診：患「原發性三叉神經痛」8年，迭用酒精封閉、針灸，服中藥百劑皆無效。近年來發作頻繁，外受風寒，大喜大怒，過度勞累，高聲講話，咀嚼食物，洗臉刷牙、打呵欠皆能觸發。

8年前僅下頜枝患病，2年之後累及上頜枝，1983年冬，眼枝亦病。以為齲齒作痛，牙已拔光，病勢日見嚴重。以致不敢進食咀嚼，以流質食物維持不餓，致消瘦脫形，弱不禁風。此次發病已3日，病前無故右眼赤如鳩目，淚如泉湧，日夜不止，右耳鳴如潮聲。

今晨，因大聲呼喚幼子起床，冷風拂面，突覺畏寒。同時覺有熱氣從右腳心沿腿之內側上攻頭面，迅如閃電。旋即整個右頭部如蛇咬蠍螫，火灼電擊，劇痛嚎哭，驚擾四鄰。每發作1次，約5分鐘，頻發30餘次，已歷3小時

之久。診脈洪大無倫，舌乾紅無苔。頭暈腳軟，足膝冰冷，口乾便燥3～4日一行。

患者年逾五旬，腎氣已衰，腎陰下奪，陰不戀陽。時值春令，陽氣升發。腳底為腎經循行始發部位，龍雷之火不能下安宅窟，循經上攻，上奔衝擊無制。擬傅山引火湯合芍藥甘草湯大劑，滋陰戀陽，引火歸原，柔肝緩急，以制雷火，3劑（方見例一）。

3月29日二診：藥後腳底上沖之氣已斂，發病次數逐日減少。每有發作，一閃即過，已可耐受。洪象已斂，目赤、耳鳴均癒。考慮多年痼疾，久痛入絡，佐以蟲類搜剔，更加細辛引入少陰而驅伏寒，兼寓火鬱發之之意。

原方加細辛15克，「全蟲12隻、蜈蚣2條」研末沖服。

4月4日三診：上方服1劑發作停止，已4日未發。全家人大喜過望。部長戲云：真如死囚遇大赦，不用提有多高興了。囑原方再服3劑鞏固。追訪10年未復發。

按：本病為臨床常見疑難病之一。各家多從風、寒、痰、火、瘀論治，或可見效於一時，後必復發。蓋本病正虛為本，病機在腎，當從腎論治。

《素問・五臟生成篇》載：「頭痛巔疾，下虛上實，過在足少陰、巨陽，甚則入腎。」縱觀歷年病例，約在百人之數，悉屬腎陰下虧，龍雷之火上燔，無一例外。病程愈久，病機愈顯。蓋腎為先天之本，內寄命門真火，為水火之臟。腎中水火，共處一宅。水火相抱，陰平陽密。水足則火藏於下，溫煦臟腑，統領一身之氣化，是為健康無病。

　　若因外感內傷，致水虧於下，則火失其制，古人喻為水淺不養龍，於是離位上奔；或腎水寒極，逼真火浮游於上，致成火不歸原之證。且肝腎同源，腎水既虧，肝失滋榮，肝中所寄雷火，勢必隨腎中龍火上燔，而成燎原之勢，而見種種上熱見證，如頭痛、頭暈，牙痛、齒浮，鼻衄、齒衄，目赤如鳩，面赤如醉、心悸暴喘、耳鳴如潮、口舌生瘡、咽痛如火灼等。

　　病機既明，當用「甚者從之」之法。水虧者，以引火湯壯水斂火，導龍歸海；水寒者，以引火湯加油桂1.5克，飯丸先吞，溫臟斂陽，引火歸原。若誤以實火正治，苦寒直折，釜底抽薪諸法，非但不能癒疾，反致變生不測。西晉王叔和注解《內經》，對龍雷之火的病機、治則有詳盡闡發，宜精讀。

　　中醫學著名的調燮陰陽大法：益火之原，以消陰翳；壯水之主，以制陽光，及五行生剋制化，「亢害承制」諸論，皆源出於此。

　　龍雷之火為臟腑內生虛火，與六淫外邪實火大不相同。有以下5點，可資鑒別：

　　1.雙膝獨冷，上下溫度如常，獨膝蓋部其冷如冰；

　　2.來勢暴急跋扈，如迅雷閃電，頃刻生變，外感多漸變，火不歸原多突變；

　　3.隨陰陽盛衰之年節律、日節律演變，天人相應現象最著，如冬至陽生則病，春令陽升轉重，夏至陰生漸緩，日出病作，日中病甚，日落病緩，入夜自癒；

　　4.熱勢轟轟，或由腳底，或由臍下，上攻頭面，外感無此病象，若出現此象，按火不歸原論治，誤用苦寒直折

則危；

5.不渴尿多，渴喜熱飲。

以上為火不歸原證治之大略。三叉神經痛必挾雷火，因巔頂之上唯厥陰可到。肝火暴虐，在大滋真陰引火歸原之中，必佐柔肝寧絡之品為妥。全方組成如下：

熟地90克，鹽巴戟肉、天冬、麥冬各30克，雲苓15克，五味子6克，白芍100克，炙甘草30克，細辛15克，「全蟲12隻，蜈蚣3條」（研末沖服）。

脾胃虛弱者，易致滑泄，加薑炭10克，砂仁10克（與熟地拌搗）。

龍雷之火上奔無制者，加油桂粉1.5克（刮去粗皮研粉，蒸爛小米為丸，藥前先吞），引無根之火降而歸腎，見效尤速。

三、頭風痼疾與秘方「偏正頭風散」

凡百治不效，抱病終生，至死不癒之頭痛，古代謂之「頭風痼疾」。史書記載，三國曹操即因此症，不治而死。或每日定時發作，或交節病作，或經前必犯，或由七情過激觸發，發則頭痛如破，睛脹頭眩，嘔吐涎沫，昏蒙思睡，飲食俱廢。凡此種種，必是「伏邪」作祟。

「伏邪」之因，必是患者正氣先虛，外淫六邪襲入，無力鼓邪外透，留而不去。時日既久，由皮毛、經絡漸漸深入於臟，濕痰死血築成巢穴，深伏不出，遂成痼疾。治之之法，當理清「邪之來路，即邪之出路」，因勢利導，扶正氣，開表閉，引伏邪外透則病癒。

余在1958年，偶得一則民間專治偏正頭痛之秘方「偏正頭風散」，經臨證反覆運用，篩選藥物，調整主輔藥比例，使之恰合上述病理、病機，用治各類各型頭痛痼疾，收到藥到病除之效。而且重訂之後，已大大突破了原方的主治範圍。處方如下：

（紅參、五靈脂、製首烏、炒白蒺藜）、製川草烏、生石膏、天麻、川芎、白芷、甘草各12克，細辛、芥穗、防風、羌活、（辛夷、蒼耳子、蒼朮）、全蠍、（蜈蚣）、僵蠶、地龍、天南星、製白附子、明雄黃（另研對入）、乳香沒藥各6克（括弧內藥品為筆者所增）。

上藥共研細粉，日服2次，每次3克，飯後、睡前淡茶水調服。

本方以人參、天麻、定風丹（首烏、蒺藜對藥）補元氣，生津液，補肝腎、益精血，扶正托邪於外；川草烏大辛大熱通行十二經表裏內外，破沉寒痼冷，驅逐伏邪外透；川芎、白芷、芥穗、防風、羌活、辛夷、蒼耳、蒼朮，芳香透竅，辛散開表，疏風燥濕，開門逐盜；天麻、南星、白附，化痰定風；石膏甘寒清熱，監制辛熱燥烈諸品；雄黃、蒼朮，解毒辟疫；乳香、沒藥，化瘀定痛；諸蟲深入血分，搜剔伏匿之邪；白芷一味，號稱植物麝香，芳香濃烈，善通諸竅，與川芎之專理頭痛者相配，可引諸藥上達頭部直入腦竅，破其巢穴。

諸藥相合，對風、寒、濕、痰、火瘀多種伏邪，皆有透發之效。似乎寒溫不可同爐，未免駁雜成方。但凡痼疾，必是寒熱膠結，濕痰死血深伏血絡，正可泛應曲當。又由於本方有通行十二經表裏內外之功，故對暴感外淫六

邪或外風引動內風，全身各部，一切突發性、神經性、眩暈、麻木，劇烈痛症，1小時即可止痛。

本方性味燥烈，偏於攻邪，故對熱病及臟腑內傷所致頭痛則非所宜。

本方主治各症：

1.久年各類型頭痛痼疾，血管性、神經性、眼源性、鼻源性、外傷性腦震盪後遺症，腦瘤之頭痛如破及現代一切機理不明之偏正頭痛，2次／日，每次3克，飯後、睡前淡茶水加蜜調服，當日止痛，1週痊癒。病程10年以上者，20日可獲根治，無一例失敗，無一例復發。

2.面神經麻痺，病發1週內就診者，日服3次，每次3克，早、午、晚飯後40分鐘，淡茶水調服，10日痊癒。遷延失治5年以上者，以補陽還五湯原方，加腎四味（枸杞子、菟絲子酒泡、補骨脂淡鹽水炒、仙靈脾）各20克，白芷10克，煎湯送服散劑，一月可癒。

3.多發性神經炎之肢端麻木疼痛，辨證多屬氣虛失運，兼夾濕痰死血。服用本方，中病即止，不可過劑。後以補陽還五湯加腎四味各10～30克，豨薟草30克，白芥子10克，炒研，治本，以杜再發。

4.急性風濕熱關節劇烈腫痛，以蒼朮白虎湯（蒼朮15克，生苡仁45克，黃柏30克，豨薟草50克，飯紅豆、生山藥、知母、炙甘草各30克，生石膏250克，赤白芍各45克，下肢加川牛膝30克，煎湯送服散劑3克，3次／日，蜜水調服，10日內可以痛止腫消。後以豨薟草500克，黃酒拌，九蒸九曬，研粉蜜丸10克重，日服3次，每次1丸，服完即獲根治，並可避免演化為風心病。

5.急慢性風寒濕痹，急性坐骨神經痛，腰椎間盤突出急性期，輕症單服散劑4克，2次／日，飯後、睡前淡茶水加蜜1匙調服，當日止痛，10日痊癒；重症，以生耆120克，當歸、附子、川烏、防風、黑小豆、老鸛草、豨薟草各30克，麻黃先煎去沫15克，細辛20克，桂枝、杭白芍各45克，炙甘草60克，蜂蜜150克，鮮生薑45克，大棗20枚，加冷水2500毫升，文火煮取600毫升，3次分服，3小時1次，每次調服散劑3～4克，腎虛腰困如折者加腎四味各30克，約20劑可獲根治。

本方與培元固本散（胎盤1具、大三七、血竭、炮甲珠、琥珀、紅參、茸片各30克）合方，加九製豨薟草，變散為丸，對類風濕性關節炎有卓效。

所列湯劑，即仲景烏頭湯之加味改良方，方中增入防風、黑小豆，兩倍量之炙甘草，大劑量蜂蜜、鮮生薑、大棗，更加水文火煮2小時以上，可有效破壞烏頭劇毒，治病救人而無害。

余一生運用此方在萬人次以上，從無一例中毒。仲景方能治大病，救急痛，癒痼疾，是攻克疑難大症的仙丹妙藥。後世由於配伍不當，煎煮不遵法度，偶有中毒事故發生，遂使當今中醫界畏烏、附如蛇蠍，因噎廢食，棄置不用，使仲景起死回生妙方有絕傳之虞。

6.寒凝型血栓閉塞性脈管炎之電擊樣劇痛，以改良烏頭湯重用生耆至240克，合仲景當歸四逆加吳茱萸生薑湯（必須原方折半計量）煎湯送服散劑3～4克，益氣破瘀破沉寒痼冷，開冰解凍，12小時即可止痛。

余治癒本型病人9例，其中一例患者高興亮，靈石城

關派出所所長，雙下肢血栓閉塞性脈管炎，合併心肌後壁梗塞，併發劇烈心絞痛，上方加麝香1克，3次熱黃酒送下，4劑諸症均退，繼服散劑半月，注射毛冬青15盒而癒，今猶健在，已76歲高齡。

7.中風後遺症之關節變形，肌肉萎縮，痿廢不用，以本方1料3克，3次／日，淡茶水加蜂蜜1匙調服。另備製馬錢子粉198克（與本方等量）另包，單服，以準確掌握劑量。每睡前溫開水送下0.6克，10日後漸加至0.8克，極量1克。服後以感覺全身肌肉筋骨緊張有力為驗。即以此量為準服用。如出現強直性痙攣之苗頭，即為過量。勿須驚慌，服涼開水1杯即解，然後調整至適量。服藥初期，醫者應密切觀察，以定準有效劑量。服藥期間，忌食綠豆及湯。服藥10日，停藥5日，以防蓄積中毒。對本病之康復，大有助益。此法對癲癇亦有效。

余從事中醫臨床46年，運用本方42年，經治各類暴發劇烈痛症5千例以上，服本方4克，2次／日，淡茶水加蜜1匙調服，半小時內入睡，2小時睡醒，痛即霍然而癒，繼服本方3克，2～3次／日，多數半月即可根治。

病情複雜者，加服對症湯劑。勿忘辨證求本，則可攻無不克。

曾治1例60歲老婦，晚期溶骨肉瘤，日夜劇痛，服鎮痛片30片不能止痛，已臥床1月。從骨病治腎，雙補腎之陰陽以治本。

主方用熟地、附子、川烏、黑豆、骨碎補、胡桃肉、肉蓯蓉、腎四味、龜鱉甲各30克，地骨皮60克，鹽巴戟肉、二冬、雲苓、狗脊、杜仲、防風、細辛、乾薑各15

克，炙甘草60克，蜂蜜150克，鮮生薑30克，大棗12枚，加冷水2500毫升，文火煮取600毫升，3次分服，每次沖服散劑3克，茸粉、炮甲珠各3克，當日痛緩，白天停服鎮痛片，3日後痛止起床，可到鄰家串門。

經治各類頭痛3千例以上，其中病程10年以上，歷經中西諸法無效者，占90%以上，服用本方，日服2次，每次3克，當日見效，7日痊癒者，可占98%，無一例超過20日者，無一例失敗，無一例復發。

唯1978年治王莊煤礦女會計張××，25歲，腦瘤術後復發，頭痛如破，嘔涎沫而肢厥，睛突目糊，口眼喎斜，右側肢體失靈。辨屬產後藩籬失固，賊風襲絡，三陰寒凝，大氣失運，濁痰死血深伏腦絡。予改良烏頭湯加吳茱萸30克，生半夏45克，川芎30克，白芷15克，麝香1克分沖，引諸藥直搗病巢。沖服散劑3克，3次／日，一劑痛止嘔罷。

後予散劑方加守宮、炮甲珠、帶子野蜂房、川貝、麝香，以夏枯草1500克，依法熬膏合煉蜜為丸，15克重，日服2次，每次1丸，以海藻、甘草各30克，煎濃汁送服，相反相成，激蕩磨積，以加強軟堅散結之力，服藥75日赴京復查，病灶消失，恢復工作，現仍健在。

本方經42年臨床應用，未發現任何毒副反應。方中劇毒藥川、草烏，占全劑的16.6%，而解毒藥甘草、防風、白芷以及反佐監制藥石膏則為川、草烏之兩倍。加之服用時間在飯後、睡前，更以淡茶水送下（茶性苦、甘、涼，最能瀉火清頭明目，除煩渴，利小便，可制其燥烈。現代藥理實驗證實，茶水中所含鞣酸蛋白，可使緩慢吸收，迅

速排瀉）。故絕無中毒之虞，正是本方配伍巧妙處。唯方中之雄黃含砷化物，火煅或粉碎過程磨擦發生高熱，則成紅砒，誤見火即可殺人，故應單味乳缽另研兌入。

近年診余溫課，始在宋代《和劑局方》中查到本方之原始出處，《局方諸風門》項下列「追風散」方一則，藥18味，與秘方相同，唯缺細辛，且主、輔藥之劑量各異。明代龔廷賢著《壽世保元》又轉引於該書頭風門項下，藥味相同，劑量又與局方不同。

我上世紀50年代所得秘方，藥味、劑量又是一變。可見本方在2千多年（局方刊行於1078年，所搜集者皆宋代以前上溯到漢唐時期流傳於民間之驗方）的流傳過程中，吸收了歷代醫家治療頭痛及一切暴發性神經痛的成功經驗與心血結晶，可謂集古今治療痛症之大成，療效卓著之奇方。希能引起國家衛生部、中醫藥管理局高層關注，組織科學研究，臨床驗證，改革劑型。製成高品質特效中藥製劑，為新世紀中醫藥走向世界，佔領國際市場，為全人類健康做貢獻。

膝關節積液的四種治法

（一）

縣黨校老喬之妻，60歲，1987年6月7日診。矮胖體型，風濕性關節炎久延，雙膝腫大如斗，多次抽水，激素穴注，反覆發作，3年不癒。股脛變細，狀如鶴膝。腳不能著地，局部皮膚繃急紫黯，摸之如冰，神情疲憊，氣怯畏寒，脈遲細，58次／分。近月餘，因血沉高，考慮關節結核，抗癆亦乏效。

症屬高年久病，氣陽虛衰，不能運濕，濕流關節，已成鶴膝風症。選陽和湯加生黃耆五苓，益氣溫陽化濕：

生黃耆45克，熟地30克，麻黃3克，白芥子10克（炒研），鹿角霜30克，油桂、薑炭各5克，桂枝10克，白朮、茯苓各30克，豬苓、澤瀉各10克，生苡仁30克，蒼朮15克，川牛膝30克，炙甘草10克。

上方連服5劑而癒，追訪1年未發。

（二）

裝卸工溫寶興之妻，62歲。1988年2月3日初診：車禍致右下肢骨折年餘，右膝半月板損傷，近3月腫如斗，劇痛，徹夜嚎哭，焮熱腫痛不可近，臥床不起已2月。今日化驗：白細胞19500，中性90，繼發感染，積液。舌紅

中黃，脈沉滑數實。擬清熱解毒，化瘀利濕。

1.忍冬藤120克，生苡仁30克，蒼朮、黃柏各15克，川牛膝30克，蚤休、丹參、當歸、元參、夏枯草、骨碎補各30克，桃紅、白芷、甘草、乳沒、車前子各10克，白酒100毫升，冷水泡1小時，急火煮沸10分鐘，2次分服，3劑。

2.白芷240克（研粉），酒煮為糊，分作2包，趁熱交替貼敷膝部。

2月6日二診：腫消強半，痛止，局部出現皺紋。脘脹，不甚思食，腰困如折，脈滑。畢竟年過6旬，一診方寒涼過甚，有礙中焦氣機升降。改投防己黃耆湯合五苓散。下病治上，益氣行水，加腎四味鼓舞腎氣：

生黃耆45克，防己12克，四妙去黃柏（生苡仁45克，蒼朮15克，川牛膝30克），桂枝10克，白朮、茯苓各30克，豬苓、澤瀉、車前子、甘草各10克，木瓜30克，腎四味各18克，白芷10克，外敷同前，3劑。

2月9日探視，腫全消，已可扶杖步行。

（三）

劉老漢，76歲，鐵廠李建明之岳叔。1983年5月17日初診：60歲時深秋涉水過河，寒濕入骨，患雙膝關節腫痛達16年。近日外感引發宿疾，雙膝關節腫痛積液50天。用風濕寧1號，強的松30餘日，腫勢日重。雙膝腫大如鬥，憋脹難忍，曾抽取透明膠黏液體400毫升，旋抽旋腫。左腿強直，不能打彎，臥床不起已1月。面色蒼白，氣短乏力，寸脈極弱。曾服四妙、五苓合方無效。

患者年逾古稀，脾胃氣衰，飲食入胃不化精微，濕濁下流，聚於關竅。傅山先生云：「凡治下焦病，用本藥不癒者，須從上治之。」即《內經》「下病上取」之義。蓋脾主四肢，主運濕而惡濕。

高年久病體弱之人，中焦脾胃氣虛，則聚濕成水，下流關節。用補氣升提之法，益氣健脾而運濕，氣旺則周流全身，而水濕得化，亦即「氣能化水」之理。遂擬一處方，令服5劑：

生黃耆45克，防己12克，桂枝10克，赤芍15克，川芎10克，苡仁45克，茯苓30克，澤瀉、獨活各15克，白朮30克，炙甘草10克，白芷10克，鮮生薑5片，棗6枚。

5月23日二診：上藥服2劑後，小便暢通，日夜約2000毫升以上，腫減強半，可以扶杖出遊。5劑服完腫痛全消，已參加田間勞作。唯覺氣怯腰困，是老年腎氣已衰，原方加紅參10克（另燉），腎四味120克，胡桃4枚，又服5劑，追訪4年，健康逾於往年。

（四）

文化局長段煥忠，70歲，1982年2月17日診。雙膝關節積液，月餘臥床不起。先用強的松龍關節腔注射不效，後服中藥清利濕熱之劑，5劑後不能起床。氣短自汗，畏寒腰痛，面色蒼白無華，脈沉弱。局部雖捫之灼熱，然小便餘瀝，夜尿頻多。一派腎陽虛衰徵象，此宜治本：

生黃耆45克，熟地30克，山藥、茯苓、澤瀉、丹皮、山萸肉各10克，附子、油桂、牛膝、車前子各10克，腎四味120克。

以濟生腎氣湯加生黃耆、紅參、腎四味，溫補脾腎之陽而化濕，一方守服10劑，諸症均癒。追訪5年未復發。

按：余治上症不下200例。症情大同小異，症型不出以上4類，皆從調燮整體氣化入手，得以根治。

一切水濕停聚為患諸症，皆因「氣不化水」。氣、陽為生命的動力。氣統血，亦統水，陽統陰，陽化氣。腎陽（命門真火）為氣化之根。下部水濕停聚，上氣必虛——肺主一身大氣，又主通調水道；脾胃為中氣，主運化水濕，又是三焦氣化的樞紐，故下病治上。

重用生黃耆45克（已故溫碧泉老師經驗，有明顯的利尿行水效用）補中上之氣，氣旺則周流全身，氣行則水行，水濕自去。

脾虛者合五苓紅參四妙去黃柏（一切甘寒、苦寒藥，有礙脾陽，不用）益氣健脾運濕；瘀阻氣血者，加川芎、桃仁、紅花，活血化水；衛氣閉塞者，少加麻黃宣肺以通水道；整體虛衰者，陽和湯合五苓，加生黃耆45克、防己12克，和陽消陰；陽虛甚者，濟生腎氣湯加生黃耆，益命火以消陰翳；方藥對症而收效甚微，必是局部冰結不化，加油桂開冰解凍；久延不癒而見腰困、膝軟、頭眩，加腎四味鼓舞腎氣而治本；急性感染期，熱毒有內攻之勢，攻毒不可遲疑。熱毒結於局部，暫用清熱解毒利濕，中病即止，勿傷中上之陽，反使水濕凝結難化。

外用白酒點燃煮白芷為糊，熱敷局部，活血、化瘀、通竅、袪濕，急性期收效甚速。此為近賢經驗，不敢掠美。

少腹鼓凸症

一則腹部特殊症狀的辨治要領

一、胃下垂重症

1.靈石財委主任王守義，56歲。1983年8月患病，少腹憋脹經旬，不敢進食，食入脹急更甚。其症，少腹鼓凸，挺著一個大肚子，如懷孕5～6個月之孕婦狀，按之空軟。神色憔悴，動則轟熱喘汗。腰困如折，行路彎腰如蝦，挺腰則困不可忍。脈細弱，舌淡無華。

患者年近6旬，勞倦內傷，損及脾胃之陽，中氣下陷於至陰之地而不能升達（我院內科確診為胃下垂已10年）。且腎中真氣不固，有上越下脫之險。

擬補中益氣湯去陳皮，加山萸肉、補骨脂、沉香固護下焦元氣：

生黃耆30克，知母18克，紅參（另打小塊先吞）10克，當歸15克，柴胡、升麻、炙甘草、沉香各10克，山萸肉、鹽補骨脂各30克，白朮20克，鮮生薑5片，棗10枚，胡桃4枚（打）。

上方服1劑之頭煎約半小時，汗斂喘定。覺氣從丹田緩緩上達，少腹之鼓凸、脹急，立時消散，3劑服完食納如常。患者大喜過望，忘乎所以，食閨女送來大桃1枚，

喝涼茶2杯，1刻鐘後又復氣陷墜脹如故。當晚咕咕有聲，中午不敢進食。氣機為病，瞬息萬變。此由生冷寒涼，戕傷脾胃生陽之氣，亟溫之：

乾薑30克，紅參（另打小塊吞服）、炙甘草各10克，木香、柴胡各3克。

1劑後平復如初。

按：中氣下陷症臨床多見，多由內傷積久而來。此症之重者，即張錫純氏論述之「大氣下陷症」。脈多細弱，右寸尤弱。上則見氣短難續似喘，下則少腹明顯鼓凸如孕婦，按之必空軟無物，胃下垂多有此見症。凡遇此症，萬不可見脹消脹，稍涉散氣消脹、寒涼敗中或消導開破，立見危殆，錯則難救！

氣弱之人，即陳皮之散，亦經受不起，宜慎！紅參不入煎劑者，湯劑效速，虛餒之人下嚥反覺脹悶。打小塊吞服，入胃緩緩奏功，使下陷之氣，徐徐升達。加山萸肉、補骨脂、胡桃者，有斂固下焦腎氣妙用。

古謂：「下虛者用補中升陷，須防提脫。」補中益氣湯與人參胡桃湯、青娥丸合方再加山萸肉之酸收，升中有斂有固，使升降復常，效果甚好。

2.靈石礦業公司司機張崇華，28歲，1983年9月，因少腹鼓凸如孕，不能開車，特來求治。追詢病史，知由夏季過食西瓜，損傷胃陽，脘痛隱隱。入秋又恣食桃梨，多次暴飲致醉。漸漸食少便溏，日僅進食100～150克，不食亦不餓。氣短難續，腰困如折，入暮則少腹鼓凸墜脹，經透視診為胃下垂重症（胃下緣在骨盆內）。脈大而虛，舌

淡胖。消瘦，一夏減重5公斤。

　　囑戒酒，忌生冷油膩，予升陷湯去知母，加乾薑10克，生黃耆加至30克，胃病及腎，下元已虛，重加腎四味120克，山萸肉30克，紅參（打小塊吞服）、靈脂各10克，服藥1劑，主症消失，又服5劑，諸症均癒。透視則下垂之胃已復位。X光師大為驚異，認為胃下垂為慢性頑固性疾病，6日痊癒實屬少見云。

　　按：升陷湯加減治胃、子宮、直腸脫垂等臟器弛緩下垂症，較補中益氣湯為優，治驗不可勝記。

二、大氣下陷

　　腐植酸廠女工康學芳，23歲。1983年12月28日初診：病12日，先覺氣短神疲尿多，其宿舍離廠約半里之遙，騎自行上班猶腳軟氣喘不能支持。病後之第4日，自覺少腹脹大鼓凸，8天之間便如懷6個月胎兒狀。脈沉細而弱，寸部依稀難辨。予升陷湯加紅參10克。

　　生黃耆18克，知母9克，柴胡、桔梗各4.5克，升麻6克，紅參10克（打小塊吞），3劑。

　　12月31日二診：

　　藥後氣短神疲大減，少腹鼓凸如前，且憋脹絞痛，臍下一片冰冷，白帶多而清稀。右寸沉弱，尺部弦緊。此非但大氣下陷，且下焦虛寒。腎為氣之根，致大氣不能升舉。寒主收引，故少腹絞痛時作。原方去知母，加酒當歸30克，炒小茴15克，油桂、木香各10克。

　　1984年1月5日三診：

藥後，腹中響動如雷，覺右脇下於黎明前絞痛一陣，隨即矢氣頻頻，痛止。天亮起床繫褲帶，發現少腹鼓凸已平。大氣既經下陷，復因下焦虛寒而升舉無力，加油桂、小茴之溫及當歸、木香之流氣，病即霍然。寒重者以吳茱萸易小茴，則效更捷。

三、呼吸衰竭（大氣下陷夾痰夾瘀）

胡家嶺村農婦封海棠，28歲，1983年9月24日下午急診入院。主症為呼吸極度困難，似乎氣息將停，危在頃刻，恐懼殊甚。氣不能上達，動則喘汗心悸。胸透，見右肺陳舊性胸膜炎。經內科給氧、抗炎治療不能控制，邀中醫會診。

9月30日，見患者呼吸迫促，講述病情需多次換氣才能勉強講下去，並輔以手勢。胸際有重壓感，且陣陣刺痛，四末不溫，少腹鼓凸如臨產狀。脈細滑無力，右不上寸，左寸極弱，苔白膩，質絳而乾。脈證符合張氏大氣下陷重症。追詢病史，由10多天前因胸悶痛服中藥4劑，因其中有瓜蔞、枳實後引起，患者病久，胸際本有停痰積瘀，阻塞大氣升降道路，又服開破之品，致胸中大氣下陷。乃疏升陷湯合丹參飲，升舉大氣兼通經絡瘀阻：

生黃耆、山萸肉、丹參各30克，柴胡、升麻各6克，桔梗9克，紅參10克（另打小塊吞服），檀香、降香、炙甘草各10克，砂仁5克，知母18克。

下午4時藥進一煎後1小時，呼吸衰竭之象解除，說話不喘，走路已如常人，囑原方連服3劑。

10月4日，患者步行來門診，面有喜色，氣短基本痊癒，如孕大肚也消失了。唯覺臍下築築躍動，時時有氣上沖心下，則一陣心悸。

前已敘及，補中益氣湯用法之中，古人告誡，下元虛者須防「提脫」。初涉臨床時以為古人臆想，不料此例患者因升陷過劑（此湯升提之力，較補中益氣湯為大，雖有山萸肉之補斂，下虛者仍不免引動腎氣），竟出現腎氣浮動，衝脈不安於位的奔豚證，始知中醫學理，深奧玄妙，絕非臆說。

改投小劑溫氏奔豚湯（附子，肉桂，沉香，砂仁，山藥，雲苓，澤瀉，懷牛膝，人參，炙甘草），因舌絳加熟地30克，又加紫石英、生龍牡鎮固衝脈。於10月6日痊癒出院。可見辨證投劑，不但要恰合病機，還要見微知著，預見發展，掌握分寸。不及，則藥不勝病，用藥無功；太過，則亢而為害，雖人參亦可殺人。

四、子宮脫垂

服務公司周玉愛，39歲。1987年10月14日，因子宮脫垂多年不癒求治。患者因三天兩頭感冒，食少難化，腹脹，身軟神疲，子宮脫垂3年，服中藥70餘劑。方為補中益氣湯加防風，重用陳皮30克，另加焦檳榔、炒萊菔子、枳殼各30克，大同小異，致近來氣怯難繼，移時即須長吸一口氣。

少腹憋脹鼓凸如4月胎孕狀，瑟縮畏寒，腰困如折，子宮脫垂加重，白帶稀多，飲多尿多，頭暈泛嘔，動則喘

汗，一派氣虛下陷見證，且已損及於腎，故見腎不納氣。脈右不上寸，左不及尺，舌淡少苔。

考上方原本不錯，加防風者與耆、尤合為玉屏風散，益氣固表，治頑固難癒之感冒，頗能切中病機。每劑紅參10～15克，累計用達1公斤之多，挽危救脫亦富富有餘，治普通氣虛，自應早已奏功。何以癒治癒殆？蓋錯在見脹消脹，消導助運化而誤用檳榔、萊菔子、陳皮、枳殼等開破氣分，以及滌痰降氣有推牆倒壁之功的萊菔子等品，將補劑之力全數抵消不算，買米不著，反丟了口袋，致腎中元氣亦損。

即以原方去破氣諸品，加腎四味、薑炭、三仙炭，重用生黃耆45克、山萸肉30克，木香3克流氣，加薑、棗、胡桃，服3劑而脹消，少腹如孕亦去。又服3劑，子宮脫垂亦癒。

補中益氣湯證之「脹」，為氣虛不運所致，氣旺脹自消。東垣老人此方，陳皮僅用1.5克，意在製參、尤、耆之「滯」，非為消脹而設。氣分虛甚者，直可去而不用。

五、氣陷怪症（瘛病）

化肥廠女工宋玉鳳，22歲，1983年12月7日入院，病月餘，病情奇特，內、婦科邀余會診。診見頭痛眩暈，全身震顫不停，右半身麻木抽搐。哭笑無常，無故悲傷動怒，時覺恐懼，如人跟蹤，惶惶不可終日，且少腹鼓凸憋脹。曾用養血柔肝、養心安神、滋燥潤肺諸法、西藥冬眠療法皆無效。

現症氣短難續，自汗而喘，腰困如折，寐艱多夢。六脈微細如絲，兩寸尤沉、尤弱，舌淡紅少苔。各種檢查均無異常，擬診為「癔病」。

據上脈證，皆由大氣下陷所致。大氣者聚於胸中，斡旋運轉不息，五臟六腑出入升降各循常道，是為健康無病。此氣一陷，肺失包舉，肺氣虛則燥，故悲傷欲哭而似甘麥大棗湯證；心失所養，神明無主，意志失常而見酸棗仁湯證；心氣虛則恐，故時覺有人跟蹤；肝失大氣之斡旋而見喜怒無常，震顫抽搐；左右者，升降之道路，右主氣，氣不運血，血不能上下周行，故右半身麻木不已。一切病象皆由「少腹鼓凸」悟出氣陷下焦，不能升舉所致。肝之受累最甚，肝主內風，故震顫不停，遂擬升陷湯重用白芍以斂肝緩急：

生黃耆、山萸肉、鹽補骨脂、生熟棗仁、炙甘草各30克，生白芍100克，紅參10克，生龍牡粉、木瓜各15克，柴胡、升麻、桔梗各6克，鮮生薑5片，大棗10枚，胡桃4枚。

12月12日，藥服3劑，諸症均癒。

六、氣陷成痿（癔病性截癱）

小學教員趙玉梅，26歲。1966年9月患痿症，邀余診治。詢知由過服調經藥30劑，突然大崩，致7日內休克5次，單位派醫生送回太谷老家，經中醫治癒。之後體質一落千丈，經常頭暈氣短，站立不穩。去年冬天，流產後，將息失宜，感冒後致下肢痿軟，不能下床，雙足內翻，不

能站立，上半身功能正常（縣醫院內科擬診「癔病性截癱」）。氣短甚著，敘述病史，多次間斷換氣。雖已流產，少腹仍鼓凸如孕狀。

自覺氣憋在肚臍之下，不能上達於胸，頻頻太息、提氣。且尿頻，脫肛，腰困如折，夜不成寐，食少不饑，時時悲傷欲哭。每至太陽落山，心中無端恐怖。此證由血脫而致氣陷，中宮虛餒，五臟失養，日久損及先天腎氣。其精神神經之異常，正是五臟五志之變。此痿症之成，與濕熱、痰濁、陰虛皆無涉。

從脾主四肢，肝主血，肺主氣，腎為先天之本論治。升補大氣，補腎益精：

生黃耆30克，知母18克，當歸20克，山萸肉30克，紅參10克，柴胡、升麻、桔梗各6克，小麥、百合、腎四味、生龍牡各30克，大棗10枚。

上方連服30劑後，康復如初，遇於街頭，已調回縣農業局工作。

七、氣滯痰阻

糖業公司女職員尹銳華，50歲。1983年12月12日初診：近因感冒，氣短似喘，胸脘痞滿而嘔，脅痛，食入則少腹憋脹鼓凸如孕，以致不敢吃晚飯。項背強痛，頭頸不能轉側。脈弦滑，苔黃。此症既有外感，又有內傷（暴怒傷肝），其喘、悶由痰熱、肥甘積於胸膈；脅痛由肝氣鬱結，又加寒束於表，太陽經輸不利，故見上症。擬疏肝和胃，化痰消積，兼顧表邪：

柴胡10克，白芍30克，葛根60克，枳殼、酒香附、川芎、鬱金、桔梗各10克，萊菔子20克（生炒各半），炙甘草15克，瓜蔞、生半夏各30克，黃連10克，鮮生薑10片。

藥進1劑，諸恙均退。少腹鼓凸，亦有因氣滯痰阻，升降失司而致者，若概用升補，便有實實之過。

八、濕熱下注阻塞氣機

陶瓷廠曹俊生之妻，28歲。1977年10月，因黃帶穢臭，陰癢口苦，脇痛便燥，少腹鼓凸如孕求治。病已3年，百治不效。初病以為懷孕，月半之後，月經暢行，腹大如故。超音波探查，子宮及附件無異常。無知鄉人，以為怪胎，求神拜藥，無濟於事。

腹診空軟，唯覺墜脹。脈見沉滑數實，苔黃厚燥。個性暴躁，動輒發火。證屬肝鬱化火，濕熱聚於下焦。擬丹梔逍遙散合四妙丸加苦參、酒軍：

醋柴胡10克，當歸、白芍各30克，白朮20克，茯苓30克，丹皮15克，生梔子10克，薄荷3克，川楝子30克，苦參30克，生苡仁、酒黃柏各30克，蒼朮18克，川牛膝30克，酒大黃10克，木香10克，甘草15克，酒香附12克，鮮生薑5片，棗6枚。

另：苦參60克，黃柏30克，「雄黃、白礬」（化入）、甘草各15克，煎湯薰洗坐浴。

上方內服、外洗各3劑後，矢氣頻頻，少腹墜脹減輕，肚大如孕已減七八，脇痛、陰癢已癒，黃帶變為稀白

帶。原方改為逍遙散，去黃柏、苦參、大黃，加生山藥、黨參各30克，五靈脂15克，車前子10克，洗方不變。各用3劑後痊癒。此例則是因肝經濕熱下注，阻塞氣機升降所致。見證雖同，虛實各異。

九、陰癢頑症

張秀梅，27歲。1985年8月23日初診：陰癢5年不癒，縣醫院婦科診為滴蟲性陰道炎。

服龍膽瀉肝湯，初服一、二劑見效，但逢勞乏、氣惱即復發。再服而需加倍、加量，下稍好，中上變證蜂出：納呆食少，氣怯神倦，月經衍期。如此反覆發作，反覆如法炮製，累計約服藥百劑之多。致食必酸腐倒飽，便稀，帶多反白如注，下肢浮腫，面色㿠白無華，少腹鼓凸如5個月孕婦狀。血色素7克。陰癢鑽心難耐，搔破結痂。脈弱不上寸，舌淡胖水滑。

此由見病治病，不察根由，苦寒過劑，損傷胃陽，致大氣下陷。重在救胃，以復升降樞機：

1.生黃耆、黨參各45克、白朮、生苡仁、雞冠花、蛇床子各30克，炒麥芽60克，柴胡、炒小茴香各15克，薑炭、炙甘草各10克，木香、砂仁各5克，鮮薑5片，棗10枚，水煎服3劑。

2.木鱉子、蛇床子、苦參、黃柏、百部各30克，雄黃、白礬各15克，煎湯薰洗坐浴，3劑。

8月26日二診：納增帶減，浮腫消，鼓凸亦退。陰癢已極輕微，原方又服3劑而癒。囑服養血歸脾丸1月治

本。

　　按：少腹鼓凸是一個特殊的症狀與體徵，多從病人主訴得知，一般不易引起注意。中醫少用腹診，一些青年婦女又羞於啟齒，更易忽略。但臨床出現頻率很高，又關乎病人生死，不可輕忽。

　　凡見此症狀，先從「虛」處尋根問底。大氣下陷呼吸困難，特點是吸氣難，氣升不上來。其重者，自覺氣陷於臍下，病人有努力吸氣狀，面色蒼白，神情恐懼。類似現代醫學之呼吸衰竭，多見於肺心病心衰合併腦危象之前，屬危急重症範圍。

　　可以升陷湯生耆30克，去知母之苦寒，柴胡、升麻、桔梗各10克，加紅參搗粗末吞服，合大劑參附龍牡救逆湯加麝香0.2克，山萸肉90克，救脫固下，多可挽危亡於頃刻。又，本病之氣短難續，常與胸悶憋脹兼見，不可貿然開破，錯則難救。

目疾八則

一、暴　盲

司機趙陽光妹，21歲。1979年11月20日初診：左眼突然失明31天，外觀無異常。本院眼科查：「視神經乳頭水腫，玻璃體混濁。」頭眩，前額痛，五心煩熱、腰困如折。月經逾期不行，脈細澀不上寸。舌紅少津，邊尖瘀點密集。

見症為瘀阻上竅。肝開竅於目，目得血則能視，瘀阻於上，目不得血，故盲。五心煩熱，腰困，為肝腎陰虛的據。予滋養肝腎，化瘀通絡：

粉葛根60克，枸杞子、菟絲子、車前子、覆盆子、五味子各10克，決明子、茺蔚子、當歸、丹參、活磁石各30克，桃仁12克，紅花、菖蒲各10克。

11月23日二診：藥後月經暢行。額痛癒，頭部已覺清爽，患目已有些許視力，但覺眼前紅雲一片，視燈泡如一紅球。兩寸細澀，藥既中病，守方繼服3劑。

11月26日三診：經行4日，下塊屑狀黑血甚多，患目已能視物，昏糊不清，再服3劑。

11月29日四診：遠視已正常，近視昏花，視一為二，六脈弦數。已屬五藏精華不能上注，神光失斂，側重滋養

肝腎：

枸杞子、菟絲子各30克，五味子15克，車前子、覆盆子各10克，決明子、茺蔚子、山萸肉、活磁石各30克，夜明砂（包）、菖蒲各10克。

上方共服7劑而癒。

二、中心視網膜炎

水峪信用社幹部王某，男，31歲。1983年6月18日初診：患左眼中心視網膜炎，眼底水腫2月餘。服龍膽瀉肝湯12劑後，視物昏糊更甚，視一為二，眼前黑星迸射。目珠夜痛，腰困膝冷，舌尖生瘡灼痛，脈洪大而軟。本屬肝腎陰虧，龍火不藏，誤用苦寒直折，致龍火上奔無制。

予引火湯加味，壯水之主，以制陽光，小量油桂引火歸原：

九地90克，鹽巴戟肉、天麥冬、活磁石各30克，雲苓18克，五味子6克，油桂1.5克（米丸先吞），3劑。

6月21日二診：膝已暖，舌瘡退，目珠已不夜痛，視物已無歧象，但仍昏糊不清。目病治肝，本屬正治，唯五臟六腑之精華，皆上注於目，腎為先天之本而主藏精。頑症痼疾，求之於腎。上方九地減半，加腎四味60克，夜明砂、車前子、菖蒲各10克，密蒙花15克。

上方無甚大變，中途胃呆，加砂仁10克，與九地拌搗去其滋膩。共服39劑，於10月24日痊癒。

三、目疾橫行奇症

建材廠老會計趙炳章，66歲，1976年10月4日晨，於田間散步，忽覺昏眩，失足跌落渠內。經人救起後即視一為二，欲掙扎回家，邁步即如螃蟹之橫向行走，不由自主。其子聞訊趕來，引領回家，仍不能直行，遂背回家中。脈象空大而數，舌光紅無苔。

追詢病史，則頭暈目糊，腰困膝軟已多年，近日輔導會計工作，內傷勞倦，即見上症。背赴醫院檢查，心率、血壓、腦電圖均正常，唯仍不能直行，看人、看物仍是兩三個重影。

《內經》有「精散則視歧」之論，因五臟六腑之精氣，皆上注於目而為之精，故目又為五臟六腑之精氣所化。「神勞，則魂魄散，志意亂……」《靈樞·大惑論》其不能直行，則是督脈空虛，失去平衡、定向能力之故。腎督為病，非血肉有情難為功。遂擬一方，填腎督而斂精氣：

九地30克，鹿角膠15克（化入），胎盤粉5克（沖），鹿茸粉3克（沖），五味子10克，山萸肉、枸杞子、菟絲子、胡桃肉、生龍牡、活磁石各30克，紅參10克（另燉），5劑。

10月10日，諸症均癒，其多年之眩暈、多尿、腰困如折、步態蹣跚，竟亦治癒。囑原方去金石藥，加三倍量，製蜜丸服，培補腎督元氣。

四、秋季結膜炎重症

1979年秋，靈石南關一帶結膜炎急性流行，有的學校一度停課。摯友張坊林之女梅梅，13歲，染病後病情奇重。初起癢痛難忍，熱淚如注。次日，上下眼瞼不能睜。撐起其上下眼皮，只見一團泡狀血紅肉團，充塞全眼，看不到眼球。淚液帶有膿性、血性、稠黏分泌物，與盲人無異。飲食需人餵，行動需人引領，又恐致盲，哭鬧不休已5日。

我院眼科擬行手術剝離，恐日久引起角膜病變。家長恐出意外，來中醫科求治。診脈滑數搏指，苔黃厚燥，頭部蒸蒸汗出，大渴喜冷，5日不便，溲若濃茶、灼痛，混身燥熱難耐。

「紅眼病」大流行，必有時毒疫氣。兩瞼屬脾胃，白睛屬肺，內皆屬心。見證屬風熱疫毒，犯肺侵脾，熱毒熾盛，深入血分，熱結腸胃。擬普濟消毒飲加味，清熱解毒，表裏雙解，急症急治：

板藍根、二花、公英、連翹、元參各30克，透明生石膏90克，酒芩、黃連各10克，丹皮、紫草各15克，柴胡、升麻、桔梗、薄荷、馬勃、僵蠶、牛子、陳皮、大黃酒浸、甘草各10克，上方2劑，冷水浸泡1小時，急火煮沸10分鐘，3次分服，3小時1次，日夜不停。

次日下午，坊林來告，患孩服藥2次後，大便通，熱痛止，又得全身出汗，腫脹隨消。今中午服完最後一次藥，「肉團」亦已消失不見，已能睜眼視物。東垣先生此

方，原治大頭瘟毒。金元時期，戰亂頻仍，疫毒流行，先生此方救人無數。

余用此方加味，凡在上之風熱疫毒，如流腦、流行性腮腺炎，急性扁桃體炎，化膿性中耳炎，頭、耳部瘡毒等，投治立效。

唯需製大其劑，重加清熱解毒群藥，雖被譏為「廣絡原野」，但既能癒疾，職責已盡，不計毀譽。

五、夜　盲

1993年5月27日，礦業公司修理工李玉福，31歲。入暮目昏半年，用魚肝油乳劑、明目地黃丸、食豬羊肝均無效。近1月來，至下午3時後，視物即成模糊一片，因踏錯臺階而摔傷右臂。

診見患者白睛如鳩目，頭暈睛脹，目珠夜痛，眼乾澀，急躁易怒，腰困如折。脈弦而數，舌紅無苔。詢知患者因事不遂心，氣惱日久，肝鬱化火，下吸腎陰，致肝腎陰虛火亢而成上症。予杞菊八味合丹梔逍遙合方化裁：

生熟地、枸杞子、骨碎補各30克，山藥、雲苓、丹皮、山萸肉、澤瀉、菊花各10克，柴胡10克，當歸、白芍各25克，蒼朮（製）、焦梔子、菖蒲各10克，夜明砂12克（包），夏枯草30克，甘草、煨薑各10克。

上藥連服5劑，諸症均癒。杞菊八味，滋肝腎之陰精；丹梔逍遙，解肝經之鬱火；夏枯草清肝熱而止目珠夜痛；夜明砂、蒼朮為雀目專藥；骨碎補苦溫性潤，補肝腎而退鳩目，引浮火歸原；菖蒲芳香啟竅，前人經驗，可引

補藥，上達於目。

用丹梔逍遙，煨薑不可少，蒼朮米泔浸，則不傷胃陰，意在顧護脾胃。

六、目疾過用苦寒致變

某公司副主任，女，38歲。1983年6月27日夜半，左目暴盲。11月7日，入某眼科醫院，診為「中心視網膜絡膜炎，視乳頭水腫，灰斑病灶形成」。住院3個月，服「冠1」加板藍根、梔子、龍膽草、穀精草大方90劑，直視視力0.3。食少便溏，遺尿不禁。

經治8個多月，未見好轉。現症，氣喘自汗，腰困如折，遺尿不禁。每日小便30次以上，偶一咳嗽即遺尿，每日換內褲5次以上。原為瘦高體型，1982年3月以後，異常發胖，體重80公斤，精力反大不如昔。怠惰思臥，畏寒不渴，口乾而不能飲，飲水則嘔涎沫。腰膝酸楚，脈象遲弱，舌淡胖而潤。

據上證情，患者素體陽虛濕盛，因治目疾苦寒過劑，重傷脾腎之陽。以其命火衰微不主溫煦，故畏寒；釜底無火，故食少化艱；火衰不能統束膀胱，故遺尿不禁；腎之精氣衰，不能納氣歸根，故喘。此證寒象畢露，一派陰霾用事。雖有目疾多火忌用溫熱之訓，乃言一般。

此證既已寒化、虛化，則溫陽補虛，乃屬治本之舉。遂擬溫氏奔豚湯小劑（附子，油桂，沉香，砂仁，山藥，茯苓，澤瀉，懷牛膝，紅參，炙甘草）加腎四味各15克，供患者酌定。

此後余受命籌組中醫院，頭緒紛繁，早已忘懷。10月下旬，路遇其夫，始知余留方之後，患者曾向多人請教，疑信參半，後大膽購藥一劑，試服之後，當日小便次數大為減少，遂吃吃停停，共服15劑，諸症均退，視力恢復，視野擴大。仍在繼續服藥中。

七、老年性白內障

田玉林，女，61歲，人行退休幹部。1993年9月17日初診：經縣醫院眼科檢查，患雙目白內障二期已半年，經用滴眼劑無效。黃昏後即因視力模糊，不敢外出。頭暈而痛，目珠夜痛，口乾煩躁，腰膝酸軟，體質素虛。45歲時，曾患B肝，55歲後境遇坎坷，精神鬱悶。舌紅少苔，脈弦細數。證屬肝腎陰虛夾瘀。予補益肝腎，明目退翳，佐以活血化瘀：

熟地、首烏、刺蒺藜、當歸、赤白芍、枸杞子各15克，夜明砂（包）、桃仁、紅花、菊花、川芎、菖蒲各10克，夏枯草、沙苑子、決明子、生石決明、穀精草、活磁石各30克，柴胡6克，蟬衣10克，甘草5克。

上藥服10劑，頭暈痛、目珠夜痛已止。效不更方，又服10劑，以藥渣煎湯薰洗雙目。肉眼觀察，混濁的晶體，大為清晰，夜晚外出也亦可看清道路。原方又服7劑，經縣醫院復查，為正常晶體，痊癒。追訪5年未復發。

按：老年性白內障為臨床常見、多發病。腎主藏精，肝主藏血而開竅於目，五臟六腑之精華，皆上注於目，故本病關鍵在肝腎之虛。以杞菊八味、四物湯滋養肝腎，加

大隊明目退翳群藥，化裁加減，曾治多例早期白內障，均獲治癒，故定名「明目退翳湯」。

舌紅無苔者，重用熟地；腰困重者合腎四味；脾虛不受補者加砂仁、焦三仙助運化；接近成熟期者刺蒺藜加至30克。方中尤以沙苑子為補虛退翳要藥，據現代藥理研究證實，此藥含有與人體生長發育和代謝密切相關之必需微量元素，如造血不可缺少之鐵，內分泌激素的關鍵成分鋅和錳，特別是含有相當豐富的微量元素硒，具有增強人體免疫功能，以及抗衰老抗癌作用。

夜明砂為蝙蝠之乾燥糞便，明目退翳是其專長。刺蒺藜又名白蒺藜，善行善破，專入肺肝，宣肺之滯，疏肝之瘀，最善磨翳。其餘蟬衣、菊花、石決明、決明子，皆明目退翳之品。諸藥相合，其功甚著。

八、目疾辨證偶得

裴×，女，26歲，1987年10月27日診，昨因辦戶口遇到麻煩，心中急躁，頓覺火氣上攻，右目澀痛。入夜，下瞼緣靠近目內眥處，生一麥粒腫，癢痛欲作膿，脈沉，口苦。

考五官為五臟之上竅，肝開竅於目，故目病多治肝。眼科五輪學說，又把各部分屬五臟：瞳神屬腎，瞳屬肝，白睛屬肺，目眥屬心，目瞼屬脾。今病生於瞼，則根在脾。詢之，平素多痰。痰之為物，隨氣升降，滯於肌膚則為癰腫，此為痰從熱化之外證。脾與胃相表裏，實則陽明，虛則太陰，今既化熱，當從胃論治。

其次，麥粒腫靠近目內眥緣，皆屬心，又與心火暴盛有關；事不遂心，肝氣內鬱，木來剋土，故病生於瞼。脈沉者，鬱也。癢者，外受風邪也。口苦為化火之象。

選清脾飲加柴胡、白芷、皂刺為治：膏芩清肺胃，柴芩和肝膽，梔仁去心火。氣有餘便是火，枳殼降氣導熱下行。防風薄荷，去風解表，赤芍活血，陳皮藿香化痰辟穢，升麻甘草白芷皂刺，引藥直達病所，解毒消癰，已成即潰，未成即消。

上藥煎成，趁熱先薰患處，待溫頓服。連進2劑，麥粒腫消散而癒。方如下：

透明生石膏30克，防風、甘草、枳殼、柴胡、酒芩、梔子仁、升麻、薄荷、赤芍、陳皮、藿香葉、皂刺、白芷各10克。

耳病四則

一、金匱痰飲三方治內耳眩暈症

曹乃勤，62歲，鄉鎮局駐站人員。1987年10月17日急診：患者於昨晚1時許，睡夢中突然劇烈心跳驚醒。隨覺臍下有氣上攻，嘔吐痰涎不止，頭痛、眩暈，不能自持，覺整座房屋如走馬燈相似，旋轉不停，心中恐懼，閉目寧神亦無濟於事。約10餘分鐘後稍好，移時又發作如前。天亮後請西醫檢查，心臟、血壓正常，診為美尼爾氏綜合症。

詢知患者一生嗜酒如命，痰濕內蘊。近來鬱怒傷肝，致痰隨氣升，犯胃則嘔，凌心則悸，上衝清竅則眩迷。且患者高年，腎虧於下，衝脈不守，衝氣夾痰飲上攻，故見上症。

診脈沉滑，舌胖苔膩。考痰飲之為病，其本在腎。腎虛則命火衰，脾胃失其溫煦，則飲食不化精微，化為痰涎。飲屬陰邪，子時陽氣大虛，陰氣獨盛，故病作。《金匱》治飲有三方：「支飲苦冒眩，澤瀉湯主之。」「卒嘔吐，心下痞，膈間有水，眩悸者，小半夏加茯苓湯主之。」「乾嘔，吐涎沫，頭痛者，吳茱萸湯主之。」

本例病人，三證悉具，當三方合用。更加紫石英、生

龍牡、活磁石溫腎鎮沖，協調上下。

澤瀉90克，白朮36克，野黨參、吳茱萸各30克（開水沖洗7次），炙甘草15克，生半夏、茯苓、紫石英、生龍牡、活磁石各30克，鮮生薑30克，薑汁20毫升，大棗20枚，濃煎，緩緩呷飲，嘔止後每次服200毫升，3小時1次，日夜連服2劑。

10月18日再診：已能下床活動，膩苔退淨，唯覺腰困如折，予原方去吳茱萸（性燥烈，為開冰解凍聖劑，只可暫用）加腎四味，滋養肝腎，又服3劑而癒，追訪2年未犯。

按：美尼爾氏綜合症，一般認為起因於植物神經功能失調，導致迷路痙攣，繼而使內淋巴液產生過多，吸收障礙，致迷路水腫，內淋巴壓力增高，內耳末梢器缺氧、變性而成本病。病理、病機雖瞭若指掌，但無有效療法。

本病相當於中國醫學之「眩暈」。其病因、病機，古人有「無虛不作眩，無痰不作眩，無火不作眩」之論述。根本之點，在一「虛」字。由虛生痰，為本病之主因。或腎陽虛，火不生土，脾失健運，痰濕內生；或腎陰虛，五志過極化火，津液熬煉成痰。痰既成則隨氣升降，無處不到。入於經絡則疼痛、麻木、癱瘓、結核；入於肌腠則凝滯成癥；犯肺為咳、為喘；凌心則悸；犯胃則嘔；衝於上則為眩暈；入於腦絡則為痰厥、癲癇、癡呆、昏迷；流於下則為痿痺、鶴膝、骨疽。總之，痰生百病，怪病多痰。中醫之「痰飲」，包羅甚廣。

凡人體上下內外各部，頭腦五官，臟腑肢節，一切由整體失調，導致之局部病理滲出物、贅生物，皆可從痰飲

論治。內耳迷路痙攣、積水，自也包括在內。《金匱》關於痰飲病人的病因、病機、症狀的描述，與現代內耳眩暈病，可說十分契合。篇中三方，實為本病之特效療法。

澤瀉湯澤瀉利水排飲，使水飲從小便而去，白朮補中燥濕，以杜生痰之源，使痰飲不再復聚。小半夏加茯苓湯降逆止嘔，利水化飲。吳茱萸湯暖肝和胃，降逆補虛，溫化寒飲。三方合用，使濁陰下泄，清陽上升。吳茱萸更擅解一切痙攣，迷路之痙攣解，積水去，耳竅復清虛之常，其症自癒。

余治此症，約200多例，用此方者約占2/3。若久病五臟受損過甚，則又當隨證辨治，不可執一。

二、防風通聖湯治暴聾

劉家莊大隊書記李興光，41歲。1975年2月1日由其弟陪同來診。暴聾3日，火車鳴笛亦聽不見。面赤氣粗，目赤眵多。舌絳，中根灰黑燥裂，瑟縮畏寒，神情癡呆。因其耳聾，無法回答詢問。

乃取筆談方法，患者以點頭、搖頭示有無，得其大略：曾患外感，頭如裹，項背強痛，五日不大便，尿若濃茶，滴瀝澀痛。噁心口苦，極渴，冷水一喝一大碗，左脅痛，肌肉關節亦痛。五日徹夜不寐，煩躁易怒。

診脈弦實搏指。外有太陽、少陽見證，內有陽明裏實見證。蓋由風寒鬱閉表氣，失予疏解，入裏化熱成實。表裏三焦，肺、胃、肝、膽皆被熱邪薰灼，上則竅閉，下則便閉，乃選防風通聖丸變湯，加龍膽草、葛根、蘆薈，畢

開表攻裏於一役：

透明生石膏粉120克（另包），荊防、連翹、麻黃、薄荷、川芎、當歸、赤芍、白朮、生梔子、生大黃、黃芩各15克，元明粉40克（另包），滑石30克，桔梗、龍膽草、甘草各10克，蘆薈12克，葛根60克，蔥白5莖，生薑10片。

上藥冷水浸泡1小時，急火煮沸10分鐘，得汁1200毫升，分作4次，每次服藥汁300毫升送下石膏粉30克、元明粉10克，3小時1次，待汗出、便通，餘藥棄之不用。

2月2日患者一大早跑來門診，神情激動，言及昨晚8時服藥1次，混身躁熱，皮膚如針刺，約20分鐘後出暢汗，1小時後腹中雷鳴，但未便。於11時服第2次，午夜1時大便乾糞球數粒。隨即服第3次，不久睡去。黎明時痛痛快快大便一次，極臭，極熱，耳內忽然一下通了竅，今已一點也不聾了。

按：耳為腎竅，又為膽經所過。故耳聾一症，暴聾屬實，漸聾、久聾多虛；實則肝膽，虛則脾腎。實症多由風火相煽，臟腑積熱或五志過極化火，或寒邪入裏化熱上攻所致。

防風通聖丸為主火派鼻祖河間先生所創。主治風熱壅盛，表裏俱實，三焦鬱熱。汗、下、清三法並用，以荊防麻薄疏風解表，使熱從汗解；硝黃滑石通便利濕，使熱從二便而解，上下分消；膏芩翹梗清肺胃之熱，以四物湯（去生地）養血，加白朮、甘草、鮮生薑，健脾和中，顧護胃氣。使汗不傷表，下不傷裏。變丸為湯，取效更速。對暴聾之屬於風火鬱熱閉竅者，最為合拍。

此方原屬「煮散」（製為粉，服時加水煮服）劑型，用途極廣。上至五官七竅，下至前後二陰，內則五臟六腑，外則皮膚肌表，傷寒時疫，內、外、婦、兒各科，一切風、火熱症之表裏俱實者，皆可隨宜施用。

三、耳源性腦炎

1987年10月7日，衛生局王承業副局長病重邀診。患左耳痛10餘日，每日打針、輸液不停，病勢日重。上午突然劇烈頭痛伴噴射狀嘔吐，血象：白細胞19500，中性90。脈沉滑數實，舌紅苔黑燥乾。口苦，時時欲睡，左耳不斷排出膿液，極臭。寒戰高熱達39.5℃，二便艱澀，裏急後重，小便急痛。內科、五官科云、趙二位大夫擬診「耳源性腦炎」，請余協治。

斷為肝膽胃濕熱久蘊，上攻於耳，失治釀膿，火毒入血，上攻清竅。表證未罷，裏熱成實。以拙擬攻毒承氣湯增損，急急大劑頻進，以阻斷病勢：

二花90克，連翹30克，柴胡25克，黃芩30克，生半夏30克，木鱉子30克，元參30克，生大黃30克，元明粉20克（沖），車前子15克（包），丹皮、紫草各15克，甘草、白芷、皂刺各10克，白酒100毫升，冷水浸泡1小時，急火煮沸10分鐘，濾汁，3小時1次，不分晝夜連進3劑。

10月8日二診：得暢瀉，諸症均退，微嘔，黑燥苔轉化為黃膩板滯苔，須防餘燼復燃，仍從少陽清透，化濕排膿：

柴胡、黃芩各15克，生半夏20克，枳實、大黃、木香、白芷、皂刺、甘草各10克，生苡仁30克，桃仁15克，二花、連翹、蘆根各30克，鮮生薑10大片，2劑。

10月10日三診：膩苔化淨，微渴，脈弦數，養陰清透餘邪：

柴胡15克，青黛10克，生地、元參各30克，蟬衣、寸冬、黃芩各15克，甘草、白芷各10克，二花、連翹各30克，二劑後痊癒。

四、急性化膿性中耳炎

1987年10月28日，城關居委1號院6個月女嬰楊慧，患急性中耳炎，雙耳流膿味臭，面紅目赤，高熱寒戰，體溫39℃，哭聲尖亮刺耳，指紋深紫，直透命關，已輸液一日，未能控制病情，恐邪毒內攻，動風驚搐。急以三棱針點刺十宣、十二井出血，病孩出汗，熱勢少剎。擬清熱解毒透邪於外，清瀉膽火以清內熱。

二花、連翹、生苡仁各15克，蒼朮、黃柏、生梔子、柴胡、青黛（包）、牛子、車前子（包）、苦參、甘草、蚤休各10克，白芷5克，煎取濃汁150毫升，日分多次頻灌，熱退膿止，餘藥棄去。

次日診之，藥盡1劑的2/3，已全好。囑再煎50毫升，以清餘邪。

按：余以上方治嬰幼兒本病，多則2劑，少則1劑，經治約30餘例，均治癒。凡5歲以下，皆用本方；5歲以上，二花、連翹增為30克，小兒臟腑嬌嫩，脾胃氣弱，似

乎劑量過大。

　　然小兒又有凡病傳變迅急的特點，窮鄉僻壤，配藥不易。故寧可多備少服，中病則止，餘藥棄去不用，不可急用無備，延誤病機。關鍵在服法上掌握分寸，自無藥過病所之弊。

　　本方以銀翹蚤牛清熱解毒透邪，柴梔青柏瀉肝膽之熱，三妙散合苦參車前子清化濕熱而排膿，小量白芷，既能透竅排膿，又可引諸藥直達病所。加用蚤休，既可增強清熱解毒之力，又可清熱熄風，阻斷驚厥動風之變。熱勢亢盛者，加生石膏清肺胃；裏熱已結者，加大黃釜底抽薪，表裏雙解，收效更速。

　　若遷延失治，正虛邪戀，膿汁清稀者，用半陰半陽症加減方：黃耆，當歸，炮甲珠，皂刺，白芷，白芍，二花，香附，柴胡，甘草，薑棗。

　　重用生耆50克，益氣托毒，化腐生肌，以促進穿孔之鼓膜迅速癒合。

　　凡經上法治癒者，追訪10年以上，無一例發生耳聾，可有效保護病孩聽力。

鼻病五則

一、鼻衄奇症

1.靈石水頭村邢春英，女，51歲。1971年1月8日，從黎明前4時起鼻腔大出血，至晚8時不止，已出血5中碗，約3千毫升，仍滴瀝不斷，頭暈不能起床，心悸而喘。其面色不僅毫無蒼白之色，反紅噴噴如醉酒狀。脈大無倫，按之空軟，實即「芤」脈之如按蔥管。遇血證無數，「芤」脈則是首次親見。雙膝獨冷，不渴，舌紅無苔。血壓正常。

患者從42歲起發病，一年數發，已歷10年。此由陰虛不能抱陽，腎中真火離位上奔，予大劑引火湯：

熟地90克，鹽巴戟肉、天冬、麥冬各30克，雲苓15克，五味子6克，山萸肉、阿膠各30克（化入），本人頭髮製炭3克（沖服），懷牛膝30克，油桂3克（米丸先吞）。

上方服1劑立止，又連服2劑，痊癒。1984年1月18日，即13年之後，又大衄盈碗。自按1971年舊方，連服3劑，又癒。

2.1983年12月23日，患者張俊康，壇鎮農民，因鼻大出血急診入院，五官科邀余會診：患者有多次大出血史，

39歲時，因與人吵架，當晚9時鼻出血如噴射狀，急診入我院無法控制，急轉太谷，此段時間出血約4痰盂。從靈石至太谷出血約7大茶缸，從靈石醫院坐平車去車站，一路血從車上流淌，如殺豬狀。上車休克，到晉中二院後，送至太平間3小時，經電烙止血而癒。

41歲時，又因夫妻爭吵，再次大出血，逕去太谷電烙止血。48歲時又因兒媳分居，一時氣上，突然出血約2臉盆。經我院五官科行鼻腔骨膜下蒸餾水注入而止血。此次又因事不遂心，鬱怒不快，突然出血一痰盂。急診入院後診為「高血壓引起右鼻腔動脈破裂出血」。繼用前法止血。大衄漸止，淋漓不斷又10日，迄未控制。

刻診，患者肥胖體型，一生從事炊事員工作，面赤如醉，目赤氣粗，血壓150/100毫米汞柱。頭暈而痛，足膝軟弱，腳下如踏棉絮，腰困痛如欲斷裂，夜不能寐。全身常覺轟轟冒火。但凡動氣，心中立即發熱如焚。待熱氣上攻入腦，鼻出血便如水槍噴射，堵鼻則從口出，閉口則從鼻出。凡見面赤如醉，便是出血先兆。右脈弦大無倫，寸部特大，直上魚際，左三部沉細，尺部不靜。捫其雙膝，獨冷如冰，舌乾紅無苔。

患者一生從事炊事工作，經年累月，熱氣薰蒸。且陽火偏亢，極易動怒，五志過極化火，迫血妄行，便是屢屢出血之由。刻下年過五旬，腎陰已虧於下，水淺則龍雷之火不安宅窟，時時上奔沖激。擬壯水之主，以制陽光，潛鎮氣浮，引火歸原。

以引火湯合黃連阿膠雞子黃湯加赭石、懷牛膝、生龍牡，佐小量油桂童便送下，引入至陰之處：

　　熟地90克，鹽巴戟肉、天冬、麥冬各30克，茯苓15克，五味子6克，黃連10克，阿膠30克（化入），赭石細末、懷牛膝、生龍牡粉各30克，油桂1.5克（沖），蛋黃1枚（沖）童便1杯對入，3劑。

　　12月26日，藥進3劑，鼻衄全止，血壓復常。右脈已斂，左脈略起。舌質仍紅。予原方3劑，痊癒出院。1984年2月26日，患者來五官科復查，血壓正常，腰困大減。全身轟熱十餘年，自服中藥後，今年基本不熱，眠食俱佳，腳根已穩，頭重腳輕之勢改觀。六脈弦大搏指之象，轉為和緩從容，舌淡紅有薄白苔。囑1983年方再進30劑，以使陰平陽密，怡悅情懷，善自調攝。之後，凡壇鎮有人來求醫，必捎口信，多年不輟，一直健康平順。

二、倒經衄血

　　翟三妞，18歲，糧站家屬。1983年5月8日，經前鼻衄5月，自覺面部轟轟發熱，外觀如醉。服涼血、止血藥數10劑，非但無效，反增心悸，目赤如鳩，熱勢如焚，目珠熱痛。自感腳底有冷風陣陣吹入，雙膝冷痛，尿多不渴。脈大寸盛，舌紅少苔。

　　細觀之，面部紅色鮮豔，知是火不歸原，誤服涼劑，予引火湯加油桂1.5克，4劑而癒，追訪10年未犯。

三、鼻不聞香臭

　　三小學教師張翠蘭，47歲。1987年，因愛人車禍重傷

受驚，聞訊當日突然鼻塞，不聞香臭7個月。五官科查見副鼻竇、額竇發炎，嗅神經麻痺，服中西藥半年多無效。刻診，頭痛如破，鼻塞流清涕，月月感冒2、3次，腰膝酸軟。脈沉細澀，右寸尤沉，舌淡苔白滑。此本麻黃湯證，正氣本虛，大驚猝恐，驚則氣亂，藩籬失固，寒邪深入少陰，正虛不能鼓邪外透。

辛夷、蒼耳子、白芷、麻黃、附子、細辛、桂枝各10克，杏仁泥12克，炙甘草10克，麝香0.15克（沖），鮮生薑10片，蔥白3節，3劑。

上藥服1次，次晨已聞韭菜香味，連服3劑而癒。以上方治多例嗅覺失靈患者，均癒。病程長者加腎四味，鼓舞腎氣；中氣虛則九竅不利，去附子，加生黃耆30克，柴胡、升麻、紅參各10克；初病，邪未入裏，去附子、細辛；重症鼻竇、額竇炎甜瓜蒂研粉，吸入少許，流盡黃水即癒。此法寓解表、解毒之意，對鼻息肉亦有效。急性黃疸型肝炎，加用此法，可大大縮短病程。

四、過敏性鼻炎痼疾

余之戰友郭炳成，1950年夏，患過敏性鼻炎，整日噴嚏連連，其聲達於戶外。1982年10月，遇於甘肅西峰鎮，詢其舊恙，竟纏綿32年不癒。每年夏初必犯，至秋涼漸漸減輕而癒。

服中西藥不計其數，無效。今年體質下降，腰困如折，氣短懶言，畏風畏寒，感冒不斷，鼻流清涕不止，鼻中癢如蟲行，頻頻打嚏不止，聲音較32年前已微弱許多。

年僅54歲，彎腰駝背，儼然一老人矣。

診其脈沉細微弱，舌淡欠華。詢知近2年，小便餘瀝，咳則遺尿，50歲後陽事亦廢。考本病初病在肺，久病及腎。已非益氣固表，疏風散寒所能見效。萬病不治，求之於腎，遂擬一方囑服3劑。

附子30克，麻黃、細辛、紅參（另燉）、炙甘草各10克，腎四味120克，鮮生薑10片，棗10枚，蔥白3節，麝香0.3克（沖服），加冷水1500毫升，文火煮取500毫升，2次分服。

另配《金鑒·碧雲散》：鵝不食草、細辛、川芎、辛夷、青黛各5克，研粉少許吸入鼻內，日2次。

5日後，為余餞行，一路上竟未聞噴嚏聲。老郭素來拙訥，喜怒不形於色。至家，則嫂夫人迎候門外，頻頻道謝不迭。久年痼疾，3劑而癒，大出意料之外。而體質怯弱如此，難保來年不犯。為預防之計，疏全河車2具，鹿茸、紅參、三七、琥珀各60克，蛤蚧3對，冬蟲草50克製粉，日服2次，每次3克，熱黃酒送下。

余事畢返晉，此事久已淡忘。1984年夏，老郭偕夫人、長子回忻州探親，專程半途下車，登門造訪。知其痼疾已2年未發，且體質改變，邁步穩健，紅光滿面，難言之隱疾亦癒。之後，余遇此症，即投麻附細加味方，皆獲奇效。

此證之關鍵，多屬腎中元氣不固。腎為先天之本，生長發育、強壯衰老之所繫。所謂種種「過敏性」疾病，皆責其先天不足，亦即自身免疫力低下。從腎論治，可謂治本之道。益氣固表，脫敏止癢，隔靴搔癢而已。

五、鼻硬結症

兩渡煤礦絞車工蔡景田，49歲，鼻頭不適10年，1978年1月，鼻尖部右側長一小紅疹，後漸長至黃豆大即化膿。5月份局部發硬，至1979年3月，長至玉米粒大，基底充血，表面似角狀。經省腫瘤醫院切片化驗（病理號7901444），確診為「鼻硬結症」，贅生物為「皮角」。稍一碰觸，奇痛鑽心，病雖不大，痛苦不小。

追詢病史，知患者愚拙，心胸狹窄，長期鬱悶致病。現症，右脇痛如錐刺，面頰部滿布血絲，胸悶口苦，頭痛鼻塞，聲啞，渴喜冷飲；脈象弦數，舌紅少苔，邊尖瘀斑。證屬肝氣鬱積化火，反剋於肺，肺氣失宣，故鼻病。心、肺同居上焦，火本剋金。今氣機逆亂，肺氣賁鬱，反剋於心，故見心煩懊憹不寐。今當疏肝氣，散肝瘀，清肝火，治一經而三經之圍自解：

柴胡10克，赤芍、當歸、丹參各30克，鬱金15克，炮甲珠3克（研沖服），黑梔子、丹皮、桃仁、紅花、凌霄花、威靈仙、白芷、蒼耳子、甘草各10克，元參、牡蠣粉、活磁石、紫貝齒各30克，夏枯草120克。

上方連服15劑，角狀物脫落而癒。本方中之炮甲珠、威靈仙、牡蠣、夏枯草，有很強的軟堅化積之力，威靈仙合楮實子號稱「化鐵丸」，對一切堅結難化腫物、結石，有消散作用，治各種「疣」亦有效。

口舌齒咽喉病十四則

一、唇疔走黃

縣物資公司王德卿之女，16歲。1982年6月19日起床後，覺右上唇癢痛麻木，腫勢迅急，至7時半，已延伸至右側半邊臉全腫。頻頻噴射狀大吐，心煩、頭暈、嗜睡，目赤，舌紅苔黃厚膩，口臭，脈沉滑數。

證屬心脾積熱上攻，疔毒走黃，毒氣攻心。速予刺泄惡血，內服加味五味消毒飲。右無名指螺紋正中、中指指甲根部，以及少澤點刺出血，刺畢，立時消去大半，目已能睜，神清嘔止。

二花、公英、地丁、蚤休、夏枯草各30克，皂刺、白蘞各10克，2劑，上藥3小時服1煎，9小時內連服2劑，痊癒。

刺疔法，為我省已故針灸大師尚古愚先生傳。尚師云：「頭面部疔毒，忌刺局部，以免感染，造成膿毒敗血症。遠端循經刺血，血出病退。」屢試屢驗。

中藥為余治疔經效方，膿成即潰，未成立消。白蘞為疔毒要藥，內服外敷皆效。

二、口舌瘡頑症（復發性口腔潰瘍）

1.鐵廠女工燕翠萍，29歲。1983年8月8日初診：患口舌生瘡6年，1月數發，時癒時作。近1月來，因流產後恣食瓜果生冷，復因暑熱，夜睡不關電扇，門窗大開，又遭風寒外襲，遂致身痛嘔逆，食少便稀。外感癒後，口舌於今晨突發白色丘疹一圈，灼痛不可忍。

按脈細弱，舌淡欠華，面色萎黃，腰困膝軟，此屬腎虛脾寒，虛火上僭。《證治準繩》治此類口瘡，用四君七味（六味加肉桂）合方加元參、細辛，極效。其立方之義，以四君培土斂火，以七味引火歸原，加細辛火鬱發之，更加元參之善清浮游之火，治熱以熱，涼而行之。

治火不歸原證有覆杯而癒之效。但本例病人，脾胃氣弱殊甚，寒涼滋膩不可沾唇，變通如下：

紅參（另燉）10克，焦白朮、雲苓各30克，炙甘草、薑炭、細辛各10克，油桂1.5克，飯丸先吞，腎四味各15克3劑。

8月11日二診：諸症均癒。予補中益氣湯加腎四味、紫河車粉5克（沖），10劑，培元固本，以杜再發。追訪至1990年，再未發作。此後，余凡遇火不歸原證而脾胃虛弱之病人，即投上方，皆效。

2.離休幹部陳××，68歲，經北京西苑醫院專家會診，確診為「復發性口腔潰瘍」，病程30年，百治不效。其症，初起舌尖部發出針尖大之紅疹，灼痛。1週內蔓延

至兩腮、下唇內側、舌兩側，1週後由紅變白，漸成玉米大之凹洞性潰瘍，20日後又漸變紅色，1月左右漸癒。或勞累過甚，或飲酒過多，或食辛辣食物，其病即作。尤以突然氣惱，暴怒，幾分鐘內便滿口一齊發病。輕則一月一發，重則一月數發。

最重時潰瘍擴展至咽喉部，則只能喝一點涼奶或流質食物，痛如火灼，寢食俱廢，苦不堪言。四處求醫，除西醫對症療法外，曾服中藥導赤散、涼膈散、連理湯、調胃承氣、丹梔逍遙，皆無效。

刻診脈洪大，面赤如醉，雙膝獨冷，夜多小便。證屬高年腎陰下虧，陰不抱陽，龍雷之火上燔。予引火湯大滋真陰，油桂小量引火歸原：

九地90克，鹽巴戟肉、天冬、麥冬各30克，雲苓15克，五味子6克，油桂2克（米丸先吞），3劑。

藥服1劑，症退十之七八，3劑服完痊癒。追訪半年雖偶爾飲酒或情志變動，亦未發作。此法治癒本病120餘例，多數一診痊癒，無復發。火不歸原證之病理，已見「三叉神經痛痼疾」項下。

三、真寒假熱，至虛有盛候

房管所所長武榮，57歲。1979年12月23日，忽患口、舌、唇部生瘡，其症頗奇，頗急。10時發病，11時即滿口滿舌痛如火灼。倉促之間，向老友某求治，某曰：「口舌生瘡，小事一樁，心脾積熱，不必驚慌。」未及診脈問病，提筆即疏導赤散與涼膈散合方與服。

其方甚輕，生地、連翹10克，其餘皆3～5克。患者於11時30分進頭煎，藥畢覆杯，立覺火從臍下直沖頭面，雙唇腫大如桃，舌亦腫痛更甚，且心煩懊憹，莫可名狀。約12時半，其子邀診。

見患者面赤如醉，舌腫塞口，訴證不清。出示所服之方，其妻代訴服後變證。按脈洪大無倫，重按則反如遊絲，120次／分，視其舌則邊緣齒痕累累，有白色潰瘍佈滿邊尖。唇腫外翻，迸裂出血。問其二便，則大便乾，小便未注意。口中亦無臭味。詢其致病之由，其妻云：「年終總結，連續熬夜三晚後得病。」問其渴否？患者搖頭。此症頗費躊躇，望、聞、問、切皆不得要領。

細玩見症，亦難推翻前醫論斷，《內經》明示：「諸痛瘡瘍，皆屬於心。」且暴病多實，此病暴急有疔毒之勢，是否病重藥輕，杯水車薪？猶疑之間，忽見患者揚手擲足，煩躁不可名狀。

進門時，倉促之間見其面赤如醉，細視之，則鮮豔光亮，如演員之塗油彩狀。恍然悟及此與戴陽證之面赤如「妝」同義，唯戴陽證多見於外感臨危之際，此則由內傷而來。摸其下肢，則果見足膝冰冷。必此公下元久虧，恰值當日冬至陽生，陰不抱陽，龍火上奔無制。前醫誤作實火，妄用苦寒直折，致光焰燭天，不可收拾。急以大劑附桂八味沖服油桂，以救藥誤而和陰陽：

附子、熟地、生山藥、山萸肉各30克，雲苓、澤瀉各12克，五味子10克，油桂1.5克（沖），水煎冷服。

患者服藥1次，1刻鐘後安然入睡。2小時許醒來，腫痛皆消，已無絲毫痕跡。次日復診，口中仍覺麻辣，舌光

紅無苔，乃陰分受損見證。

火不歸原，本不當用大劑量附子破陰回陽之品，而前因藥誤，又不得不用。險證雖退，陰損未復，乃予大劑引火湯，兩服痊癒。事後追憶，此證確險之又險，雖僥倖治癒，早已汗流浹背。蓋其證從表象看，與翻唇疔無異；其煩躁，又與疔毒走黃相去無幾；其來勢暴急，又似實火。疑陣重重，令人迷惘。若以前醫為杯水車薪而投大劑瀉火解毒，則後果便不堪設想。火不歸原證，若誤用苦寒攻下，便有危及生命之險。

四、咽痛寒症兼齒衄

靈石煤礦生產礦長牛岐山，50歲，1983年10月31日因齒衄年餘不癒求治。近1月更增咽部乾痛，痰多味鹹，口乾而不欲飲。食納如常，偶見嘈雜泛酸。近2年異常發胖，體重增加10公斤，反不如過去精力旺盛。動則氣喘，夜多小便，膝冷，脈沉細弱，舌淡胖有齒痕。牙齦色暗，血污滿齒。日輕夜重，一覺醒來，滿口黑紫血團。咽喉乾痛，舌不能轉動。曾用大劑量維C，連服六神丸22瓶，出血、咽痛有增無減。

脈證合參，確為命門火衰，少陰真寒證無疑。因胖為濕盛陽微；痰為陰邪，味鹹為腎虛水泛；日輕夜重，為陽不勝陰；喘為腎不納氣；咽乾痛不腫不渴，乃因腎脈循喉嚨，繫舌本，陰寒過甚，逼下焦真火浮於咽喉要道；其齒衄從發胖後始見，齒為骨之餘，骨乃腎所屬；血屬陰，必得陽旺始能統攝而循常道，陽衰失於統攝，故溢出於外。

乃逕投四逆湯：

炙甘草60克，附子、乾薑各30克，水煎冷服3劑。

12月6日遇於街頭，始知藥後兩症皆癒，唯覺腰困氣短，由徒弟加腎四味120克，紅參10克，又服3劑，已康復如初。追訪10年，再無反覆。

按：熱藥冷服是《內經》治則中的反佐法，古人形象地比喻為「偷渡上焦」。附子性大熱，下焦寒極，非此不能癒。但假熱在上，熱藥熱服則兩熱相爭，格拒不納。今把熱藥冷透，披上「冷」的偽裝，入口涼爽，「騙」過咽喉一關，入胃則熱性緩緩發揮，引浮游之假熱歸下而病癒，是極巧妙的治法。

憶在文革中，縣委×書記被批鬥，咽喉忽腫，用青黴素1百萬單位3日，兼含化六神丸不效，視之，舌胖淡有齒痕，雙側扁桃體腫至中間只見一條縫，色嫩紅，不渴尿多，食則泛酸，足膝冰冷，脈象浮洪。知是情懷抑鬱，五志化火上炎，而中下虛寒已非一日。五志之火，乃是虛火，下焦之寒，則是真寒。遂予上方一劑，時值三九寒天，煎妥後置窗外1小時，已見冰茬，令頓服之，移時入睡。2小時後醒來，病已消無痕跡。

五、梅核氣（辛燥傷陰案）

工會主席郭香，女，48歲。1983年5月14日初診：患梅核氣7年，因久治乏效，赴省求醫，服四七湯加陳皮、苡仁、鬱金15劑，變證迭出。

頭眩、口苦、咽痛紅腫，身軟、煩渴、便燥，兩脇肋辣

痛。脈沉數，舌紅苔黃燥。

此由過用辛燥升散，耗傷肺、胃、肝三臟之陰所致。病機云：「諸氣膹鬱，皆屬於肺。」故醫聖立四七湯以治肺氣初鬱、痰氣互結之梅核氣證，投之立效。

然「肺為嬌臟，性喜柔潤」，而四七湯（紫蘇、半夏、厚朴、雲苓）偏於剛燥，偶一用之，中病則止，豈可連用15劑？況又加陳皮、苡仁、鬱金乎？故爾藥過病所，傷及無辜。痰氣未開，反從燥化。

肺陰一傷，宣降無權，五臟便失卻「霧露之溉」。首當其衝便是子盜母氣，灼傷胃陰。胃之津液暗耗，自顧不暇，何能上供於肺？且肺與大腸相表裏，上源既燥，下流必涸，故見便燥。兩脇為肝、肺之分野，肝從左升，肺從右降。今被辛燥所傷，肝膽化火上炎，故見頭眩、口苦、咽痛、脇痛。治宜柔養胃陰為主，兼顧上下左右，以使升降復常：

石斛、沙參、鬱李仁各30克，玉竹、麥冬、元參、膨大海各15克，酒芩、酒膽草、柴胡、青黛（包）、甘草各10克，滑石18克，桔梗、射干、豆根各10克，鮮生薑5片，棗6枚，3劑。

上方連服3劑，平復如初，其多年之梅核氣亦癒。半月後，因煩勞內傷，且心情鬱怒，咽部復腫，有礙吞咽，不渴、膝冷、脈細，此屬陰虛未復，陰不抱陽，致龍火上燔。予引火湯加油桂1.5克，服3劑後又癒。追訪3年未復發。

六、白塞氏綜合症

1.城關醫院司藥寶蓮，40歲。1981年12月23日初診：患口腔潰瘍，外陰潰瘍6年。發作多在每年冬季，尤以冬至當日，交節之時刻一到，立刻發病。經治多年無效。診視，見舌紅如柿，無苔，口乾極而不欲飲。口角內側，舌邊尖部，白色潰瘍成片。

外陰不便診查，據訴，每發病，先覺外陰辣痛，旋即口舌生瘡。頭暈如騰雲駕霧，面部轟熱如潮。按脈沉細，雙膝獨冷。其症發病甚急，說來就來，一二分鐘即令人不能忍耐。此症《金匱》謂之「孤惑」，現代謂之「白塞氏綜合徵」。本論謂由濕熱生蟲，蝕於喉為「惑」，蝕於陰為「狐」，治以清濕熱而殺蟲。

此例病經多年，反覆發作，未見濕熱積毒徵象。從脈證推斷，恐係腎陰久虧，陰不戀陽。適逢冬至節令，一陽來復，龍雷之火不僅上燔，且腎與前陰相關，又且下焚，姑予引火湯一試。

12月27日，藥後諸症皆癒。此法並治45歲以上之男子多人，服藥1劑，口舌瘡即退，服3劑下陰部之潰瘍亦了無痕跡。

2.富家灘商店張家珍，男，34歲。1981年7月25日初診：病已8年之久。其症，先覺左手掌魚際部癢腫，隨即上唇亦腫，口腔黏膜開始潰爛，緊接龜頭亦癢腫，患處皆奇癢難耐，稍一搔之則其痛鑽心。

初病時寒熱如瘧，二三年後僅感目乾澀不欲睜，思睡而難入睡，身體沉重困乏，輾轉不寧。口苦黏膩，脈沉滑數。見證與經文描述大同小異。

《金匱》云：「狐惑之為病，狀如傷寒。默默欲眠，目不得閉，臥起不安。蝕於喉為惑，蝕於陰為狐。不欲飲食，惡聞食臭。其面目乍赤、乍白、乍黑。蝕於上則聲嗄，甘草瀉心湯主之。蝕於下則咽乾，苦參湯洗之。蝕於肛者，雄黃薰之。」此例與經文描述不同處為：目不得睜，面部無黑白變化，痛癢極重。

本例病機，屬內蘊濕熱，外受風邪引發。從清濕熱解毒，驅風止癢立法，以三妙散加味進治：

生苡仁45克，蒼朮、黃柏各15克，川牛膝、苦參、生地、首烏、白蒺藜各30克，白蘚皮60克，胡黃連、甘草各10克，丹皮、紫草各15克，3劑。

上方服1劑，病退強半，2劑癢止腫消，3劑服完已了無痕跡。患者惜藥，以藥渣煎湯薰洗龜頭，止癢消腫效果極好。1982年10月，患者又因暴飲大醉，引發舊疾，即按所留舊方，內服外洗，2劑而癒。追訪10年未犯。

方中首烏、蒺藜對藥，余定名為「定風丹」，養血驅風，治血虛暈眩，諸般瘙癢極效，久服可根治白癜風。上方經治6例35歲以下之青壯年患者，皆獲根治。35歲以上，病程曠日持久者，多轉為引火湯證，雖不能根治，卻見效迅速，使病人免除許多痛苦。

七、暴　瘖

1977年冬，治夏莊23歲女青年李愛琴，聲啞不出已3日，以手指喉，淚流滿面。乾咳無痰，喉間辣痛，大渴引飲，舌紅少津，脈細而數，寸部不揚。

當年冬，應寒反溫，風熱上受，肺氣閉阻，所謂「金實不鳴」，宣肺滋燥，其音自出：

生石膏30克，麻黃、杏仁、桔梗各10克，膨大海、蟬衣各15克，牛子10克，蘆根30克，花粉、元參各18克，木蝴蝶、訶子、甘草各10克，粉葛根30克。

上藥煎服一次，汗出咳止，稍能出聲，安睡一夜，次晨已能講話。又進二煎，下午5時已如常人。患者喜不自勝，一早即來門診道謝。

余用上法，曾多次治癒縣劇團、程玉英劇團演員多人。無條件煎藥者，開水沖泡，加冰糖代茶飲亦佳。輕症去石膏、麻、杏，加薄荷、桑葉各6克，亦有效。

八、急性扁桃體膿腫

縣長郭天成之子，12歲，1967年秋患急性扁桃體炎，遷延失治，致成膿腫，邀余往診。病孩語聲不出，不能講話。雙側扁桃體紅腫化膿，喉中只有麥稈細一條縫，痰涎壅盛，時時漱口，不能清理。只能喝一點涼藕粉，熱勢7日不退，恐有窒息之險。

因思救急之法，快不過針刺。遂取雙側少商、商陽、

十宣，三棱針重刺出血，病孩得汗，熱勢稍緩。上病下取，針瀉湧泉（少陰之脈循喉嚨，少陰熱證多犯咽喉要道）行針半小時，5分鐘行瀉法1次。

針畢，病孩已能講話。遂留六神丸10粒，5次噙化。次晨診之，腫大化膿之扁桃體已縮小約1/3，熱退，痰涎仍多，舌苔黃膩。遂疏兩方：

1.苦酒湯：生半夏5克（打碎，沸水沖洗7次），以好醋60克，水30克，煎3沸，去渣，待稍冷，沖化蛋清1枚，緩緩呷服，每日1劑，連服2劑。

2.連翹、二花、元參、夏枯草各30克，蚤休15克，山豆根、射干、桔梗、皂刺、甘草10克，3劑。

上方服後，化膿之雙蛾，竟完整地脫殼而癒。

按：苦酒湯為《傷寒》方：「少陰病，咽中傷，生瘡，不能語言，聲不出者，苦酒湯主之。」原方用生半夏洗破14枚，洗，即沸水沖洗多次，以去其辛烈之味；破，即打碎，使有效成分易於溶解。14枚大小平均約5克強。苦酒即醋。第1次按原方用法，醋、水、半夏、蛋清同煮三沸後，蛋清已凝固成塊，蛋清本為涼潤清火斂瘡，凝固則已成廢物。遂改為醋水先煎半夏三沸，去渣，待稍冷溶入蛋清。服1劑，痰已清，腫大減，2劑服完痊癒。

傷寒成書後歷經戰亂佚失，後人整理，未經實踐，難免有誤。本方半夏經沸水沖洗7次後辛烈大減，絕無害，若用製半夏則療效遜色多多。本病痰涎甚重，非生半夏難去此纏喉之痰，況又有醋之酸以降火斂瘡，雞子白之清肺發聲音，三味相合，配伍巧妙，效如桴鼓。

本方治咽痛、咽壁有濾泡而致聲啞者，效亦速。對急

性食道炎，湯水食物下嚥，痛如火灼刀割，2劑即癒。對寒症則無效。

若斷為寒閉上竅而致咽痛音啞者，脈必沉細遲微，咽部色紅而不腫，舌淡不渴，可逕用《傷寒論》半夏散及湯方，即生半夏破洗10克，桂枝10克，炙甘草10克，加鮮生薑10片，水500毫升，煮沸2分鐘，2次微冷服。

辛甘溫散，驅風逐涎，一二日即解（原方用法為煮散，等份研末，白飲和服方寸匕——約2.7克，後世醫家認為，半夏有毒，不宜散服）。

九、舌衄

縣公安局趙國庭之母，62歲，1983年9月30日門診。舌瘡數月，外科、五官科懷疑惡變。其瘡色赤，在舌右側從舌尖至舌根約一韭葉，剝蝕無苔，乾裂出血，入睡則血流於枕頭上，劇痛鑽心。

曾用抗菌消炎、維B、C和導赤散養陰清肺無效。夜不成寐，面赤如醉，氣促似喘，膝冷如冰。脈洪，尺部按之如無，愈治愈劇。

擬大劑引火湯加油桂1.5克（米丸先吞），壯水之主，以制陽光，兼有引火歸原之意，3劑。

10月4日，舌瘡癒，剝蝕部已平復如初，仍稍有紅痕。渴甚而小便多，此為下焦陽微，不主氣化，加附子溫腎，則水升火降，諸症當癒。

九地90克，鹽巴戟肉、天冬、麥冬各30克，茯苓15克，油桂1.5克（米丸吞），附子10克，五味子6克，服3

劑後隨訪已癒。

十、齒衄（胃火夾食積）

1982年12月，余赴甘肅西峰辦理平反冤案事宜，地委某幹部，男，28歲，五大三粗體型，因齒衄月餘求治。令其開口視之，則口中臭氣薰人，自訴口苦，食後倒飽，發嘔，牙齦腫脹，脈弦滑而勁，苔黃厚膩。此由食積化火阻滯中焦，胃氣不得下行，牙齦屬胃，血熱妄行。予越鞠保和湯加涼血之品：

連翹30克，黑梔子、香附、蒼朮、枳實、厚朴、焦大白、神麴炭、麥芽炭、木香、丹皮、大黃（炒黑）、甘草各10克，3劑。

服1劑，腫脹消，齒衄止，3劑服完，頓覺頭腦清爽，食慾倍增。

十一、齒衄（脾不統血兼火不歸原）

靈石煤礦井下工王海全，44歲。1983年9月14日初診：腹瀉日3～5次，月餘不癒。近1週來，上下牙齦出血，紅腫如柿色。舌紅少苔，脈細肢涼，雙膝尤冷。腰困不耐坐立，近日尤感氣怯身軟。證由泄瀉日久，中陽大傷，脾失統血之能，且下焦腎氣虛寒已露。擬四君補脾，三仙炭止血，七味益腎，骨碎補、油桂引火歸原。

黨參、焦朮、茯苓各30克，炙甘草、薑炭、三仙炭各10克，「九地、砂仁拌搗」各10克，生山藥、山萸肉各

30 克，五味子、澤瀉各 10 克，骨碎補 12 克，油桂沖服 3克。

9 月 19 日二診：藥後瀉止，牙齦腫斂，出血亦止。原方守服 3 劑善後。薑炭、三仙炭治脾不統血，屢試屢驗，為已故山西中醫學校溫碧泉老師心傳。

十二、舌瘡痼疾

鄭愛玲，女 40 歲，甘肅西峰市小學教師。患舌腫、舌瘡 2 年半，百治不效。三五日輒一發，膝冷如冰，舌紅如柿。任班主任，勞倦內傷，久病及腎，兼見目赤頭眩，脈大不任按。頻發痼疾當從腎論治。陰虛於下，不能抱陽，龍火上奔，予引火湯加油桂，6 劑。

服上方後 3 個多月有 1 次小發作，不治自癒。1982 年12 月余事畢返晉前要求再診，詢之，每冬必凍腳，予引火湯合當歸四逆湯 7 劑。次年春節函告，諸症皆癒。

十三、咽痛寒症

王海清，男，50 歲，縣看守所所長。患咽乾痛、口舌生瘡，用清心火、滋腎陰正治諸法，服藥 60 餘劑，六神丸、梅花點舌丹各 1 瓶，皆無效，漸漸食少、便稀、神倦，纏綿 3 月不癒。

1983 年 12 月 7 日邀余診之，詢知其症日輕夜重，不渴尿多，雙膝冷痛，脈沉細，舌淡潤。來勢緩，雖屢屢誤治，無急變。知非火不歸原證型。四末不溫，非極燙之水

不喝，直斷為少陰真寒證。緣由少陰之脈循喉嚨，挾舌本。若腎宮寒極，逼其火浮游於上，則成上假熱、下真寒格局。其不渴尿多，即腎中真火衰微，不能統攝、蒸化所致。直於溫少陰，逐裏寒：

炙甘草60克，乾薑30克，附子30克，桔梗、益智仁各10克，水煎冷服，2劑。

12月10日二診：諸症已減七八，原方繼進2劑，痊癒。

肺結核臨證得失錄

一、誤用清熱退蒸，險鑄大錯

劉愛雲，女，22歲，靈石火車站家屬。1963年5月23日初診：患乾血癆3年多，經太鐵醫院診為雙肺空洞型肺結核，病危出院。羸瘦脫形，四肢枯細，體重銳減20公斤。骨蒸潮熱，晝夜不止半個月。雙顴豔若桃李，口苦，舌光紅無苔而乾，食少，乾渴能飲，脈弦而數。古今醫家皆謂「癆」為陽火灼陰，火炎水竭，真陰銷鑠。尤以晝夜皆熱為重陽無陰，當「亟」瀉其陽，峻補其陰。乃選清骨散加龜板、黃芩、童便為治：

龜甲（先煎）、鱉甲（先煎）、地骨皮各30克，知母20克，銀柴胡、胡黃連、秦艽、青蒿、黃芩、炙甘草各3克，童便1杯對入，水煎分2次服。

5月24日黎明，病情突變邀診。見患者呃逆頻頻，大汗肢厥，面如死灰，喘不能言，脈微欲絕。其母云：「昨午藥進一煎，患者即不思飲食。睡前服二煎，瀉稀便一次，隨即陣陣出汗，氣喘不能接續。半夜服參湯一杯，才勉強支持到天亮。」

至此，余已知前方誤投。蓋患者雖在青年，3年癆瘵，其陰陽氣血已耗傷殆盡。初診見其面若桃李，豔若塗

丹，誤以為乃癆證必有徵象，實則已是浮陽飛越之戴陽危象，當救陽固脫為先，反投清骨散，是為一錯。

胡連、骨皮、知芩苦寒敗壞胃陽，稀便一次，氣從下脫；銀柴胡、秦艽、青蒿之辛寒外散，多汗亡陽於上，尤以鱉甲一物，張錫純氏謂其「開破肝氣之力甚強」，更促肝氣外泄，故藥後出現上下俱脫之危候。二錯在對脈學的書本式理解，「數」固主火、主熱，然當四診合參，全面辨析，方不致誤。

肺癆脈多數，瀕危之際，有一呼一吸10次以上，一分鐘120～240次以上者，已是七急八敗之死脈，何來「火」與「熱」之可言！故數脈變局中有「數則為勞，數則為虛」兩條。若非躬行實踐，絕難領悟。遂急疏張錫純氏來復湯合參附龍牡救逆湯，以救陽固脫：

紅參（搗）、附子各30克，乾薑20克，炙甘草60克，淨山萸肉90克，生龍牡粉、白芍各30克。

從煎沸10分鐘後，頻頻餵服，余守護病榻，以大艾柱灸神闕，藥進5次，約200毫升，半小時許，呃止、汗斂、喘定、厥回，幸得脫險。且如此辛熱燥烈大劑，僅一味山萸肉斂陰固脫，其3年之久之骨蒸勞熱竟2個月零七天未發。足證骨蒸勞熱，乃氣血大虛，陽失統束之假熱，絕不可見熱投涼，見蒸退蒸。自此之後，余終生不用清骨散之類治骨蒸勞熱之套方。

回顧中醫史上，自1347年丹谿翁創「陽有餘陰不足論」600多年間，歷代中醫皆宗丹谿之旨治癆瘵，從「陰虛火旺」立論，滋陰降火，清熱退蒸，甘寒養陰，濡潤保肺，已成定法。亢熱不退者，則以芩連知柏，苦寒瀉火堅

陰，終至戕傷脾胃之陽。脾胃一傷，食少便溏，化源告竭，十難救一。

本例的深刻教訓，使余毅然脫出了古人「滋陰降火」的窠臼，確立了「治癆療當以顧護脾腎元氣為第一要義」的總治則。重溫仲景「勞者溫之」之旨，理血痹以治虛勞之法，及東垣先生《脾胃論》精義，以補中益氣湯為基礎方，補土生金，探索治癆新徑，10年後漸有小得。

二、乾血癆（空洞型肺結核）九補一攻

靈石逍遙村村長吳寶雙之妻，24歲。從山東逃荒來山西，與寶雙結為夫妻。1975年夏，經縣醫院拍片診為「雙肺空洞型肺結核」，已成乾血癆症。

病程1年，經閉5個月。咯血不止，食少便溏，黎明必瀉。骨蒸潮熱，面色㿠白無華，唇、指白如麻紙。毛髮枯焦，四肢枯細，身瘦脫形，一年時間體重減輕25公斤。弱不禁風，動則喘息，夜不能臥，日僅進食100～150克。不僅無月經，亦無白帶，自感陰道乾澀，符合血枯經閉特徵。雖在酷暑，仍覺怯寒，四肢不溫。

午後則潮熱陣作，汗出如洗。家在一小山坡上，距大路約百步之遙。必有人扶持，休息4～5次始能到家。已備妥棺木壽衣，唯憐其外鄉逃荒來靈，舉目無親，不忍坐待，乃邀余一視，不過「盡心」而已。

《內經》雖有九候雖調，大肉盡脫亦死之明文，但患者正在青年，素體健壯，未必就是必死之證。但病至五臟俱傷，脾腎元氣將亡境地，絕不可見病治病。若先認定

「結核」二字，妄投清骨散、秦艽鱉甲之類，必致重傷脾陽，速其敗亡。10年前的教訓，歷歷在目。

余苦思徹夜，唯補土生金一法可用。蓋脾胃為後天之本，脾胃健則氣血得以生化，五臟賴之得養，病雖危殆，便有一線生機。且腎為先天之本，五臟之傷，窮必及腎，腎傷則生命根本動搖。今患者元氣衰微欲脫，且腎中元陽又是釜底（脾胃）之火，若非此火，脾胃何以蒸化？

萬病不治，求之於腎。欲行補土生金，先得補火生土，先後二天並重。乃擬借重補中益氣湯為主，增入山萸肉、生龍牡粉、腎四味、油桂、赤石脂，溫腎益精，固本救脫。加炒穀芽、麥芽醒脾，加烏梅酸甘化陰，小劑緩補，以觀機變。

生黃耆30克，紅參（另燉）、五靈脂各10克，白朮、當歸、腎四味各10克，柴胡、升麻各3克，炙甘草10克（去陳皮之耗氣），山萸肉、炒穀芽、炒麥芽、烏梅各30克，油桂3克沖，赤石脂、生龍牡粉各10克，鮮生薑3片，棗6枚，胡桃肉4枚（與紅參為人參胡桃湯，與補骨脂為青娥丸）上藥二煎混勻，得汁150毫升，日分3次服。

上方得效，連服25劑，服3劑停藥1天。2個月後來診，潮熱退淨，汗斂喘定，胃口大開，日食量增至500克許，晨瀉癒，大便成條。由此益證此症潮熱乃肝（肝虛則寒熱往來，疏泄無度）、脾（氣虛發熱，甘溫除大熱）、腎（元陽外越）虛極之假熱。

病有如此轉機，大出意料。家人及村鄰反認為是「迴光返照，死期不遠」。但既有一線希望，又二次登門求

治。患者走路不喘，咯血偶見。

余暗自慶倖初診立法尚合病機。仍囑服原方10劑，加三七、白芨各3克，冬蟲草5克，研粉沖服，生山藥50克入煎（為《金匱》薯蕷丸治血痹虛勞主藥，補脾益肺滋腎妙藥）。

又隔半月，患者偕寶雙3次來診，面色紅潤，已無病象。咳嗽、咯血已止，日進食增至750克。覺陰道有分泌物滲出，雙乳微脹。此乃氣血生化漸旺，天癸前兆。乃因勢利導，師《金匱》治血痹虛勞意，以補虛化瘀通經為劑：

生黃耆、當歸、坤草、丹參、劉寄奴、九地各30克，紅參（另燉）、五靈脂、土元、桃仁、紅花、炮甲珠、柴胡、川芎、炮薑、炙甘草各10克，赤芍25克。

上方服至5劑，經通。經治不滿3個月，患者體重增至67.5公斤（病前60公斤）。透視雙肺空洞癒合、鈣化。乃以河車大造丸去地、柏之苦寒，增入龜鹿二膠、冬蟲草、三七、紅參、蛤蚧、砂仁、九地、小米炒天冬、麥冬為丸善後。此丸服一料後又自服胎盤2個，體重復原，險死還生，健壯逾於往年，1976年生一子。

三、抱兒癆（孕期肺結核）治重脾腎

段純鎮夏禹教員吳秀榮，25歲。1983年8月17日，懷孕已5個月，因午後潮熱，夜間盜汗，咳喘，痰多白黏，食少倦怠，經X光科拍片證實雙肺結核浸潤型，恐抗癆藥傷害胎兒，特來中醫科求治。

　　診見患者面色蒼白，兩顴豔若塗丹，雖在盛夏，畏寒特甚。嘔逆食少，發生於最近半個月，乃結核中毒反應。腰困，少腹有墜脹感。脈大而虛，舌淡。有動胎之虞，用藥頗多顧忌。

　　擬補中益氣湯合小半夏加茯苓湯，加腎四味、山萸肉、生龍牡粉益氣健脾，固腎護胎：

　　生黃耆30克，當歸、白芍各25克，白朮20克，紅參（另燉）、柴胡、升麻、蘇梗、砂仁各10克，生半夏、鮮生薑、茯苓、山萸肉、生龍牡各30克，腎四味60克，炙甘草10克，薑汁10毫升（對入）。煎取濃汁300毫升，日分3次服，7劑。

　　9月1日二診：盜汗止，潮熱退，咳喘已減十之七八，少腹已不墜脹，食納增，精神佳，脈大之象已斂，唯覺掌心煩熱。原方加烏梅30克、胎盤粉3克（沖服），7劑。

　　9月11日三診：咳止，痰已很少，腰已不困。近來食慾大增，面色紅潤。掌熱已很輕微。原方10劑加生山藥30克，隔日1劑。

　　10月4日四診：諸症均退，以丸方治本：

　　胎盤、生山藥各100克，冬蟲草、紅參、龜板膠鹿角各30克，製蜜丸。每丸重10克，每服1丸，2次／日。

　　1984年3月14日來門診復查，於今年1月足月順產一女，母女均健，拍片，雙肺結核已鈣化。追訪5年，健康勝於病前。

四、久痢成癆，氣息奄奄，
急補其正，聽邪自去

　　段純山頭村杜潤梅，23歲，1965年冬病危邀診。追詢病史，知於1964年冬患者因8個月男孩因病夭折，悲傷過度，情懷鬱結。日久，食少形瘦。今春流產，失血過多，多次發生貧血性休克。雖經調治，未能復原。夏末患痢，寒熱如瘧，日下膿血便10餘次。

　　服白頭翁湯不效，又服葛根芩連12劑，輸液半個月，病不減，反見口噤不能食。盛夏憎寒，不離棉衣，日漸消瘦，咳嗽盜汗。經X光透視見右肺浸潤型肺結核。閉經，臥床不起4個月餘。食少嘔逆，咳喘自汗，膿血便仍未止，每便必脫肛。用抗癆藥後食納銳減，形容枯槁，眼眶塌陷。23歲少婦，滿臉皺紋，毛悴色焦，皮膚乾瘠（即《金匱》肌膚甲錯之象）。

　　見其舅偕余來探視，悲泣不已，安排後事，一日數度暈厥，氣息奄奄，病情確屬危重。

　　余診其脈，細數不亂，兩尺尚能應指。面色雖萎黃欠華，尚不致灰敗。思之再三，覺患者正在青年，雖耗傷過甚，未必就是死證。但病由寒痢誤用苦寒損傷胃陽，邪陷入裏成癆。延久損及於腎，生命根基動搖，已無「病」可攻。亟亟扶正固脫，醒脾救胃，先復胃氣，若得胃氣來復，便有生機。

　　紅參（搗末同煎）、生半夏各30克，山萸肉、生山藥各100克，炙甘草15克，鮮生薑10大片（切），煎取濃汁

300毫升，對入薑汁1盅，一日內不分次數緩緩呷服。嘔止後，改為日分3次服，3劑。

余疏方後，其舅與余約定，由他親侍服藥，守護觀察。若有轉機，再請上山一趟；若有不測，待處理後事畢，再謝奔波之勞。

4日後其舅來門診告知：服第1劑後當日嘔止。服完第2劑後，汗斂喘定，知饑、索食藕粉1小碗，蒸小米約100克許，並服稀粥4～5次。服完第3劑後，日可進食250克許。余偕其舅再赴山頭，見患者已半臥、半靠於炕上，兩目有神，語聲低而清晰。脈雖細弱，但屬有根。下痢膿血如前，未再休克。乃疏第2方，以補中益氣湯加山萸肉、生山藥、腎四味顧護脾腎元氣：

生黃耆18克，紅參（另燉）、白朮、當歸各10克，柴胡升麻、陳皮各3克，製腎四味各10克，山萸肉、生山藥各100克，炙甘草15克，鮮生薑3片，大棗4枚，胡桃4枚（打），3劑。

二診後，由其舅往返傳遞病情變化，余斟酌改方。上方服6劑後，已能起坐，日可進食350～400克。便膿血、咳嗽、午後潮熱不減。

第3方咬定顧護元氣、補土生金之法，原方加炒穀、麥芽醒脾，煅龍牡粉固脫。服20劑後，日可進食750克，已能起床下炕遊走幾次。每日進食身有微汗。正氣漸復，營衛通調，伏邪外透，痢疾不治而癒。咳嗽亦減，潮熱輕微。效不更方，再給原方20劑，間日1劑。

上方服後，日見起色。月經來潮，咳嗽、潮熱止，食納逾於往昔，面色紅潤，已可到戶外活動。經X光檢查，

右肺結核已鈣化。1966年夏生一男孩。

　　按：此例屬於誤治敗症，故治法不循常規。如此垂危重症，經治2個月，服藥49劑，無一味治痢之藥而痢癒；僅一味生山藥治癆之藥而癆亦癒；可見古人「扶正邪自退」之說確有至理。

　　中醫學又有「萬病不治，求之脾腎」的論斷，在危重疑難病的治療上，確有起死回生之效。蓋脾胃為後天之本，「有胃氣則生，無胃氣則死」。「脾胃一傷，百藥難施」。腎為先天之本，為人生命之主宰。內寄命門真火（腎氣、元氣、元陽），為生命的原動力，五臟精氣的源泉。故五臟之傷，窮必及腎，腎氣敗亡則生命終結。故凡治病，皆當首先顧護脾腎元氣，勿使損傷。

　　若已損傷，則亟亟固脫救腎，醒脾救胃，使胃氣來復，病人才有生機。故此症首方雖藥僅5味卻是起死回生的關鍵。其中獨參湯合山萸肉益氣救脫；生山藥滋潤血脈，固攝氣化，寧嗽定喘，補腎益肺，為《金匱・薯蕷丸》治癆癆之主藥；生半夏為降胃安沖止嘔聖藥，與等量之鮮生薑、薑汁、炙草合用，既解其毒，又能止劇烈之嘔吐，從而使胃氣復蘇，為本症的治療破一難關。

　　余每年用生半夏數百斤，經治老人、孕婦、小兒各種危急重症，無一例中毒，可放膽使用。

五、肺結核夾寒飲者陽和湯有殊效

　　靈石劇團教練趙改蓮，女，44歲。1984年3月26日初診：病史：1983年11月X片（＃4025）示：「兩上肺均顯

示有點片狀、雲霧狀新老病灶，以右上肺為著，兩肺結核（浸潤型）。」

患者工作繁重，日夜排練劇碼，隨團下鄉演出，40歲後體質漸虛，勞倦內傷，積勞成損。1983年9月，因潮熱盜汗服知柏六味加秦艽鱉甲6劑。熱退後漸變五更瀉泄，食少神倦，動輒自汗喘促，咳嗽痰多，有明顯的鹹味，喉間有水鳴聲，腰困如折，整日怠惰思臥，日漸消瘦，4個月減體重5公斤。

今春以來，特殊怕冷，三天兩頭感冒，每排練一場戲，全身汗出如洗，遂病休一個月。服抗癆藥引起嘔吐厭食，每日午後發熱一陣，出冷汗，夜夜盜汗。面色萎黃，眼圈發黑，手指、膝蓋發涼。脈沉細而弱，極數，每分100次以上。舌淡胖潤，齒痕累累。

縱觀脈證：數脈主熱，此為常；數則為虛為寒，此為變。肺癆脈皆數，無一例外。數至七急八敗，陰陽氣血皆欲脫，非虛寒而何？！誤用苦寒，胃氣先傷；盜汗5個月，陰損及陽；喘咳不休，肺病及腎。雖有中午一陣潮熱，亦屬肝虛失斂，疏泄太過。虛證、寒證、陰證顯然。此為肺癆之本質，其他皆為假象。勞者溫之，虛者補之。擬用陽和湯加味變通。

本湯為治外科瘡瘍陰證之神劑，對骨結核、腸結核、淋巴結核皆有卓效。用治本病，甚為合拍。唯胃已傷，滋膩助濕，加砂仁拌搗，以制君藥熟地之膩。加重薑炭用量，油桂吞服，以復胃陽。盜汗易麻黃為根。加生耆，甘溫益氣而除大熱，且對瘡瘍有托毒生肌之效。加紅參、靈脂益氣化瘀，緩通血痹。加萸肉斂肝，防陰陽氣血之脫

散，生山藥益肺脾腎之陰。

生黃耆、九地各30克（砂仁10克拌搗），山萸肉30克，生山藥60克，紅參（另燉）、五靈脂各10克，麻黃根30克，白芥子炒研10克，鹿角膠（化入）10克，油桂（研吞服）3克，薑炭10克，生半夏、雲苓各30克，五味子、細辛、炙甘草各10克，鮮生薑10片。

4月9日二診：上藥連服5劑，多年喉間水鳴聲消失，喘汗減，食納佳，去生半夏、細辛、五味子，3劑。

4月13日三診：諸症向癒，痰又多，晨喘重，腰困甚。加生半夏、細辛、五味子；加青娥丸（鹽補骨脂、胡桃肉），「冬蟲草4克，蛤蚧尾1對，紅參10克」研末吞服，沉香磨汁（對入）3克，5劑。

4月25日四診：穩步好轉，晨瀉止，便成形，精神食納已如常人。加三七、胎盤各5克（研末沖服），補先天腎氣，緩化血痹。上方加減進退共服30劑，至6月初拍片，雙肺結核鈣化，體重回升，超過病前，恢復排練演出。

以本湯治各類結核病10餘例，均在短期內治癒。歷來視癆瘵為死症，有「風勞氣臌膈，閻王座上客」之諺。古今死於此症者，不可勝計。

以余淺見，治虛損癆瘵，當遵「勞者溫之，虛則補之」之旨，師仲景血痹虛勞之意，在調補肺、脾、腎之中，佐以活血化瘀之法，把定保護脾胃元氣一關，凡一切有礙脾胃元氣之品，皆摒棄不用，三黃、栀子、生地、鱉甲列為禁藥。陰分有虧者，重用山藥，或以鮮山藥佐餐。選烏梅、山萸肉酸甘化陰，斂陰固脫。並以五穀食餌為

助，源泉不竭，何愁陰之不復。

凡用滋陰退蒸、苦寒瀉火之法而治癆瘵之虛熱者，「十死不救，醫之罪也」（喻嘉言）！《理虛元鑒》曰：「治虛三本肺、脾、腎。」余增一本，曰治肝。虛勞極期，亢熱薰蒸，肝之疏泄太過，元氣欲脫，以山萸肉救之。

「治勞三禁」不可犯：一禁燥烈，不得用燥劑治痰；二禁伐氣，不得用青枳肉蔻蘇子破氣之劑；三禁苦寒，不得用知柏芩連梔子瀉火。犯此三禁，輕病轉重，重病必死。

余治骨蒸潮熱盜汗重症，以補中益氣湯甘溫除大熱，重加山萸肉90克，烏梅30克，生龍牡粉各30克，三五日轉輕，半月退淨。

待胃氣來復，食納大增，增入血肉有情之品，胎盤、龜鹿二膠、蛤蚧、蟲草生精補髓，養血溫陽，雖奄奄一息者亦有起死回生之望。

六、肺結核大咯血降逆化瘀

1.靈石南浦農民董麥友，36歲，1983年9月17日傳染科住院病人，會診病例。患肺結核10年，3年來不斷發生大口咯血，頻咳不止，咳劇，則血沫噴濺，胸痛，神疲，住院7日，未能控制。每次大咯血約200毫升（2月份已住院一次），現仍頻頻咳喘，面赤氣粗，胸痛徹背，脈洪大，舌紅尖赤，邊有瘀斑。

每次犯病，即用針劑止血，血雖暫止，胸膈積瘀已

甚，難免堤防潰決，不可收拾。

肺胃以降為順，今氣火沖逆，有升無降，血熱妄行，咯血不止。唯久病必虛，不可清火，免傷胃陽。但降其氣，氣降則火降，血自歸經。血證不可一味兜澀，於止血之中行瘀、化瘀，免留後患。

瓜蔞30克，薤白15克，生半夏30克，薑汁1盅（對入），丹參30克，檀香、降香各10克，旋覆花12克（包），赭石細末30克，炙枇杷葉30克，桃杏仁泥各15克，「三七5克，白芨10克」（研粉煮糊，加紅白糖服），甘草10克，童便、韭汁各30毫升對入，3劑。

9月21日，陪同屈大夫查房，血止，病象顯露，面色蒼白少華，擬培元固本丸善後：

龜板膠、鹿角、紅參、靈脂、三七、白芨、水蛭、冬蟲草各30克，胎盤2個，製蜜丸服。

1985年4月3日，患者因重感冒來診，知其10年宿疾再未復發。鮮韭菜榨汁服，通治一切急性出血症，止血而不留瘀，甚效。

2.靈石煤礦井下工人陳黑丑，41歲。1983年4月25日初診：患肺結核7年，時見痰中帶血。今晨5時突然大咯血一次，約500毫升，胸悶嘔逆，脈細數無力（未見芤象）。大脫血後脈小為好，病情雖重，尚無大礙。擬方益氣降逆止血化瘀：

生黃耆30克，當歸15克，紅參（另燉）、五靈脂各15克，赭石末50克，生半夏30克，阿膠（化入）30克，生蒲黃（包）、桃仁泥、降香、薑炭、炙甘草各10克，鮮

生薑10片，棗10枚，童便1盅對入，2劑。

4月27日二診：血止，唯覺頭暈心煩，面色灰滯，有汗微喘，脈躁，氣隨血脫，急固之：

補血湯、生脈散合方，加山萸肉90克，生龍牡粉、活磁石各30克，沉香、琥珀各10克，2劑，急煎頻服，2小時1次，8小時內服完。

4月28日三診：藥後諸症均退。昨晚不慎感寒，徹夜劇咳不止，今見兩目無神，心煩頭暈，脈反大，險象未退，原方再進3劑，3小時1次，日夜不停。

5月16日四診：患者半月不來，頗慮變生不測，今見患者兩目有神，語音清朗。詢之，始知藥後劇咳、痰血均退。食納大增，已進坑勞動數日。昨日下午，下牙齦頰車穴處嫩赤腫痛，口不能張，脈洪實，此為正氣來復，從陽化熱，大是佳兆。

大失血後陰虛生內熱，微頭暈為腎陰虛，齦腫為胃陰不足，陽火偏亢。予景岳玉女煎滋胃腎之陰：

生石膏30克，九地18克，麥冬12克，知母10克，牛膝12克。

5月27日，上藥服6劑，煩渴、齦腫、頭暈均癒，脈大之象始斂。生活困難，無力繼續治療。囑用貓爪草60克，每日1劑，連服1月。此藥性平，微酸，甘，無毒，久服無害，又為治各種結核之專藥，國內已取得成功經驗。

至1984年5月，即1年之後，患者因落枕來診，知宿疾竟獲全好。單味藥價廉易得，窮苦人用得起，值得重視。病變萬千，頗難執定一法，人之秉賦各異，臟腑陰陽

各有偏盛。此例病人若用補中、陽和，豈不永無癒期？

七、黃耆保肺膏

【組成】

生黃耆500克，貓爪草250克，百合、百部、白茅根、生山藥、山萸肉各200克，野黨參、二地、二冬、雞內金、杏仁、茯苓、沙參、玉竹、煅龍牡、功勞葉、三七粉（另入）各100克，紫菀、五味子、甘草、川貝粉（另入）各70克，龜鹿阿膠（另化）各50克，油桂粉（另入）10克，冰糖1500克，梨2500克（榨汁對入），薑汁100克（對入）。

虛甚者，加高麗參另煎濃汁100克（對入），咯血重者加白芨粉100克，空洞形成者加全河車粉1具（對入）、冬蟲草研粉50克（對入）。

【製法】

以多個容器分裝，寬水浸泡一夜，文火煎取濃汁3次，混勻，濃縮至多半臉盆，粉劑以藥汁調稀糊狀溶入，勿使凝結成塊，入梨汁、薑汁，煎沸3分鐘；冰糖另熬至滴水成珠時合三膠汁混勻微煮收膏，裝瓶密封，埋入0.67米深土中7晝夜。服時振搖均勻，加溫，日服3次，每次10毫升。

【方義】本膏方以黃耆鱉甲散去鱉甲，合百合固金湯化裁加減而成，通治各期肺結核。本病是一種慢性消耗性疾病，難求捷效。湯劑煎煮費時，丸劑則見效過緩，唯膏劑一勞永逸，對症立方，因人施治，見效既快，服用亦很

方便，病人樂於接受。

　　本病病灶雖在肺，但上下四旁皆受波及。尤以久病氣血耗傷過甚，損及脾腎元氣，則根本動搖，危及生命。從何著手，頗費躊躇。故歷30年，至1996年始定方如上。看似不倫不類，實寓有羊未亡而先補牢之苦心在。

　　歷來治勞瘵，多從陰虛火旺立論，甘寒養陰潤肺，已成定法。不知即使百合固金湯這樣四平八穩的方子，脾陽虛者連服5劑以上，胃口即倒，大便即稀，生機漸萎。

　　此猶為害之淺者，等而下之，則苦寒瀉火，清熱退蒸，直至胃氣頹敗。母氣一傷，肺之化源先竭，離生愈遠，十難救一。

　　本方以顧護胃氣為先，重用生黃耆為君，甘溫益氣而退虛熱，合山萸肉、煅龍牡之斂固元氣，止盜汗，定喘息，退骨蒸；以肉桂之辛甘大熱，補脾腎真火，引浮越之假熱歸腎，更加薑汁暖脾胃，二藥合力，監制大隊養陰藥之寒涼膩膈，養肺陰而不傷脾陽。

　　復以內金之助運化，健脾胃，共奏補土生金之效。貓爪草、百部為肺癆專藥，功勞葉涼潤強壯協生黃耆退蒸。又以血肉有情之三膠河車陰陽並補，上下四旁皆受益，肺癆自癒。經治約百人，皆平穩向癒。

烏蛇榮皮湯皮科治驗錄

　　皮膚病很少危及生命，但頑固難癒。患者痛苦纏綿，醫者焦頭爛額，確是醫學一大難題。故有「醫生不治癬，治癬丟了臉」之諺。作為基層中醫，求治者五花八門，不允許自封專家，而把眾多患者推出門去。古代中醫能以患者的疾苦為己任，隨時改變自己的專業。我輩雖在醫學水準上望塵莫及，但為患者解除疾苦的赤忱還是有的。於是逼上了皮科難症攻關之路。

　　初期，見皮治皮，搜集了大量外用方，以塗抹擦敷為能事，止癢消炎解除燃眉之急，也有小效。但大多暫癒後發，此伏彼起，窮於應付。此路不通，日久才漸有領悟。

　　皮膚病雖在皮膚肢節，卻內連臟腑，並與情志變動、氣血失和息息相關。一切皮膚病的根本原因，首先是整體氣血失調，「邪之所湊，其氣必虛」，然後風、寒、暑、濕、燥、火六淫之邪，或長期接觸有害物質，諸多外因趁虛襲入而致病。則治皮之道，首當著眼整體，從調燮五臟氣血入手。見皮治皮，永無癒期。遂創「烏蛇榮皮湯」，執簡馭繁，用治多種皮膚頑症，竟獲奇效。

　　方劑組成如下：

　　生地（酒浸）、當歸各30克，桂枝10克，赤芍15克，川芎、桃仁、紅花各10克，丹皮、紫草各15克，定風丹60克，白蘚皮、烏蛇肉各30克（蜜丸先吞），炙甘

草10克，鮮生薑10片，棗10枚。

方中桃紅四物合桂枝湯，養血潤燥，活血祛瘀，通調營衛。定風丹（首烏、蒺藜對藥）滋養肝腎，烏鬚髮，定眩暈，養血驅風止癢；丹皮、紫草涼血解毒；白蘚皮苦、鹹、寒，入肺與大腸、脾與胃四經，功能清濕熱而療死肌，為風熱瘡毒、皮膚癢疹特效藥。

服之，可使潰爛、壞死、角化之皮膚迅速層層脫落而癒，脾胃虛寒者酌加反佐藥，本品對濕熱黃疸，兼見全身瘙癢者，對症方加入30克，一劑即解。

烏蛇肉一味，歸納各家本草學論述，味甘鹹，入肺脾二經，功能祛風、通絡、止痙。治皮毛肌肉諸疾，主諸風頑癬、皮膚不仁、風瘙隱疹、疥癬麻風、白癜風、瘰癧惡瘡、風濕頑痹、口眼歪斜、半身不遂，實是一切皮膚頑症特效藥。

又據現代藥理研究證實，含多種微量元素，鈣、鐵、磷多種維生素、蛋白質，營養豐富，美鬚髮，駐容顏，延年益壽。諸藥相合，可增強體質，旺盛血行，使病變局部氣血充盈，肌膚四末得養，則病癒。

本方可治15種皮科頑症。茲舉驗案數則如下：

一、鵝掌風

1.段文秀，男，57歲，延安村老羊工。1976年9月初診：兩手掌龜裂出血，癢痛難忍7年，掌部粗糙如樹皮。縣醫院外科診為手癬、掌角化症。患者牧羊41年，外受風霜雨露之侵，雙手日日接觸畜糞，致風毒凝結肌膚，日久

深伏血絡，營衛阻塞，肌膚失養，血虛不榮四末。服本方
7劑痊癒。

2.蘇風仙，女，22歲，靈石火車站工人。1977年6月7
日初診：右手鵝掌風4年零3個月。龜裂，癢痛，出血，
冬季加重。每月經行2次，色黑不暢。正值經前，面部滿
布紅色丘疹，奇癢難忍，脈數苔黃。症由腳癬時時搓癢傳
染，濕熱內蘊，血熱而瘀，不榮肌膚。予基本方加黑芥
穗、皂刺各10克入血清透。

6月17日二診：上方服5劑，下黑血塊屑甚多，面部
紅疹已退，右掌龜裂癒合，皮損修復，仍感癢痛。久病營
衛阻塞，加麻黃5克、桔梗10克，開表閉以通皮部之氣；
日久頑疾，加狼毒3克攻毒；黃帶陰癢，加生苡仁30克，
黃柏15克，蒼朮15克，川牛膝30克，蛇床子30克，以清
濕熱。

7劑後諸症皆癒，追訪5年未復發。

按：基本方內暫加的狼毒，《綱目》謂有大毒。主
「惡瘡，鼠瘻，疽蝕」，「積年乾癬，惡疾風瘡」。近代
臨床實驗證實，對頸淋巴結核，睪丸、骨、皮膚、肺等結
核，有顯效（狼毒棗），對各種頑固、積久難癒之皮膚
病，煎劑加入3克，有奇效。古方末服「方寸匕」約1
克。日3服則為3克，今入煎劑，又參合眾多扶正解毒群
藥，絕無中毒之虞。

3.田玉英，25歲，土黃坡農婦。1976年9月初診：患
鵝掌風5年，手足掌枯厚失榮，燥裂腫脹，流黃水，癢痛

難忍，百治不效。面色萎黃不澤，經量僅能淹濕衛生紙少許，白帶亦甚微，月月超期，近半年來二三月始一行。脈細弱，舌淡齒痕。瀕臨血枯經閉之險，皮膚微恙，已屬細微末節。所幸後天健旺，能食易饑。

當從調補五臟氣血入手。基本方生地易熟地，砂仁拌搗以防滋膩害脾；加生耆45克，紅參10克（另燉），焦白朮、茯苓各30克。肺主一身大氣，以黃耆運大氣，黃耆又主「大風」（一切皮膚頑症的總稱），且能化腐生肌斂瘡。脾主四肢，以四君健脾運中而漑四旁，充養氣血以榮四末。7劑。

9月14日二診：上方服後，諸症均減，效不更方，7劑。

9月30日三診：腫消，患處每隔2～3日脫皮一層，龜裂癒合，皮損修復。面色紅潤，月經復常。肌膚微感癢麻，乃表氣未通。加麻黃5克，又服7劑痊癒。追訪至31歲，健康如常。

本法曾治癒60歲以上、75歲以下男女老人16名之全身瘙癢頑症，乃高年氣血虛衰，內燥化風，不榮四末，基本方加生耆60克，少則3劑，多則6劑皆癒。

二、牛皮癬

1.劉春香，女，29歲，水頭村農民。1976年春，患全身泛發性牛皮癬2月餘，頭面頸項，胸背四肢，無一處完好。皮損如老樹皮，燥裂出血，瘙癢無度，搔破則流黃水。經西醫脫敏、靜注鈣劑40餘日不效。後繼發感染，頸

部、耳後、鼠蹊部淋巴結均腫大如杏，夜不成寐。

追詢病史，知其症由產前過食辛辣發物，產後過食雞魚，致血燥化風。且產後未服生化湯，舌邊尖瘀斑成片，胞宮留瘀，經前腹痛。古謂：「治風先治血，血行風自滅。」此症毒鬱血分，非徹底透發於外，很難痊癒。乃疏基本方加二花90克，連翹30克，清熱解毒；加皂刺、牛子、黑芥穗各10克，入血透毒於外。

藥後，頭面部新發出皮疹幾乎滿臉，額上結痂。腫大之淋巴結消散。原方又進4劑，不再發。去二花、連翹又服7劑，凡病處皆脫殼一層而癒。癒後，其皮膚較病前細嫩、紅潤，黧黑之面色變為白嫩，人皆驚異。

2.韓俊芳，男，22歲，外科轉來病人。1983年6月初診：患牛皮癬2年餘，近因搔破感染，外科用抗菌消炎，抗過敏，溴化鈣靜注1週無效。癢痛夜不能寐，雙手背腫脹青紫，血痂累累，右腿內側上1／3處粗糙潰爛，焮赤腫痛，腹股溝淋巴結腫硬疼痛，舉步艱難。心煩口渴，舌紅無苔，脈沉滑數。

症由嗜酒無度，濕熱深伏血分，蘊久化熱化毒。

基本方生地重用120克，清熱涼血，加二花45克，連翹30克，木鱉子15克，僵蠶10克，解毒散結消腫；日久頑疾，加狼毒3克攻毒；以牛子、皂刺、黑芥穗透發血中伏毒；蟬衣10克，引諸藥直達皮部。

上藥服5劑諸症均癒。小青年不遵禁忌，恣食魚蝦酒酪，時時復發。留有舊方，照方取藥，服三五劑又癒。古人飲食禁忌之說，乃經驗之談。某病當忌食某物，犯禁則

引發宿疾，確有至理。

皮膚病之纏綿難癒多與不遵禁忌有關。按：木鱉子，為基本方偶加藥。《綱目》載，苦，微甘，有小毒。《中藥大辭典》載，功能消腫散結，祛毒。治癰腫，疔瘡，瘰癧，痔瘡，無名腫毒，癬瘡……餘用此藥治皮病繼發感染，淋巴結腫大，煎劑極量30克（勿須搗碎），一劑即消，中病則止。未見不良反應。

三、神經性皮炎

1.王勵生，17歲，中學生。1977年6月17日，因頸兩側、雙肘外側對稱性皮損8個月求治。患處皮膚燥裂出血，奇癢難忍，結痂厚如牛皮。頭眩，口渴，舌光紅無苔，舌中裂紋縱橫如溝，脈弦數。患者個性內向，木訥寡言。被老師訓斥，情懷抑鬱，不久發病。肝鬱氣滯，五志過極化火灼陰，血燥化風。陰傷頗甚，側重養陰，少佐疏肝：

基本方生地重用120克，加女貞子、旱連草、黑小豆、粉葛根、阿膠各30克（化入），柴胡3克，狼毒1.5克，7劑後諸症均癒。

2.張玉珍，女，41歲，延安村農民，1976年6月3日初診：全身瘙癢18個月，其面頰部、耳垂部、手腕外側呈對稱性皮膚乾燥脫屑。病起產後自汗，汗出當風，則患部腫起脫皮，癢痛如錐刺。唇色紫絳，舌色紫暗，邊尖有瘀斑。便燥，3日一行。脈沉澀，症屬肺衛失固，血虛內燥

夾瘀，復感風毒。

基本方當歸重用90克，加玉屏風固衛（生耆30克，白朮20克，防風10克）。

上藥連服7劑，服4～5劑時，正值經行，下紫黑血甚多，經淨，諸症皆癒。

四、花斑癬

縣工商行政幹部王恩寅，45歲，1976年7月16日，因全身瘙癢來診，病已3年，百治不效。山醫二院診為花斑癬。其症，全身起紅色小丘疹，瘙癢無度，搔破後流血水，結痂。雙手掌部皮損暗紅、枯厚、脫屑。脈滑數，苔黃膩。症由嗜酒無度，內蘊濕熱，復感風毒，伏於血絡。類似《金鑒》外科描述之「血風瘡」症。法當涼血化瘀，清利濕熱。

基本方加苦參30克，蒼朮15克，以皂刺、黑芥穗各10克，入血透毒。難症痼疾，加腎四味調補先天。

上方連服6劑，癢止，不再起疹，手部脫殼一層而癒。追訪7年未發。

按：花斑癬俗稱汗斑，是由一種嗜脂性圓形糠秕孢子菌引起的皮膚真菌感染。

此菌喜溫暖潮濕及油膩環境，在南方屬常見病，好發於多汗、多脂的青壯年和不注意個人衛生或身體抵抗力低下者，起病緩慢，病程長，頑固難癒。皮疹多在夏天發作，冬天靜止，好發於頸、胸、肩等部位。表現為小片狀褐紅、淡褐或淡白色鱗屑狀斑片，故名。病雖不大，纏綿

難癒，頗令人苦惱。

專科對此病，見病治病，只在「皮」上下功夫，不注重整體調節，故久治不癒。這也是兩種醫學體系最大不同點，萬病皆然，值得深思。

五、白癜風

1.李玉生，男，17歲，靈石煤礦工人子弟，1977年7月3日初診：雙頰部白癜風呈雲團狀，中心蒼白脫色；左眉毛變白已40天，全身瘙癢。症由營衛失和，風毒鬱結肌膚。

基本方加狼毒2.5克，5劑後症狀消失而癒，追訪至婚後未發。

2.高廣成，男，20歲，水峪人，1976年5月3日初診：病程6年，面頰雙側斑駁如花臉，四肢滿布斑塊，中心蒼白，周圍紅暈，癢感，口渴，舌絳而乾，脈沉數。證屬血虛內燥化風，肌膚失養。

基本方白蒺藜重用90克，加沙苑子30克，女貞子、旱蓮草各30克，狼毒3克。

經治34天，服藥31劑，服至10劑後，每隔2～3日面部即脫皮一層，面目四肢病區，已了無痕跡。唯覺腰困如折，原方去狼毒，加青蛾丸（鹽補骨脂30克，核桃肉5枚）7劑，補腎固本而癒，追訪3年未復發。

3.城關醫院會計王雅琴，女，41歲，患本病20年。面

部斑駁，白一片，紅一片，黑點，黃褐斑點綴其間，猶如京劇臉譜。漸漸發展至體無完膚，睫毛、眉毛亦變白。皮癢脫屑，脈細數，舌邊瘀斑成片。從血燥化風，氣虛夾瘀不榮肌膚論治：

積久頑疾，基本方加狼毒3克，氣不運血，皮毛失養，加生耆100克。服10劑，癢止，病變部位蒼白處逐漸變紅。再投拙擬「克白散」一料：

沙苑子750克，九製豨薟草500克，烏蛇肉250克，定風丹300克，三七100克，藏紅花、烏賊骨、白藥子、蒼朮、蚤休、降香、紫草、甘草各50克（製粉），每服5克，3次／日。

上藥服半年，服至45天時，皮膚色素基本均勻復常。全部服完後，面部之黑點、黃褐斑亦退淨。

按：本病是一種常見難治病，雖不危及健康，但好發於青年男女，外觀不雅，頗令患者苦惱。

上世紀70年代中，余參酌古今論著，創製「克白散」，經治多人皆癒。方中之沙苑子補益肝腎，從近代藥理研究得知，確是一味寶藥。含有多種稀有微量元素，能增強人體免疫功能。助長發育抗衰老，抗癌。可增強內分泌激素的生成，增強新陳代謝。對一切整體失調類疾病，均有調補作用。

方中三七（半生用、半油炸），藏紅花（含多量維B_2）益氣補虛，養血活血化瘀，旺盛血行，營養肌膚。定風丹補肝腎，養血驅風，為皮科要藥，故為本方主藥。餘藥化濕健脾，清熱涼血解毒。諸藥相合，共奏補益肝腎，祛風勝濕，益氣運血，營養肌膚功用。

藏紅花價昂，可倍加三七代之。

六、疣

疣，贅生物，俗名「瘊子」，可出現於全身各部。現代分為傳染性疣、扁平疣等。余曾治數十例疣症。以基本方合麻杏苡甘湯：

麻黃 10 克，生苡仁 45 克，杏仁泥 10 克，白芷 10 克（後下），炮甲珠 5 克（研末沖服），少則 3 劑，多則 7 劑，皆自行脫落而癒。

茲舉一例：甄林燕，女，34 歲，城關市民。患左頰部、左手背扁平疣 2 年多，挑，刺，禁（以絲線紮緊瘊子根部，使之缺血壞死），塗（鴨膽子），內服中藥數十劑，皆無效。日見增多，面部有黃褐斑，痛經，舌質紫暗，脈澀，黃帶。斷為濕熱內蘊，瘀血內阻，營衛阻塞，不榮肌膚四末。

予基本方合麻杏苡甘湯加白芷通竅，炮甲珠 6 克（研沖服），7 劑後瘊子全部自行脫落，黃褐斑亦退淨。

七、青黴素過敏性皮炎

朱定鴻，男，30 歲，頂棚工人。1983 年 11 月 7 日，因腿部感染注射青黴素 2 日後，忽然氣喘痰鳴，寒戰嘎齒有聲，全身瘙癢無度，口渴脈浮緊。予小青龍加石膏蟬衣：

桂枝、赤芍各 10 克，炙甘草 6 克，麻黃、細辛、五味子各 10 克，生半夏、生石膏、蟬衣各 30 克，生薑 10 片，

棗10枚，2劑。

11月9日二診：喘定，癢甚，全身片狀風團滿布，愈搔愈多，致血痂滿身，無片刻寧靜。脈轉浮數。擬清透血分伏毒，兼和營衛：

基本方加蟬衣、浮萍各10克，黑芥穗5克，2劑後痊癒。

八、過敏性濕疹

白改素，女，35歲，南王中煤礦家屬。1983年9月7日初診：患過敏性濕疹52天。初病右頭維穴處起紅疹，瘙癢極重，搔破後流黃水，浸淫成片。繼而背部及少腹起大片風團，搔破後流黃水。日輕夜重，奇癢不能入睡。

近1週來繼發感染，泛發性膿皰瘡佈滿少腹及背部。腹股溝及耳後淋巴結腫硬劇痛。脈細數，舌尖部有瘀點。經抗菌、抗過敏治療20日不能控制，濕熱化毒深伏血分，擬方清透：

基本方加二花90克，連翹、木鱉子各30克，苡仁45克，蒼朮、黃柏各15克「全蟲12隻，蜈蚣2條」（研末沖服），土茯苓120克，煎湯代水煎藥，3劑，日3夜1服，因劑量大，共服5日，痊癒（大劑量土茯苓對重症濕疹，確有覆杯而癒之效）。

九、黃水瘡頑症

溫夠英，女，27歲，忻縣小學教師。1983年10月31

日初診：後髮際、右耳後黃水瘡11年，右頸淋巴結腫大如杏核。每年打針、服藥、外治無數，皆無效。癢痛難忍，搔破則流黃色黏液，所到之處即浸淫成瘡。近來由於淋巴腫大，頸項僵硬，轉動不靈如「斜頸」。脈沉滑，兩關弦勁。積久頑疾，血分必有伏毒，基本方：

白蘚皮加至90克，木鱉子30克，狼毒3克，黑芥穗10克，土茯苓120克（煎湯代水煎藥），葛根60克，蒼朮15克。

上方連服3劑而癒。從忻州來信，表示謝意。

十、斑禿

孫忠東，男，21歲，縣糧食加工廠工人。患斑禿3個月，隔幾天脫髮一塊，呈圓形。滿頭黑髮，幾乎脫光。頭皮癢，脫屑。除煩躁外別無所苦，脈舌如常，唯便乾，2～3日一行。蓋亦濕熱阻塞營衛，血虛內燥，不榮皮毛所致。烏蛇主鬚眉脫落，定風丹養血去風，桃紅四物養血清熱化瘀，當屬對症。

髮為血之餘，腎其華在髮，加骨碎補30克，病在頭部，少佐白芷5克，通上竅，加入基本方內，囑服5劑，不料服後不及1週，其脫髮處已長出新髮。

十一、皮膚劃痕症

王萍，34歲，營業員。患本病7年。由產後風寒入絡所致，久治不癒，今年入夏癢甚，夜不成寐。面部見風則

腫，肌膚頑麻不仁。帶多清稀如注。腰困如折，起立則眩暈。舌淡潤，脈弱。

基本方去生地、丹皮、紫草、白蘚皮，加生耆30克，白朮20克，防風10克，麻黃、附子、細辛各10克，脫敏靈（蘇葉、浮萍、蟬衣、地龍）40克，腎四味120克，3劑。

治風先治血，基本方養血、活血、潤燥、去風，通調營衛，烏蛇主大風益肌膚，麻黃、附子、細辛解久伏之風寒，玉屏風固表，腎四味固護腎氣，脫敏靈脫敏。如此中西醫理大雜燴組成一方，此病竟獲治癒，實屬僥倖。

十二、臁瘡（下肢潰症）

王翠英，女，66歲，兩渡鎮人。1977年7月25日初診：雙下肢內側潰瘍3個月，皮色青紫，滋水淋漓，癢痛不能入睡。右寸關細弱，舌淡有齒痕。高年，氣血虛衰，脾虛氣陷，濕毒下流。

基本方加生耆45克，白蘞12克，益氣化腐生肌斂瘡，生苡仁30克，黃柏、川牛膝各10克，苦參30克，土茯苓120克，煎湯代水煎藥，白蘚皮30克清熱燥濕去死肌，3劑。

7月28日二診：上方每劑兩煎內服，藥渣煎湯一盆沖洗。另外貼　瘡膏。2劑後癢痛止，已無滲出液，3劑後患處結痂，又服3劑痊癒。

附：臁瘡膏方

【主治】臁瘡——下肢潰瘍，膿水淋漓，浸淫成片，

刺癢鑽心，纏綿難癒。

【組成】銅綠，輕粉，松香，乳沒，蜂蠟，本人指甲，阿魏，人頭髮各等份，量瘡面大小定量，起碼量3克。另備桑樹枝1條，香油適量。

【製法】先將香油傾入鍋內煉沸，倒入藥末，煎熬1刻鐘，以桑枝頻頻攪動。煎妥後，以白麻紙7張（以瘡面大小為準），放入藥液中蘸飽均勻，挑出晾冷，疊成一疊，以縫衣針密刺小孔。

【用法】先將患處用鹽、花椒水趁熱薰洗乾淨，將製妥之油紙7張包裹患處。每晚睡前，將油紙打開，先以鹽椒湯薰洗患處，將靠腿的1張油紙剝下棄去。所剩6張仍用原法包好，每日如此，7日即癒。

此方為轉業軍人馬來友祖傳秘方，余用此法治40餘人皆癒。若配以對症方藥，內服更佳。凡下部瘡瘍久不收口，上氣必虛，重用生黃耆立效。

十三、過敏性紫癜痼疾

張淑琴，52歲，張礦家屬。1984年7月19日初診：患過敏性紫癜37年，14歲時，適值經期，正在洗頭，被母追打，赤身跑出野外，遂致經斷。當晚腹痛陣作，下肢發出青紫斑塊多處。

3日後喝紅糖生薑末，全身燥熱，髮際、耳、目、口、鼻、喉、前後陰，癢如蟲鑽，發一身點、片、條狀紅疹而解。此後，年年不論冬夏發病3～5次、7～8次不等。連生8胎，2胎產後服生化湯3劑，竟1年未發。

今次發病3日，正在出疹之際，腹痛如絞，抓搔不已。視之，右腿有紫斑4處，左腿2處，臍上到胸，背後至胯，紅雲片片。抓耳，撓腮，揉眼，奇癢如萬蟲鑽心。診脈沉數，舌紅苔黃，邊尖瘀斑成片。

此症之來龍去脈已清。初病經期風寒外襲，邪入血室，暗結病根。日久化熱，濕熱與血凝結成毒，正邪相爭則病作。2胎服生化湯，和營活血，推陳致新，恰中病機，故1年未發。今病又作，是邪有外透之機，當因勢利導以烏蛇榮皮湯進治。

方中桃紅四物合桂枝湯涼血化瘀和營，丹皮紫草可代犀角，更加青黛10克，共奏清營化斑之效，定風丹養血驅風，白蘚皮清化血中濕熱而止奇癢，烏蛇扶正托毒治大風，加地榆30克，白薇15克，清腸解毒斂瘡，以黑芥穗、皂刺深入血絡，透發伏毒，三七10克破瘀，直搗病巢。上方連服10劑，數十年痼疾竟得治癒。

追訪3年零7個月未復發。

又曾治7～13歲兒童20餘例。本病為過敏性疾患，多因小兒先天腎氣未充，免疫力低下所致。邪之所湊，其氣必虛。故當辨證求本，不可見血止血。大約稟賦強者，從陽化熱，表現為肝不藏血，血熱妄行。證見面赤氣粗，口苦目眩，溲赤便乾，急躁易怒，紫癜成團、成片，色紫黑，脈多滑數，約占患病小兒的十之七八。

借鑒溫病發斑之理，以桃紅四物湯加丹皮、紫草、大薊、青黛，清熱解毒，涼血化斑，多數在半月內痊癒。腹痛者加白芍甘草湯、地榆、白薇清腸解毒斂瘡，加三七粉3克，行瘀止血，重用大薊30克，貫徹始終，清熱解毒，

利尿止血，可有效保護腎臟。遷延失治，腎功受損者，亦可迅速消除蛋白尿。

紫癜消退之後，改方桃紅四物湯加阿膠、三七粉，養血柔肝善後。

稟賦弱者，從陰化寒，表現為脾不統血。證見面黃肌瘦，食少便溏，氣怯汗多，精神萎頓，紫癜色淡或鮮紅如妝，脈多細弱。約占患病小兒的十之二三。治當補氣，溫脾攝血。補中益氣湯重用生黃耆60克，加薑炭、三仙炭各10克，三七3克；腹痛者加吳茱萸、肉桂各10克解痙；大便潛血陽性者，三七加倍，以化瘀止血。腰困膝軟者，加腎四味各10克，以固護腎氣。方中薑炭、三仙炭為溫脾止血要藥。凡用此法治癒的小兒，無一例復發。

上述二型，可互為演變。肝不藏血者，過用苦寒，損傷脾胃之陽，可虛化為脾不統血，亟亟改弦易轍，溫脾統血。脾不統血者，正氣來復，陰證轉陽化熱，大是佳兆，予補中益氣湯內加知母20克、大薊30克即可。

小兒臟腑嬌嫩，臟氣輕靈，傳變迅速，一撥便轉。疾病變化萬千，總是要以人為本，針對個體特異性，一把鑰匙開一把鎖。謹守病機，法隨證變，不可拘執。

十四、黃褐斑

王秀英，女，26歲。靈石車站工作人員，產後面部生出黃褐斑，雙頰、鼻眼交界處、額部，呈多個「井」形圖案，腰困多夢，年餘久治不癒。脈澀，舌雙側瘀斑成條，面色灰滯欠華。

基本方加腎四味120克，白芷、降香各10克，師通竅
活血湯意，以黃酒250克入水共煎。

上方連進6劑，經行，下黑血塊甚多。隔10多天後，
一照鏡，已全部退淨。上方經治本病約300例以上，皆一
診而癒。

十五、局限性皮肌炎

張和平，男，27歲，靈石運輸社馬車工人。1979年10
月27日初診：上唇木腫，2個月不消。初病上唇左側腫如
大米粒，誤作唇疔，以三棱針局部放血後，半小時內腫延
全唇，次日腫齊鼻翼，半月後腫勢蔓延至雙顴骨，右眼肌
麻痹，不能閉合。刻見唇腫外翻，多處迸裂出血，麻木不
知痛癢。愈冷，愈覺木厚而脹。晉中二院外科診為「局限
性皮肌炎」，囑患者找中醫尋求治法。脈浮弱，舌淡胖，
齒痕累累。

考慮患者係馬車工，經年累月，飽受風霜霧露外襲，
營衛阻塞，大氣不運，衛外失固，寒邪趁虛襲絡，法當益
氣和營活血為主：

基本方去生地、丹皮、紫草、白蘚皮。加生耆30克，
白芥子10克，去皮裏膜外之痰凝，3劑。

10月31日二診：唇部變柔軟，口已可閉合。左嘴角有
1結塊如杏大，質硬。自汗而涼，氣怯。加紅參10克（另
燉），「炮甲珠3克，麝香0.15克」（研末沖服），通絡
化瘀散結。

11月6日三診：上方連服6劑，結塊已消，全唇變

軟，有皺紋出現。患者家庭困難，已帶病上班，晨起見風寒則唇部發木，發癢。勞累一日，入夜腰困如折，尺部脈極弱。想必青年不慎房室，久病及腎，固本為要。

補中益氣、陽和、桂枝湯、玉屏風合方，加腎四味鼓舞腎氣。上方共服10劑，諸症皆癒。追訪至1989年，無異常。且體質較病前大為改觀，數年來未曾感冒。

十六、瘡毒內攻

城關居委書記師烈雲，40歲，患兩下肢內 潰瘍年餘。瘙癢無度，滋水淋漓，百治不效。1981年4月7日，一人令塗桐油一夜。次晨，局部痛如火灼。延至12時許，兩腿內側從內踝至腹股溝處焮赤腫痛，淋巴結亦腫。高熱41度，寒戰如瘧，頭痛如破。神昏譫妄，面赤如醉，目赤如鳩。口氣穢臭，苔黃燥，中根已黑，脈沉數實。證屬瘡毒內攻，予攻毒承氣湯掃蕩血毒：

二花120克，連翹90克，生大黃、木鱉子、蚤休、柴胡各30克，天葵子、甘草各15克，蜈蚣3條（沖），2劑，上藥武火急煎頻灌，2小時1次。

至夜10時，瀉下極穢臭夾有膠黏狀大便3次而脫險。次晨診之，下肢潰瘍已結痂癒合。後遇於街頭，其年餘之臁瘡竟在半月之間痊癒，唯患部皮膚稍顯嫩紅而已。蓋攻法治病，邪退正安，挽危亡於頃刻。而大黃一物，號稱將軍，掃蕩毒邪，撥亂反正，推陳致新，活血化瘀，其效如神。整體氣血通達，何患局部頑症不退！

十七、案後贅言

唐容川氏有一句名言：「一切不治之症，皆由不善祛瘀所致。」可謂一語中的！「治風先治血，血行引風自滅。」中醫學「風」字，包羅萬象，可統括一切癢痛難忍、頑麻不仁、風瘙隱疹、白駁風（即今之白癜風）、頑癬濕疹、皮膚角化等皮膚病，以及口眼喎斜、半身不遂等內風為患。

養血活血祛瘀法，可通調營衛，旺盛血行，使病變局部氣血充盈，肌膚四末得養則病癒，實是治療皮科的基本大法。但僅憑活血化瘀一法，遠不能盡癒諸疾。餘狗尾續貂，贅加數則：

1.肺主皮毛而衛外，皮病治肺。虛則補之以生耆，重用60克以上，益肺氣而運血，兼有化腐生肌斂瘡之妙，實是瘡瘍要藥；實則以麻黃、桔梗、白芷輩宣肺氣，開表閉，以通毛竅之氣，開門逐盜，阻斷病邪深入。

2.脾主四肢、肌肉，肢節病久不癒者，以四君健脾化濕；由皮毛而入肌肉，邪入又深一層，加葛根透發於外。

3.心主營，肝主血。久病或老人、虛人血虛內燥化風，養血活血柔潤之。毒入血分，以黑芥穗、皂刺透發於外。

4.積年痼疾，必蘊非常之毒，用狼毒3克於對症方內攻毒，立見轉機。

5.情志為病，五行生剋制化乖亂，疏肝解鬱，抑強扶弱。氣有餘便是火，五志過極化火，勿清熱，但降氣（赭

石30克），氣降火即降。火盛灼陰，養陰配陽。

6.整體失調，補腎固本，加腎四味。

7.食少便溏，胃氣已傷，停治局部，重健中氣。

8.陽虛顯露，以陽和湯組方。

9.五色與五臟相應，凡病色蒼白，萎黃欠華者，溫養脾肺；面部見灰暗，或隱隱透黑者，為腎色外露，下元必虛，改投陽和。色赤為火，濕熱化毒者，重用白蘚皮，清濕熱、療死肌；或暫用瀉火解毒，中病則止，以護胃氣。色淡紅，嫩紅，或鮮紅奪目者，類同浮陽飛越或火不歸原，必兼見自汗而喘，為虛極欲脫之危象。

徹底拋開局部，亟亟斂肝救腎——張錫純氏「來復湯」（人參，山萸肉，白芍，生龍牡，炙甘草），傅山引火湯（九地，鹽巴戟肉，二冬，雲苓，五味子）加油桂2克（米丸先吞），參附龍牡救逆湯。

10.瘡毒內攻，危及生命，攻毒承氣湯掃蕩血毒。

11.若皮膚病慢性感染，膿腫，潰瘍，正虛邪戀，借重半陰半陽證十味神效湯加減進治（生耆，當歸，川斷，炮甲珠，二花，香附，甘草，生薑，上肢加桂枝，下肢加牛膝）。

病變萬千，難以預見。見病治病，專科大忌！以人為本，照顧整體，顧護脾腎元氣為第一要著。萬病皆然，不獨皮科。

腫瘤臨證初探

一、攻癌奪命湯治驗錄

攻癌奪命湯是我在上世紀50年代後期至上世紀60年代中期所創，由漂海藻、生甘草、木鱉子、醋鱉甲、蛇舌草、夏枯草、蚤休、海蛤殼、黃藥子、生半夏、鮮生薑、元參、牡蠣各30克，大貝15克，山茨菇、山豆根各10克，「全蟲12隻，蜈蚣4條，明雄黃1克」（研粉吞服），19味藥組成。

本方脫胎於蘭州已故名醫董靜庵先生之驗方「海藻甘草湯」，原方主治瘰癧，由海藻、甘草各10.5克，全蟲12隻、蜈蚣1條組成，水煎服。我師董老意，加量3倍，蟲類藥研粉吞服，以加強藥效。另加鱉甲、消瘰丸（元參、牡蠣、大貝）、夏枯草、生半夏、鮮生薑，大大加強了養陰化痰，攻堅散結之力。曾治癒甲狀腺腺瘤24例，甲狀腺瘤左鎖骨上凹淋巴結腫大疑惡變5例，缺碘性甲狀腺腫12例，頸淋巴結核4例，泛發性脂肪瘤5例，腦瘤術後復發1例。多數在半月內痊癒，無復發。

1961年後加木鱉子、蛇舌草、蚤休、黃藥子、山豆根、明雄黃，基本定型。經臨床運用40年，用治多種惡性腫瘤，竟獲奇效。茲選錄驗案數則如下：

1.惡性淋巴瘤

景月華，女，65歲。靈石檢察院趙嫦娥母。1977年8月15日初診：

頸左側腫物40天，初起如黃豆大，未及1個月，猛長如初生嬰兒頭大，並向下蔓延至左鎖骨上窩，凹凸如岩，堅硬不移；頸右側及頰車穴下方腫塊6個，大如杏核，連成一串，堅硬不移；雙腋下，雙腹股溝淋巴結皆腫大如棗，推之不移。隨腫塊之逐日增大，上則頭痛如破，氣喘痰壅，胸部憋脹，面色灰滯，神識昏糊。下則二便閉結，溲若濃茶。口臭薰人，苔黃厚膩，中根黑燥，六脈沉滑數實（後經山西腫瘤醫院病檢，確診為「左頸部彌漫型惡性淋巴瘤混合細胞型」，病理號3054）。

辨證屬痰毒彌漫三焦，毒入血分，阻塞氣機，蒙蔽神明重症。擬攻癌解毒，滌痰通腑，軟堅散結為治，以攻癌奪命湯合礞石滾痰丸掃蕩血毒：

漂海藻、生甘草、煅礞石、木鱉子、生半夏、鮮生薑、萊菔子（生炒各半）、黃藥子、鱉甲、生牡蠣、浮海石、海蛤殼、元參、蚤休各30克，大黃、大貝、桃杏仁各15克，山茨菇、山豆根、紅花各10克，「全蟲12隻，蜈蚣4條，明雄黃1.2克」（研末沖服）。

以蛇舌草、夏枯草各120克，煎湯代水煎藥，煎取濃汁600毫升，日分3次服，7劑。

8月23日二診：患者服首次藥後約1刻鐘，突覺滿腹上下翻騰，五臟如焚，欲吐不得，欲瀉不能，煩躁欲死，旋即昏厥。我急赴病家，患者已醒。訴剛才出一身臭黏汗，吐出膠黏痰涎半痰盂，胸膈頓覺寬敞，唯覺困乏而

已。診脈和勻，此乃藥病相爭，正勝邪卻之佳兆。

《內經》有「藥不暝眩，巨疾弗瘳」之記載。一旦出現暝眩現象，必有非常之效。囑原方續服。服2～7劑時，每日暢瀉污泥狀夾有膿血、膠黏痰涎，奇臭極熱之大便1～2次，尿已轉清，胸憋氣喘已癒七八，頭已不痛，神識清朗，食納大增，全身腫塊變軟。

囑原方加嫩胡桃枝之扶正化瘤，續服7劑。待大便中無穢物後2日，去大黃。

9月1日三診：服藥14劑，左頸部腫物縮小1／2強，右頸及頰車穴下之腫物消至黃豆大，精神健旺，面色紅潤，稍覺氣怯。原方去礞石滾痰丸，加野黨參30克，靈脂15克，10劑。

9月13日四診：左頸部腫物已消至雞蛋大，其餘已消盡。原方10劑。

11月1日五診：患者帶藥回村，至9月22日，腫物消散如胡桃大，27日全消。計經治2個月，服藥34劑，臨床緩解。唯覺乾渴氣怯，舌紅無苔，脈沉滑。為疏丸方，峻補元氣，養陰化痰，拔除病根。

全河車2具，白參、五靈脂、元參、天冬、山茨菇、川貝、牡蠣、海蛤粉、漂海藻、昆布、黃精各30克，大蜈蚣50條，全蟲120隻。

共研細粉，夏枯草1500克熬膏，加煉蜜為丸10克重，早晚各服1丸，生甘草10克，煎湯送下。

俟後，其義子來告，丸方未服，病已康復。至1981年春，遇其女於街頭，詢之，體健逾於往年。因生活困難，丸方終未服用。計已臨床緩解3年半。

2.甲狀腺癌頸轉移

王淑臣，女，60歲，兩渡礦張斌科長妻。1978年6月26日初診：

患者高大胖體型，體重80公斤。頸部腫塊29年，甲狀軟骨上方腫塊杏子大，下方腫塊約乒乓球大，均質硬，右頸部鵝蛋大腫塊，凹凸不平。同年3月28日，省腫瘤醫院超聲探查診斷：「甲狀腺癌頸轉移。」次日同位素掃描（565號）支援上述診斷。

追詢病史，知患者從8歲起，即抽旱菸，現吸菸量日平均2盒，患支氣管炎30年。近3年暴喘迫促，兩臂上舉則氣閉暈厥。上廁所走10多步，即暴喘10多分鐘。痰聲如拽鋸，稠黏難出。目赤，胸、胃燒灼難耐。日食冰棍1桶，水果罐頭無數，始覺爽快。脈沉滑搏堅。放療後耳聾不聞雷聲。個性暴躁，多疑善怒。

近2個月有血性涕，劇烈右偏頭痛。胸背四肢泛發脂肪瘤，大者如粟子，小者如蠶豆。

據以上脈證，多由吸菸過度，薰灼肺腑，個性暴躁，氣滯於中。痰氣交阻，日久化火化毒，結於喉間要道。近來雖見種種上熱見證，但雙膝獨冷。蓋由高年腎陰大虧，陰不抱陽，龍雷之火上燔。且喘汗頻作，須防暴脫。先予引火湯，滋陰斂陽，引火歸原：

方1：九地90克，鹽巴戟肉、天冬、麥冬各30克，雲苓15克，五味子6克，上油桂2克（去粗皮研粉小米蒸爛為丸先吞）3劑，此後，凡見上熱無制，即服3劑。

方2：漂海藻、昆布、生半夏、鮮生薑、元參、花粉、海蛤殼、牡蠣、黃藥子、木鱉子、蛇舌草、夏枯草、

生苡仁、蚤休各30克，大貝、麥冬、桃杏仁各15克、白參（另燉）、五味子、山茨菇、山豆根各10克，竹瀝2匙，「全蟲12隻，蜈蚣4條，上沉香1.5克，明雄黃1.2克」（研粉吞服）。

上方，頭3個月每旬服7劑，無大加減，至9月底，兩方共服70劑，全身脂肪瘤消失，右頸轉移灶縮小2/3，甲狀軟骨上下之腫物亦明顯縮小。血性涕消失，痰聲轆轆偶見。動則暴喘之狀，可減三四。

服至1979年6月，因天漸熱，停藥3個月，共服百劑。喘息已很輕微，可到鄰家串門。右頸轉移灶縮小至杏核大。至1980年3月，所有腫物全部消失。計經治18個月，服藥300劑，其中引火湯約占1／4。現仍健在，已80高齡。

3.胃小彎癌

1982年夏我赴甘肅西峰市接受平反，於慶陽地委司機李榮家遇其內弟陳春發，60歲，西安市大雁塔區農民。經西安醫學院二院病檢，確診為胃小彎癌（4cm×4cm），已辦住院。自知年邁患癌，生死難卜，故術前專程來峰，與胞姐見最後一面，順便請我診治。

詢知食入即吐，痰涎如湧。便燥，三五日一行，乾結如羊糞球，落地有聲。面色灰滯，消瘦，病未及3個月，體重下降15公斤。然神識清朗，同桌進餐，食慾頗佳。聲若洪鐘，喜笑言談，頗饒風趣。

我接觸癌症病人可謂多矣，似此類性格者，卻百不見一。胸懷豁達，便易措手。診脈弦滑，舌紅，中有黃厚膩苔。邊尖有瘀斑。詢知一生嗜食肥甘，嗜酒如命。此必濕

熱釀痰，阻塞氣機，日久化毒，積為有形癥積。所幸正氣未衰，可以用攻。畢竟高齡，佐以扶正：

赭石末50克，漂海藻、生甘草、元參、牡蠣、醋鱉甲、木鱉子、黃藥子、生半夏、鮮生薑、蛇舌草、夏枯草、萊菔子各30克（生炒各半），旋覆花（包）、醋柴胡、山茨菇各15克，紅參（另燉）、五靈脂各10克，「全蟲12隻，蜈蚣4條，紫硇砂3克，明雄黃0.3克」（研末沖服），煎取濃汁400毫升，對入蜂蜜100克、薑汁10毫升煎3沸，日分2次服，30劑。

另，隔日沖服兒茶2克。

上方服至5劑後，大便通暢，進食不吐，已與平日無異。自備槐耳，每日煎湯代茶。不久，我赴蘭州，輾轉返晉，失去聯繫。1984年1月7日，李榮患肝癌，來靈找我診治。詢其內弟病情，據云在峰服完湯劑，調養月餘，在地區醫院鏡檢，瘤體消失，食納如常，體重恢復，已返陝照常參加農事勞作。

4.脊髓神經膠質瘤

溫××，女，19歲，山西財院學生。2000年6月3日，北京天壇醫院作下頸上胸MRI檢查，見「C5—T3水平脊髓占位病變，N膠質瘤（MRI8819#）」，專家會診認為，手術風險大，難根治，易復發，費用高，建議轉中醫診治。

詢知頸項強痛，脊柱向右側彎，轉側困難，斜頸，已6年。左肩背沉困重痛，四肢無力，左下肢肌萎縮，雙下肢進行性麻木，近半年已不知痛癢。左腿環跳穴及足跟部電擊樣陣痛，一日數發，步態蹣跚、傾側，已休學2個

月。面色㿠白無華，氣怯神倦，頭目昏眩，瑟縮畏寒，六脈沉遲細澀，舌淡胖有齒痕。

考慮病在脊椎，屬督脈為病。督乃諸陽之會，非寒邪不能干犯。患者稟賦素虛，嗜食生冷，臥室靠窗，夜臥當風，夏日入睡，不關電扇。脾失健運，正氣先虛，痰濕內生，經期不避生冷，瘀血內阻，寒傷督脈，真陽失運，日久濕痰死血，阻塞經脈，成為有形癥積。且每逢經期，諸症加劇。可證寒邪已由表入裏，由督入任，深入血分。腰困如折，腎氣已傷，奇經八脈所轄區域俱見病象，且屬沉寒痼冷頑症。

本病已非攻癌奪命湯適應症，當作變通，留基礎方，去一切苦寒解毒之品。重用生芪補大氣，益氣運血，溫通督脈；以麻附細湯深入少陰，透發伏寒，兼開太陽之表，引邪外透；重用葛根之專理頸項，通督達脊；更加活血化瘀，蟲類搜剔，化痰軟堅，消磨化積之品，攻補兼施：

1.生黃耆240克，葛根90克，麻黃15克（先煎去沫），附子30克，細辛20克，漂海藻、生甘草、生半夏、雲苓各30克，白芍、川芎各30克，白芥子（炒研）、桃仁、紅花、僵蠶、地龍、兩頭尖、子蜂房、天南星、高麗參（另燉）、五靈脂各10克，鮮生薑30克，大棗12枚。

加冷水1500毫升，文火煮取450毫升，3次分服，5劑。

2.全蟲尾15克，大蜈蚣20條，川貝、土元、炮甲珠各30克，麝香2克，共研細粉，分作15包，1包/次，3次／日，隨中藥服。

3.夏枯草1500克，依法熬膏，10毫升/次，3次／日。

至7月10日，藥進5劑，每服皆得暢汗，伏邪外透，頸、項、肩、背沉困感遂去大半，脈轉沉滑，舌尖微赤，陰症有轉陽之機，大是佳兆。

上方去麻黃，加大貝、元參、牡蠣、鹿角霜、丹參各30克，餘藥不變，連服40劑。

至8月22日，服藥47劑，諸證已去十之七八，下肢感覺漸復。山醫一院神經外科MRI復查：「C6—T4脊髓占位病變與原片比較，未見明顯變化。」症情基本得到控制。擬扶正消瘤，丸方緩圖：

花旗參、高麗參、五靈脂、大三七、三棱、莪朮、葛根、炮甲珠、子蜂房、兩頭尖、花蕊石、全蟲尾各60克，大蜈蚣100條，土元60克，牡蠣粉、元參、眞川貝各150克，蛇舌草、杭白芍各100克。

上藥共研細粉，以夏枯草1500克，熬膏，加煉蜜為丸重15克。每次1丸，3次／日。

湯劑去細辛、赤芍加通補腎督藥巴戟、補骨脂各30克，狗脊15克。

每旬服7劑。

至10月6日，又服30劑，症狀消失，食納精神，勝於病前，帶藥恢復學業。

湯劑加化鐵丸（楮實子30克，威靈仙10克），川斷15克，枸杞子、菟絲子、仙靈脾各20克，溫養肝腎，攻堅化積，每旬服3劑。

10月30日追訪，山醫一院神經外科MRI與8月22日原片比較，專家會診認為有三點不同：

（1）原病灶周圍有模糊陰影，此次已消失，邊界清楚，結合臨床症狀消失，推測脊髓腔內之瘤體已逐漸消溶，神經壓迫症狀解除；

（2）原脊柱向右側彎，此次已恢復正常，斜頸已癒；

（3）查體，患肢肌萎縮已恢復如初。

2001年1月17日追訪，平穩向癒，6年來痛經痼疾亦癒。面色紅潤，精神飽滿，考試成績優秀。中藥服完，改服培元固本散變方，以血肉有情之品，峻補先天，重建免疫屏障，加柚柑蟲節100克，以徹底破壞異常細胞核，防止復發：

大三七、鱉甲膠、琥珀、川貝、粉葛根、夏枯草膏、蟲節、高麗參、五靈脂各100克，赤芝孢子粉、炮甲珠、子蜂房、土元、守宮、血竭、藏紅花、全蟲尾各50克，大蜈蚣100條，全河車2具，坎氣60克。

共研細粉，裝膠囊，每服6粒，2次／日。

按：本病臨床罕見，機理不明。解剖所見，瘤體如蛛絲、棉絮，填充於脊髓腔內，膠著、裹纏於神經周圍，手術不易剝離淨盡，故易復發。手術過程如損傷脊髓神經，輕則截癱，重則致死，風險較大。術後復發率高，生存期短暫。且費用高昂，非一般人群所能承受。

從中醫經典理論辨析，本病當屬奇經八脈病變。緣由正氣先虛，痰濕內生，寒傷督脈，真陽失運。日久，濁陰僭居陽位，濕痰死血，深伏督脈要衝，而成有形癥積。本病因虛成實，治當養正消積，扶正溫陽為先，遵傷寒、金匱之理，邪之來路，即邪之去路，故立方以麻黃附子細辛

湯深入少陰之裏，透發伏寒，兼開太陽之表，開門逐盜，引邪外透。

患者正虛為本，故破格重用黃耆之入督脈，補大氣，益氣運血，溫通督脈，高麗參、五靈脂對藥，補元氣，消血積。主證「項背強痛」，故重用葛根之專理頸項，通督達脊。膠質瘤屬痰瘀膠結，故以海藻、甘草一對反藥，相反相成，激蕩磨積，清除痰毒。更加生半夏、天南星、白芥子燥化皮裏膜外之痰，久病入絡，以大隊蟲類搜剔，諸血藥化瘀通絡，更以炮甲珠、麝香之穿透攻破，無所不到，辟穢開竅，引達病所。計先後八診，歷時7個月，服湯劑107劑，扶正化瘤丸1料。至第4個月，臨床症狀解除，恢復學業。後以培元固本散變方補消兼施，扶正化積。現仍在繼續治療觀察中。

余治腫瘤40餘年，深感中醫經典理論生命力之強大，內難傷寒之病理、病機，仲景先師之理法方藥，後世葉天士學派完備的奇經八脈理論，正是攻克世界罕見疾病譜的犀利武器。

按：從上舉例可見，攻癌奪命湯之多種變方，對辨證屬於痰核、痰毒，痰瘀互結，熱毒熾盛，毒入血分，全身中毒症狀嚴重之多種惡性腫瘤，稍加化裁，即可泛應曲當，收到滿意的近期療效，尤對頭頸部、淋巴系統、消化道癌腫有殊效。

方中海藻為消瘤專藥，用時清水漂洗去鹽。味鹹性寒，入肺、脾、腎經。歸納各家本草論述，本品鹹能軟堅化痰，寒能瀉熱消水（包括癌性滲出物，癌性腹水），主治癭瘤，瘰癧，積聚，水腫。與甘草同用，相反相激，增

強激蕩磨積、攻堅化瘤之力。木鱉子，苦微寒，有毒，為消積塊破腫毒要藥。歷代多作外用，內服僅見於乳癰初起，焮赤腫痛。

筆者老母之食道癌，3年服藥千餘劑，每劑用量30克，未見中毒。方中之生半夏，為消痰核、化瘤散結要藥，可止各種劇烈嘔吐。仲景方中半夏皆生用，今以等量之鮮生薑制其毒，加強止嘔功效，更無中毒之虞。

方中之蛇舌草、蚤休為治毒蛇咬傷要藥，專治惡毒疔瘡，善解血分諸毒，山茨菇、山豆根、黃藥子皆近代篩選之抗癌要藥。海蛤殼、浮海石性相近，最善化痰軟堅，清熱瀉火，養陰利水，為治瘰瘤、積聚要藥。夏枯草苦、辛、寒，入肝膽經，清肝散結，主治瘰癧，癭瘤，癥積，乳癌，宮頸癌之崩漏下血，肺結核大咯血，兼有補益血脈功用。方中鱉甲為《金匱》鱉甲煎丸主藥，是歷代用治癥瘕痞塊要藥，與消瘰丸相合，大大增強了養陰化痰、軟堅破積之力。

方中之明雄黃，可殺滅多種病毒、細菌，為歷代辟穢防疫解毒要藥，傳染病大流行期，以蒼朮、雄黃等份為末，凡士林膏調塗鼻腔，可有效防止傳染，為古方犀黃丸、醒消丸要藥，對癌毒擴散深入血分、血液中毒，有清除之效。

綜上所述，本方以海藻、甘草相反相激，木鱉子、生半夏、雄黃以毒攻毒，合大隊攻癌破堅，清熱解毒，化痰散結之品為君，以鱉甲、消瘰丸養陰扶正為臣，以活血化瘀蟲類搜剔引入血絡為佐使，直搗病巢，力專效宏。用治多種惡性腫瘤，有一舉掃滅癌毒兇焰、奪回患者生命之

效。全身中毒症狀嚴重者，加大黃30克，掃蕩血毒。

胃癌之嘔吐，多兼見大便燥結，此為痰毒結於中下，阻塞胃氣通降道路，本方加赭石之質重下行，萊菔子之升降氣機（凡用萊菔子生炒各半，生升熟降，服後多見上則頻頻打嗝，下則腹中雷鳴，頻轉矢氣，此即氣機旋轉、激蕩之明證，故古人謂其去痰有推牆倒壁之功），開結通便，便通則胃氣下行，嘔吐自止。胃及食道癌，常用紫硇砂，腐蝕瘤體，號稱腫瘤剋星，用量宜小。為防其使瘤體破裂出血，可加服兒茶1.5克～3克，生肌，斂瘡，止血，則更安全。

例三患者，病後曾長期以槐耳代茶飲。據云，解放前陝西某地一位民間老中醫傳：「槐耳可消一切腫塊，治噎嗝，五色帶，崩漏，痔血。」所列症狀，似與食道、胃、子宮、直腸等癌腫有關。查《綱目》槐耳條下載：「又名槐菌，槐蛾。苦，辛平，無毒。桑、槐、楮、榆、柳五木耳，大率性味相近。主治五痔，脫肛，崩中下血，癥瘕結聚，男子痃癖……利五臟，宣腸胃氣，排毒氣。」似有扶正抗癌作用。

晚期病人，大多邪實正虛，運用本方，當調整攻補比例：癌毒熾盛，危及生命，攻邪為先；奄奄一息，無實可攻，但扶其正。攻與補皆為調動人體自身抗癌潛能，攻法運用得當，可以掃蕩癌毒兇焰，撥亂反正，邪去則正安。補法運用得當，可以增強人體免疫力，養正積自消。攻邪勿傷正，本方大隊苦寒之品，脾胃怯弱者，可小其劑，並以上肉桂溫熱靈動之品反佐之，以保護脾胃為第一要義。

有胃氣則生，胃氣一傷，百藥難施。久病傷腎，加腎

四味鼓舞腎氣，立見轉機。腎為先天之本，生命之根，萬病不治，求之於腎。邪與正，一勝則一負。

治癌是持久戰，正勝邪卻，暫時的緩解，瘤體的消失，不等於癌毒的徹底消滅。一旦人體正氣有虧，癌毒又成燎原之勢。「爐煙雖熄，灰中有火」，故除惡務盡，不使死灰復燃。

愚見，攻癌奪命湯用治晚期癌症，較放療、化療優勢是顯然的。如能進一步篩選精當，用現代科學方法提煉精華，改革劑型，靜脈給藥，估計對此類癌瘤的治療，將會取得突破性進展。鄙見是否得當，僅供在腫瘤戰線上從事攻關的同仁參酌。

二、食道癌險死還生

文革後期，余被誣入獄，1970年11月獲釋。老母時年六旬，悲傷抑鬱，於同年3月患食道中段癌，9月臥床，10月併發梗阻，赴省三院求治，接受放療37天。余往探視，病勢危重，水米不入已5天，以輸液維持生命。放療科主任面告，病已晚期，血色素6克，白細胞3400，體重37.5公斤，一身大肉盡脫，已無挽救希望，囑速返鄉準備後事。

於12月6日返家，每日以水解蛋白維持生命。老母氣息奄奄，舌光剝，唇焦裂，眼眶塌陷。胸背刺痛不休，乾渴，喉間如火焚，午後潮熱。其疼痛部位，在任脈之天突穴下到膻中下二橫指處一線，及相對應之督脈大椎穴至至陽穴處，固定不移。當屬濕痰死血，滯留經絡。

潮熱煩渴，當與放療傷陰有關。憶及出院時主任分析放療後症狀加重，乃因病灶周圍瘀血、水腫，浸潤擴散，累及胸背部神經叢等語，余思若能消其水腫，化其瘀結，則仍有緩解希望。唯食道梗阻已久，水飲尚不能下嚥，何以用藥？遂擬加味開道散一料：

火硝30克，紫硇砂15克，明雄黃3克，硼砂15克，真落水沉香5克，枯礬6克，柿霜粉30克，煅礞石5克，冰片1.5克，烏梅肉15克。

共研極細粉，每次1克，蜜汁調糊，緩緩含化，半小時許1次，日10餘次，夜間停藥。

與此同時，每日午時以梅花針叩刺胸背疼痛部位，以及相應之華佗夾脊穴。重叩出血後，以走馬火缸拔吸瘀血，意圖使血流暢通。經絡表裏相通，外部充血，則內部病灶周圍之瘀血、水腫自然減輕。

3日後，疼痛大為緩解，停用杜冷丁可入睡。散刺出血法，首先攻克晚期癌腫疼痛關。連續5天含化散劑，每次均嘔出痰涎甚多。第5日下午，可飲少許蜜水下嚥。且因硇砂、火硝之腐蝕，舌體及口腔脫皮灼痛。乃每日減為含藥6次，未敢間斷。如此針藥並施至第15日，試服牛奶1小杯，順利服下，攻克了梗阻關。此時，已21日未進飲食，欲便而虛坐努責不得下。證屬久病正虛，高年氣液兩傷，不能傳送。開始配服中藥，益氣降逆：

赭石粉50克，旋覆花（包）15克，白參（另燉）10克，生黃耆、當歸、花粉、元參、沙參、生半夏各30克，炙甘草10克，薑汁10毫升，蜂蜜120克，蛇舌草120克，黃藥子30克。

後2味煎湯代水煎藥，取濃汁，入參汁、薑汁、蜂蜜煎3沸，日分多次，緩緩呷服。

3日後，便下乾結如羊糞球之大便1次。便後約20分鐘，突然自汗而喘，面色蒼白，目閉神昏。此為氣從下脫，急針人中、內關而醒。急煎紅參30克，山萸肉60克，隨煎隨飲，半小時後脫險。此後病情逐日緩解，日可進食煉乳4～5次，藕粉4～5次，每次1茶杯。

至1971年1月10日，即發生食道梗阻之第40日，可以喝稍濃之蛋湯及油茶，體質有所恢復。胸骨後之疼痛已極輕微，可以順利服湯藥，散劑亦不敢驟停，仍每日服1～2次。不料散劑之腐蝕力極強，致瘤體破裂出血。

1月20日起，每日便下柏油樣便1～2次。至23日凌晨，突然寒熱如瘧，神疲自汗，心悸氣喘，面色萎黃，四肢不溫，脈若釜沸。辨證屬久病正氣內潰，肝虛（寒熱往來）欲脫，大氣下陷（氣短不足以息，臍下少腹鼓凸如尿瀦留狀），腎元不固（喘），脾不統血（氣隨血脫，面色萎黃，肢冷）。急投張錫純氏來復湯合升陷湯，加三仙炭、薑炭、三七扶元固本，止血救脫：

生黃耆30克，紅參15克（另燉），山萸肉60克，柴胡桔梗、升麻各6克，白芍20克，生龍牡粉各30克，炙甘草、薑炭、三仙炭、三七粉各10克（分次沖服），知母18克，急煎頻服。

一晝夜連進2劑，諸症均退，便轉黃軟，再次脫險。本病晚期，由於氣血耗傷殆盡，時時有厥脫之險。度過厥脫關，便有回生之望。余借重此方，還治癒老母放療傷陰所致之長期潮熱，而能否闖過以上四關，則是晚期食道癌

病人生死存亡的關鍵。

此後病情穩步好轉，返家60日之後，可順利進食油茶，泡蒸饃，細掛麵。唯需獨處一室，細嚼慢嚥，若有人在場，吞咽便覺困難。兩個月後，擬湯、散兩方，視邪正虛實，斟酌進退，攻補兼施。連服湯劑3年，達1千餘劑。散劑終生未斷，終於帶癌生存10多年。

主方為：

赭石粉50克，旋覆花（包）10克，生黃耆45克，野黨參30克，當歸20克，乾蟾皮、漂海藻、生甘草各15克，木鱉子、生半夏、鮮生薑、黃藥子各30克，蚤休、大貝各15克，桃仁泥10克，以嫩核桃枝、蛇舌草各120克，煎湯代水煮藥。便燥加生蜜120克，腰困神倦加腎四味各30克，基本上保持服藥10劑，將養5天。

常服散劑方為：

全河車120克，紅參60克，五靈脂60克，紫硇砂澤漆、山茨菇、上沉香各20克，全蟲30克，蜈蚣、守宮各10條，土元30克，煅礞石、三七各30克，火硝60克，明雄黃15克，冰片5克，硼砂、兒茶各30克，柿霜粉100克。

病情穩定時，每月連服10天，早晚蜜汁調糊含化；出現短暫梗阻時，服加味開道散1～2日，另，曾連服白鵝血3個月。

用上法至3個月後，可以下床走動，體重回升，半年後已與常人無異，直到10年後病逝，再未發生嚴重梗阻。

三、骨瘤從腎論治

1980年4月6日，水頭郭兆華岳母趙玉梅，60歲，患腰痛不能俯仰轉側半年多，上午輕，下午重，入夜劇痛呻吟不能入睡。口乾不思飲水。胃嘈雜，脘脹，日僅進流質食物150克許，食後必寒熱交作，移時即罷。昏昏欲睡，移時又覺五心煩熱。近來腰脊痛甚，日服鎮痛片30片不能止痛，臥床不起逾月。便燥，溲若濃茶，診脈遲弱，58次／分，舌淡胖。

1979年9月24日，曾赴臨汾277醫院拍片（X號45770）見「L3左緣，呈楔形改變，骨質破壞，右凸成角；側位見L3骨質缺損，呈凹陷改變，考慮溶骨肉瘤」。1980年3月25日，山醫一院集體看片會診意見：（1）年齡大，病情進展快；（2）椎體呈中心性破壞。支持原診斷。

患者高齡，腎虧於下，八脈失養。脊屬督脈，腰脊皆腎所主。今肝腎陰精匱乏，不能灌注濡潤，故骨病。久病陰損日甚，陽失依附，故陽亦衰，乃症情旦慧、晝安、夕加、夜甚之所由來。食後之寒熱交作，亦非外感邪正交爭，乃自身陰陽盛衰之變。

腎為先天之本，腰痛如折，腎將憊矣。腎衰，則諸臟皆衰，火不生土，故脾胃失運。脾主中氣，中氣虛，則溲便為之變。故其便燥，溲赤絕非火象。擬從本治：

熟地、附子、川烏、黑小豆、骨碎補、核桃肉、肉蓯蓉、腎四味各30克，龜、鱉甲各30克，地骨皮60克，鹽

巴戟肉、天冬、麥冬、雲苓、狗脊、杜仲、防風、細辛、乾薑各15克，炙甘草60克，「炮甲珠3克，茸尖2克」（為末沖服），鮮生薑10片，棗10枚，蜂蜜150克，頭風散9克，（每次3克，3次／日）

加冷水2500毫升，文火煮取600毫升，3次分服。本方雙補腎之陰陽，滋養奇經八脈，黑小豆補腎與蜂蜜、防風、炙甘草，制烏附之毒，服之可保無虞。

4月13日二診：上方連進3劑，便通，溲清，胃嘈脘脹亦退。食納增至400克許，飯後寒熱交作亦癒。疼痛已減十之七八，夜寐得安。白天已停用鎮痛片，可到鄰家串門。效不更方，再進3劑。

4月18日三診：上藥又服3劑，疼痛已很輕微，可以不服鎮痛片。往返步行三五里，亦不覺累。守方再進3劑。

4月23日四診：已5日未覺疼痛。日可進食500克許。仍予原方3劑。

4月28日五診：經治17日，服藥12劑，脈沉弦，80次／分。症情基本控制。藥價昂貴，農民不堪重負，遂停藥將養。

6月8日，停藥兩月之後，患者又邀診。詢知停藥後1個月內，病情穩定。從第2個月起，日見惡化。視其面色黧黑，60歲高齡而雙頰豔若桃李，真陽外露、上越，六脈虛浮無根。余辭不治，不久病逝。

按：余治骨癌，僅此1例，晚期病人，氣息奄奄，生命垂危，所患何病，已無關緊要，重要的是挽救生命。故在「癌」字上做文章，已失去意義，只可全力著眼整體，

扶陽助陰，保護脾胃，以血肉有情之品，溫養八脈。初診3日，攻克了劇烈疼痛關，食納有加，胃氣來復，出現轉機。一方守服12劑，從臥床不起到步行0.5公里不累，半個月時間，扭轉敗局，臨床緩解1個多月。從腎論治的收效是顯然的。治本之法，有助於患者正氣恢復，調動人體自身的抗癌潛能戰勝疾病，值得深入研究。

四、治療宮頸癌的成敗得失

例一：

曹愛香，52歲，城關糧站高會計妻。1976年7月15日初診：經晉中二院婦科活檢，診為宮頸鱗癌晚期，癌腫呈菜花樣破潰，膀胱直腸浸潤轉移，已不能手術。患者聞癌色變，臥床不起，囑丈夫準備後事，家人邀余診視。此時，距活檢後已37天，出血日見增多，少腹憋脹，疼痛如絞，裏急後重如痢，尿頻尿急，帶色青黃夾黑，穢臭，嘔逆不思飲食，苔黃厚膩，脈弦滑勁急，雙腹股溝淋巴結腫硬如棗，觸痛。證屬肝鬱氣滯，濕熱化毒結於胞宮。擬方攻癌消癥，解毒利濕：

1.敗醬草、白頭翁、蚤休、蛇舌草、半枝蓮、墓頭回、川草薢、當歸、劉寄奴、烏賊骨、酒大黃、土茯苓各30克，茜草炭18克，桂枝、桃仁、丹皮、赤芍、黃柏、甘草各15克，二煎混勻，取濃汁600毫升，日分3服。

2.松枝、柏枝、槐枝、桑枝、嫩核桃樹枝各30克，生軍、甘草各30克，莪朮60克，煎湯一大盆，薰洗坐浴，兩方各10劑。

8月10日二診：上方內服外洗各10劑，晚期癌症中毒症狀迅速消除。嘔逆除，食納增，出血漸少。服至5劑後，腹痛、裏急後重、尿頻尿急均癒。6～10劑去大黃，已3日未出血。雜色帶消失，黃臭帶亦大為減少。唯時當盛夏，反覺畏寒，心悸汗出微喘，夜寐不安，脈弦滑而軟。久病用攻，藥過病所，損傷正氣。速速見機轉舵，扶陽益氣，養陰寧心，行九補一攻之法：

附子15克，山萸肉、黨參各30克，麥冬18克，五味子10克，夜交藤30克，炒棗仁15克，當歸、白芍各25克，菖蒲12克，敗醬草、蛇舌草、墓頭回、川草薢、烏賊骨、朱茯神、生苡仁各30克，茜草炭、桂枝、桃仁、丹皮、炙甘草各15克，鮮生薑10片，棗10枚，10劑。

8月29日三診：藥後汗止，心寧、寐安、食加，體質初見改善。偶見出血，黃帶漸少漸稀。又見便燥，裏急後重，尿急痛。邪正交爭，一勝則一負。正氣來復，相機緩攻：

生黃耆45克，當歸、丹參、夜交藤、烏賊骨、生苡仁、土茯苓、蛇舌草、半枝蓮、紫草、白茅根、劉寄奴各30克，蒼朮、黃柏、兒茶、炙甘草各10克，莪朮30克，茜草炭15克，山豆根15克，鮮生薑10片，大棗10枚，大黃蟅蟲丸4丸，10劑。

9月20日四診：上藥，每服3劑，將養1天，共進9劑。薰洗方因天熱，洗洗停停，用15劑。血止，有時內褲偶見血點。黃臭帶大減，臭味輕微。食納日好一日，面色紅潤。體重由37公斤增至45公斤。近因氣惱，鬱怒傷肝，致兩脅竄痛，頭面升火。且久病八脈損傷，邪退正

虛，腰困如折，帶下又見增多。以調補奇經為主，佐以舒肝利濕解毒：

龜板（先煎）25克，寄生、川斷、鹽巴戟肉、川杜仲、腎四味各15克，柴胡、卷黃柏、甘草各10克，當歸、白芍、丹參、土茯苓、生苡仁、豬苓各30克。

11月1日五診：上藥共服21劑，腰困如折痊癒，帶下稀白量微，食納大增，體質明顯增強，請婦科專家曹中選先生會診，婦檢：宮頸部之菜花狀破潰瘤體已大部脫落，僅剩小拇指甲蓋大一塊，腹股溝腫大之淋巴結消失。當時，經治4個月又25天。

婦檢後，接觸性出血數日不止，量不多。由此反證宮頸癌患者禁絕房事之絕對必要性。少腹痛，帶色變黃，大便燥結，心煩不寐。邪正相爭，正方大佔優勢，攻癌為主，佐以扶正：

蛇舌草、莪朮、生地各60克，貫眾炭、生桃仁、黨參、夜交藤、墓頭回各30克，生黃耆45克，五靈脂、丹皮、桂枝、茯苓、酒軍炭各15克，合歡花、合歡皮、蒼朮、黃柏、兒茶、五味子、甘草各10克，生苡仁45克。

1977年4月24日六診：上方守服80劑，臘月初八至正月十五停藥。病情穩步好轉，出血停止已月餘，體重上升到51公斤。近又因氣惱偶見出血，帶色轉黃。脅肋竄痛，面赤目赤，胸中憋悶，耳鳴，頭面轟熱，舌紅無苔，脈弦急。此由水虧木旺，春氣升發太過，天人相應，內外相因，擬滋陰補腎，調補奇經，涵肝，斂肝，輕瀉肝火：

龜甲、鱉甲各30克，醋柴胡10克，當歸、白芍各30克，丹皮15克，梔子10克，桃仁泥、莪朮、生地、貫眾

炭、墓頭回、丹參、生苡仁、生龍牡、磁石各30克，合歡花12克，薄荷3克，車前子、炙甘草各10克，蒼朮、黃柏各10克，蛇舌草120克煎湯代水。

5月17日七診：上方守服20劑，肝鬱化火見證消失，出血全止。全力攻癌：

蛇舌草60克，莪朮、生地、貫眾炭、桃仁泥、黨參各30克，五靈脂15克，丹皮、桂枝、茯苓各15克，墓頭回、夜交藤、生龍牡各30克，川軍炭、兒茶、五味子、甘草各10克，「全蟲12隻，大蜈蚣4條」（研末沖服）。

6月19日八診：上方連服30劑，諸症均退，體質大為增強，體重上升到63.5公斤，外觀已無病容。唯又因氣惱出現脅肋不舒，潮熱陰癢，口苦，尿急熱痛。側重攻癌：

狼毒5克，生馬錢子6克（勿打破），甘草30克，大棗30枚，蛇舌草、莪朮、蛇床子、木鱉子、白蘚皮、醋鱉甲、生地、元參、沙參、貫眾炭、生桃仁、黨參各30克，五靈脂15克，龍膽草、青黛、二妙、兒茶、五味子、醋軍炭各10克，白薇12克，丹皮、桂枝、茯苓各15克，生龍牡、嫩核桃枝各30克，「全蟲12隻，大蜈蚣4條」（研末沖服）。

上藥服至8月15日，共30劑。龍膽草、青黛僅用3劑，隨證增入調補氣血奇經之品，已3個月未出血，白帶偶見，體重升到65公斤，面上老年斑退淨，部分白髮變黑，皺紋消失。計前後經治13個月，服藥210劑，外洗坐浴約90劑，臨床治癒。乃囑患者豁達心胸，怡悅情懷，善自調攝，停藥觀察。

追訪22年，活至80歲後，無疾而終。

例二：

　　郭巧玲，50歲，汾局水峪礦職工，1980年12月13日，由靈石醫藥公司宋經理陪同來診。患者病程1年零7個月，曾在省腫瘤醫院住院8個月，放療配服中藥，漸延全身浮腫，腹水＋＋而出院。體重下降20公斤，現體重37.5公斤，骨瘦如柴，一身大肉盡脫。納呆，日進食不足200克。出血淋漓不斷，少腹脹痛如錐刺；黃赤相雜之穢臭帶特多，日用衛生紙一包。詢知患者個性內向，舌淡而乾，舌中裂紋，中心有5分硬幣大之無苔區。

　　余久思難決，覺此症有兩點難於措手處：其一，七情內傷，肝氣久鬱化火化毒，結於胞宮，猶如強敵破境，勢不能不顧；其二，久病攻多，放療損傷，胃氣已近敗亡。其舌中之無苔區，即脾胃虛極，不能蒸化敷布之明證。上大虛，下大實，是最難用藥格局。一著不慎，生死立判，當以抑木扶土，醒脾救胃為先：

　　生黃耆45克，當歸、紅參（另燉）、五靈脂、柴胡、棉子炭、白芍各15克，炒麥芽60克，炒穀芽30克，麯楂炭，薑炭各10克，焦白朮、茯苓、生苡仁、豬苓各30克，澤瀉18克，油桂5克，炙甘草10克，鮮生薑10片，大棗10枚。

　　立方之意重在重建中氣，益氣養血，溫脾醒脾，生黃耆用至45克，則兼有以氣行水之妙，復加油桂之蒸動氣化，其效更著，是已故溫碧泉老師畢生經效之法。

　　三仙炭、薑炭治脾不統血之出血；棉子炭辛熱溫中，壯腰固腎，補火生土，止崩漏下血；復以苡仁、豬苓藥性馴良之品抗癌、化濕、利水。

　　12日30日二診：夫妻2人住於靈石旅店，服上方10劑，不僅食納大增，日可進食500克許，且舌上裂縫彌合，舌中已生薄白苔，是胃氣已復之徵。浮腫、腹水基本消退，唯面容更見消瘦。出血大減，帶下亦減，已不用衛生紙。精神狀態極好，半月之間，前後判若兩人。

　　當時患者有一醫師陪同，見吾此方，譏為推諉之作。及至症情大好，又覺驚奇。危重病人，有胃氣則生，無胃氣則死；保得一分胃氣，便有一線生機，何奇之有？臨行，又疏一處方如下：

　　醋柴胡15克，當歸、白芍、赤芍、雲苓各25克，白朮、苡仁、雞冠花、白蘞、車前子、墓頭回、貫眾炭各30克，棉子炭15克，薑炭、三仙炭各10克，丹皮、炙甘草各15克，「紅參、五靈脂各15克，三七9克，全蟲12隻，蜈蚣4條」（研末沖服）。

　　囑患者上兩方輪服1個月，待症情有較大變化時，再來面診。

　　1981年1月23日三診：上方輪服各11劑，浮腫全消，腹痛已止，已半月未出血。帶轉白，量微。體重回升至40公斤。面色紅潤，精神健旺，舌見黃苔。此時，已由邪盛正虛，轉化為邪正相持，正勝邪退階段。舌苔從淡白到黃燥的演變，預示著人體已由弱到強，堪與癌毒一戰。故應側重攻癌：

　　二方去白蘞，加蛇舌草120克，木鱉子、莪朮各30克，生黃耆45克，腎四味60克，餘藥不變。如有慾念萌生，速服知柏（各60克）地黃湯3劑，千萬禁絕房事，清心寡慾，愉悅情懷，善自調攝。此後，即失去聯繫。

1983年遇宋經理，得知患者服上方70劑後，已無病象。體重回升至50公斤以上，康復2年又4個月。今春其夫暴病身亡，悲傷過度，2個月後病逝。

本例病人，僅服藥百劑，未遵囑服固本丸方。體質的增強，臨床症狀的消失，並不是癌毒的最後消滅。即使臨床婦檢，證實瘤體脫落，轉移灶消失，仍須丸方治本，拔除病根。「爐煙雖熄，灰中有火」，一旦遭受重大變故，正氣內潰，癌毒又成燎原矣。慎之，慎之！

例三：

曹金蘭，43歲，汾局張礦工人王靈科之妻，1976年9月7日，經晉中二院病檢，確診為宮頸鱗癌晚期，膀胱直腸浸潤轉移，已錯過手術、放療機會，回家鄉後邀余診治。見患者面色黧黑，肌膚甲錯，顴赤升火，光亮異常，如塗油彩。自汗，氣怯似喘，腰困如折，時欲躺臥。自覺五心煩熱，卻又明顯怯寒。出血淋漓不斷，色黑，夾有塊屑腐肉狀物。黃赤帶穢臭，量多。尿急尿頻，大便裏急後重如痢。食入則嘔，夜難入寐。

患病5個月，體重下降12公斤。血色素8克，脈弦硬搏指，毫無沖和之象，舌淡苔薄。從脈證推斷，凡久病、重病而見真臟色外露者，預後堪慮。且喘汗寒熱，多為肝腎元氣虛極欲脫之兆，急急固護元氣為要：

山萸肉60克，生黃耆45克，當歸、白芍、生龍牡、烏賊骨、夜交藤、貫眾炭各30克，紅參（另燉）、五靈脂、麥冬、炙甘草各15克，薑炭、三仙炭、五味子各10克，茜草炭12克，煎取濃汁600毫升，日分3次服。

上方連進6劑，喘、汗、嘔、悸告癒，夜可睡5小時

許，知饑思食，出血減少，脈少斂，已無暴脫之虞。其面黧黑而肌膚甲錯，符合《金匱》血痹虛勞論述，尿急、便急如痢，帶下赤白穢臭，皆濕熱化毒的據。但正氣初復，不可急於攻毒，擬七補三攻法：

生黃耆45克，當歸、醋鱉甲各30克，紅參（另燉）、五靈脂、炙甘草各15克，寄生、苡仁、貫眾炭、白頭翁、車前子各30克，薑炭、三仙炭、焦酒軍、土元各10克，蛇舌草120克（煎湯代水煮藥），「三七6克，全蟲12隻，蜈蚣4條」（研粉沖服）10劑。

上方服後，便急如痢、尿急迫消失。出血大為減少，食納好。精神轉佳，體質改善，可到街頭走動。少腹痛減，黃赤穢臭帶減少，脈象較前又趨緩和，病情已見轉機。正氣來復，相機攻毒：

蛇舌草120克，狼毒3克，莪朮、木鱉子、生苡仁、墓頭回、寄生、貫眾炭各30克，醋鱉甲45克，黨參、生黃耆各45克，當歸30克，漏蘆12克，柴胡、甘草各15克，酒軍、土元、兒茶、桃仁各10克，「三七9克，全蟲12隻，蜈蚣4條」（研末沖服），鮮生薑10片，大棗10枚。

二煎混勻，取濃汁600毫升，日分3次服。

上藥，先服3劑，可以耐受。續服3劑，食納大增，精神好轉。再服4劑，穢臭黃赤帶大減，面色漸轉紅潤，血色素回升至12克。少腹板硬漸變柔軟，除面頰部仍稍有淡黑斑外，其肌膚燥裂甲錯皺狀，亦大為柔軟，體重回升。原方加全河車粉6克，又服10劑，計前後四診，歷時50天，服藥36劑，全身落屑蛻皮，肌膚甲錯全消，體重恢

復，血止，少有黃臭帶。患者大喜過望，偕夫來門診道謝。言欲回礦籌辦長子婚事。囑其禁絕房事，不可過勞。喜事過後繼續治療，以拔除病根。

不料事隔月餘，街頭遇其侄，方知患者已於某晚夜半暴崩，黎明病逝，余不勝慨歎！中年婦女患此，由於陰虛火旺，慾念極強，雖一再告誡，仍不免蹈此覆轍。故余經治16例宮頸癌，唯兩老婦得享天年，其餘皆功敗垂成，或癒後復發而死。

按：僅從個人有限實踐的角度，對晚期宮頸癌的治法，提出幾點粗淺看法：

（一）補法貫徹始終

晚期病人由於遷延失治，或久病攻多，或放療、化療摧殘，氣血耗傷過甚，邪盛正虛格局已成。此時，宜著眼整體，抱定「扶正邪自退，養正積自消」的宗旨，急急用補。

1.凡見面黃肌瘦，氣怯神疲，納呆食少，便稀肢涼，出血淋漓不斷，尿多，帶多如注，舌淡無苔，脈細如絲，上不滿寸，下不及尺者，此為脾胃大傷，中氣下陷，脾不統血，氣不攝血重症。

切忌見病治病，妄用攻癌之劑。當下病治上，從重建脾胃元氣入手，以補中益氣、四君子合方化裁，加薑炭、三仙炭溫脾統血。棉子炭辛熱暖胃，壯腰固腎，補火生土止崩漏。炒穀芽、炒麥芽醒脾，紅參、五靈脂等量同用，相畏相激，益氣醒脾化瘀。柴胡升清舉陷，重用生耆45克，益氣升陽舉陷，內托化腐生肌，兼理八脈損傷。僅以生苡仁、豬苓性馴良之品抗癌而化濕濁。如此守方常服，

即可收到胃氣來復，食納大增，體重回升，血色素、白細胞上升，崩漏帶下大減之效。從而促進虛實轉化，使邪盛正虛局面逆轉，進入邪正相持階段，為下段持久攻堅奠定堅實基礎。脾胃一敗，生機頓滅！保得一分胃氣，便有一線生機。治晚期癌症，以保護脾胃為第一要義。

此種治法，看似平淡無奇，實則深含奧理。「不治之治，方臻化境」，是最上乘治法。與西方醫學比較，這正是中醫學的最大特色與優勢。

2.凡兼見各臟腑氣血虛衰見證，用本藥進治不效，而見腰困如折，轉側不利，不能久立、久坐；或雖無顯著病象，而時欲呻吟以為快者，此「腎主呻」也。由久病損傷腎氣，生命根基動搖，較脾胃之傷，又深一層。見機增入腎四味，萬病不治，求之於腎，便會立見轉機，取得突破，進入人體正氣對癌毒取得壓倒優勢階段。

3.調補脾腎1～3個月，人體正氣得固，外觀已無病象，癌毒由囂張轉向伏匿，此時即可相機攻癌。或以攻為主，或攻補兼施，或補七攻三，立方守服，密切觀察，隨時調整攻補比例。一見傷正苗頭，如氣怯食少，嗳腐嘈雜，或喘或汗，腰困膝軟……速速轉手進補。待元氣一復，則敵退我打，攻之，蕩之，削之，磨之，除惡務盡，直到臨床婦檢，癌瘤萎縮脫落，轉移灶消失，仍需丸方久服，養正消積。勿使灰中之火再成燎原。凡臨床治癒1年以上死亡病例，皆屬此類。

4.凡化療、放療損傷氣陰，而見潮熱、煩渴、舌紅無苔等症，慎勿輕投滋陰降火、清熱解毒苦寒之品，重傷胃陽，病必不除。補中益氣湯加山萸肉、烏梅、知母、花

粉、生龍牡，甘溫除大熱，酸甘化陰生津，斂得正氣，即退得邪熱，取效甚速。且「舌紅非常並非火」（曹炳章《辨舌指南》），寒症亦有見黃苔時，當全面辨析，方不致誤。

5.凡化療、放療後，或久病耗傷腎陰，浮陽上奔，而見頭面升火，胸中轟轟發熱，面紅目赤，口舌生瘡，多屬火不歸原。大劑引火湯兩服必退（見惡性淋巴瘤項下）。雙膝冷甚者，加油桂1.5克米丸先吞，取效更速。脾寒便溏者，加砂仁、薑炭，慎勿誤作實火論治！

（二）探索病機？選方遣藥

1.病因病機

宮頸癌多由生育或流產過多，房室不節，八脈損傷，累及肝、脾、腎，元氣先虛為基本原因；患病婦女多屬性格內向類型，或久處逆境，憂思鬱怒，五志過激化火，濕熱積久成毒，氣滯血瘀，結於胞宮而病成。

2.情志因素與精神療法

「氣鬱」既是本病形成的重要因素，又可左右本病的進程（參見病例1），則「解鬱」便成為治療本病的重要手段。解鬱之法單靠藥物是不行的，藥逍遙人不逍遙，於事無補。「心病還須心藥醫」，常見此類患者，聞癌色變，悲觀絕望，十天半月便可身瘦形奪。

故未治病，先治人，以「五志相勝」的精神療法，打破病人的精神枷鎖。或激發引導鼓舞患者立志鬥癌；或善言勸慰，以幽默風趣的語言，使病人化悲為喜，破啼為笑。一旦精神面貌改觀，便可激發病人自身的抗癌潛力，使治療進展事半功倍。

3. 方藥選擇

（1）基礎方選逍遙散去薄荷、煨薑，加生黃耆、苡仁，與桂枝茯苓丸合方化裁。本方最善疏肝解鬱，健脾利濕，化瘀消癥，藥性和平可以常服無弊，符合晚期惡性腫瘤以「養正消積」為目的總治則。苡仁是一味藥性馴良的抗癌藥，功能健脾、養胃、滲濕、排膿，《本草綱目》謂其有「破腫毒」之功。生黃耆重用，除補氣升陽以舉陷，專補肺脾運大氣，補氣攝血止崩漏，又能鼓舞正氣以托毒生肌，溫運陽氣以利水消腫。本方對晚期病人氣血兩虛，肝鬱脾虛，崩漏帶下等主症有可靠的療效。

（2）攻堅化瘤選用：

①木鱉子，苦、微甘，性溫有小毒，入肝、脾、胃經，為消積塊，化腫毒要藥，兼能止癌腫晚期之疼痛。筆者親驗，對惡性淋巴瘤甲狀腺癌、宮頸癌，胃癌、食管癌，癌瘤之淋巴轉移灶有奇效。一經用藥，癌腫即日見縮小，一般兩個月內即可消失。用量30克／日。連服10日，停藥3～5日。筆者使用該藥37年以上，僅筆者母親之晚期食道癌廣泛轉移，用該藥30公斤，10餘例宮頸癌總用量達100公斤以上，未見1例中毒。

②莪朮，苦、辛、溫，入肝脾經，為破癥瘕積聚要藥。功能行氣，破瘀，消積，止痛。現代藥理實驗證實，對子宮癌有特效。用量30～60克／日，與補氣養血、健脾固腎藥配用，未見傷正之弊。

③全蟲12隻，蜈蚣4條，守宮1隻，研粉吞服，有解毒散結、消瘤、止痙、定痛之效。可使各種腫瘤及其轉移灶，逐日縮小以致消滅。

（3）清熱解毒散結選用：

①蛇舌草，苦、甘、寒，入心、肝、脾三經。功能清熱、解毒、利濕。為治毒蛇咬傷要藥，可治多種癌症導致之全身中毒。用量60～120克／日。

②蚤休，苦微寒，有小毒。入肝經。功能清熱解毒，消腫解痙。為治毒蛇咬傷、疔毒惡瘡要藥。對急性淋巴管炎，膿毒敗血症，晚期癌腫導致之全身中毒症狀，有迅速解除之效。用量30克／日。

③大黃，為攻堅破積，掃蕩血毒之猛將，用量30克／日，酒浸入藥。可迅速解除癌腫導致之全身中毒症狀。中病則止，勿使傷正。對晚期宮頸癌向鄰近器官浸潤轉移，造成之裏急後重，尿頻急痛，配等量之白頭翁，可迅速解除，配土元有祛瘀、生新、止血之效。

（4）化瘀止血選用：

①貫眾炭，苦微寒，入肝、脾經。多用於清瘟，解毒，防疫，為治崩漏下血要藥。製炭後已改變苦寒之性，久用不致損傷脾胃。

②棉子炭，辛熱，溫腎、補虛、止崩漏，兼有抗癌作用。

③墓頭回，苦、微酸，澀，微寒，入肝經。為止崩漏帶下要藥。對宮頸癌之雜色奇臭帶、慢性出血，有理想療效。臨床報導，對艾氏腹水癌瘤細胞有破壞作用。本品止血屬於收澀性，單用日久，有暴崩之虞。加入上述主方中則無此弊。

④兒茶，是一味外用藥，殊少內服。味苦澀，性平。功能化腐生肌，收濕，斂瘡，止血；由於本病治療的全

程，貫穿著活血化瘀、破瘀消瘤治法，常用桂枝、桃仁、莪朮、土元、酒軍等破瘀之品，增入一味兒茶，破中有守，可免意外出血之弊。

（三）意外情況的處理

1.由於癌腫發展或犯房事，致瘤體破裂暴崩，出血不止者，速投張錫純氏固沖湯變方（為筆者經效方）：

生黃耆、紅參、貫眾炭、棉子炭、煅龍牡、阿膠各30克，山萸肉120克，生白芍30克，薑炭、三仙炭、棕邊炭各10克，「三七6克，五倍子1.5克」（研粉吞服）。

急煎頻灌，可救危亡，血脫亡陽者，合破格救心湯。

2.本病晚期，由於放療損傷，久病耗傷，中醫接手治療時，多屬晚期之晚期，常易出現厥脫險證。因此，凡見喘逆自汗，心悸神搖，面赤如醉，脈如波濤洶湧之狀者，此為肝腎氣陰虛極欲脫危證。速投張錫純氏來復湯、當歸補血湯、生脈散複方大劑，重用山萸肉，日夜連投，以救危急。能否渡過厥脫關，是病人生死的分界，也是治療成敗的關鍵。

五、小兒白血病

1977年5月10日，靈石常青村13歲學生程繼柱，氣息奄奄，由其父背來就診。詢知兩月前突然高熱寒戰，體溫40℃，鼻衄如注，2日不止，大便如柏油狀。急赴山醫三院，4月5日入院（住院號77—0723），經搶救脫險，但極度貧血，血色素4克，輸血1600毫升無效。用COAP方案化療2個療程後，處於彌留狀態。5月5日病危出院。出

院診斷：「血色素4克，白細胞36萬，急性粒細胞型白血病。」

病孩面色萎黃虛浮，唇指白如麻紙，眩暈不能坐立，納呆，日僅進食50～100克，五心煩熱，心動震衣，自汗如洗，兩目失神；舌如去膜豬腰子，光絳無苔而乾，六脈浮弦搏指，一息七至以上。從脈、舌、形、神見證，已屬氣陰兩竭之死候。然其父悲傷哭泣，情極可憫。又診病孩跗陽、太谿、太衝三脈，尚不致散亂，不吐不瀉，尚能進食，胃氣未至敗亡，一線生機未滅。遂以當歸補血湯、生脈散合方，重用參耆，加山萸肉，益氣固脫：

生黃耆30克，當歸、紅參（另燉）、麥冬（小米拌炒）、五味子、三仙炭、炙甘草各10克，山萸肉、九地各30克，砂仁10克，元肉、女貞子、旱蓮草各15克，阿膠18克（化入），鮮生薑5片，大棗6枚，濃煎，小量多次分服。

5月28日二診：首劑得效，上方連服10劑。服3劑可起坐，服5劑後可進食250克，頭暈大減，精神轉佳，服至第7劑已能下床散步，舌上布薄白苔，津潤，胃氣來復，大是佳兆。服完10劑後，日可進食500克多。

不料前日忽然泛嘔泄瀉，腰困如折，臍下築動應衣，泛酸嘈雜，喉中痰鳴如拽鋸，瑟縮畏寒，下肢發涼，脈浮尺虛，舌變白膩。

其父意謂感冒風寒，然則足不出戶何來感冒？此必久病傷腎，元陽不固，厥脫先兆。本擬加鹿茸血肉有情之品，溫養腎督，促其生血。奈患者住院已耗資數千元，貧病交困，姑以腎四味，性味和平，溫陽益精之品代之，溫

養腎命，雙補氣血為治：

生黃耆30克，當歸、紅參（另燉）、元肉、薑炭、三仙炭、炙甘草各10克，土炒白朮、山藥、炒穀芽、麥芽各30克，阿膠（化入）、生半夏、茯苓各12克，腎四味60克，鮮生薑10片，棗6枚。

6月20日三診：服2劑後胃寒退，瀉止脈斂，服5劑臍動隱，元陽固，食增，兩目有神，可出戶外玩耍，10劑服完，每日溫習功課，跑跳看戲，已如常人，兩目神采奕奕，食納大增，脈中取和緩從容，血色素上升至7.5克，白細胞降至11萬。效不更方，加參鹿膏10克，10劑。

7月18日四診：血色素上升至9.5克，白細胞降至5萬7千，原方守服7劑。

8月27日五診：血色素11克，白細胞2萬7千，穩步向癒，因貧困，停服中藥，予單味參鹿膏150克，半月量。至9月22日，血色素12克，白細胞19500，余不勝欣慰，囑病家加意調護，慎飲食，避風寒，以防不測。不料於9月29日中午，其母高熱昏迷，買一大西瓜，病孩乘其父外出配藥，偷吃多半個（約5公斤），當夜腹痛作瀉，次日又水瀉盡日，滑脫不禁，脫肛不食，大汗心悸，喘不能步。急去診視，則六脈散亂如絲，面如死灰，四肢厥冷。急用大劑參附龍牡山萸肉，投劑不應。蓋胃氣敗亡，百藥難施，余已無能為力，終至不救。小兒不守禁忌，只圖果腹，不幸夭亡，令人不勝慨歎。

按：小兒白血病類似「小兒急癆」，又因其主症為高熱，大出血，亦可歸屬血證範疇。初期邪毒熾盛，充斥表裏三焦，入營動血，可借鑒溫病治法，以犀角地黃湯合清

瘟敗毒飲重用生石膏250～500克，無犀角時可以丹皮、紫草、蚤休代之，一晝夜連服3大劑，即可阻斷病勢。

此期人體正氣尚強，用攻不可猶豫，殺得一分邪毒，即保得一分元氣，攻癌即所以扶正。若稟賦素虛，邪從寒化、虛化，甚則初病即見正氣先潰，氣隨血脫，奄奄待斃，或高熱出血之後，復加化療摧殘，氣血耗傷殆盡。當此生死存亡繫於一髮關頭，則當急急固脫為先。

一切攻癌解毒、苦寒敗胃之品，毫末不可沾唇。扶得一分正氣，便退卻一分邪氣，保得一分胃氣，便有一線生機。本例的治療，即遵循了此條原則。故當辨病與辨證發生矛盾時，要毫不猶豫地捨病從證。若對號入座，套用專病專方之類，則是速其死也。

中西醫結合，中醫沒得現成飯可吃。丟棄了「以人為本，辨證論治」的法寶，何來中醫的特色與優勢？試觀本案病兒的搶救過程，歷時4個月，服藥40劑，未用一味抗癌藥，終於降服白細胞，使血色素恢復正常。可見「以人為本」的思想，固護脾腎元氣的治則，在癌症治療中具有特殊地位。

筆者受條件局限，未能進行系統觀察研究，一得之見，偶然性、片面性在所難免。

溫氏奔豚湯治驗錄

按：已故山西中醫學校傷寒、內科教研組溫碧泉先生，是我上世紀60年代中醫函授老師，也是我走上中醫之路的第一位啟蒙導師。

溫老是山西介休人，生平不詳。我與溫老僅三面之緣，聆聽傷寒陽明、少陰篇講解2次，奔豚湯學術講座1次。

溫老一生專攻仲景之學，對《傷寒》、《金匱》造詣很深，見解獨到，能發前人所未發。擅長以經方治療多種疑難痼疾。奔豚湯一方，便是他一生學術經驗的心血結晶。

溫老慈祥和藹，平易近人，不修邊幅，講授高深的中醫學理，深入淺出，幽默風趣，諄諄善誘，啟迪學生悟性。每一節課，他都能講透一個專題的方方面面，把他一生寶貴的學術觀點和經驗傾囊相授。他鼓勵學生立大志，下苦功，多實踐，勤反思，有所領悟，有所創新，勇攀醫學高峰，振興中醫，為國爭光。

溫老一生，嘔心瀝血，默默埋頭於臨床教學，桃李滿天下。為人民治病不怕山高路遠，不避風雨寒暑，無欲無求，不務虛名，令我感佩。他繼承仲景心法，創立新方，濟世活人，造福人類，功不可沒。

嗚呼！哲人已逝，我學習溫老愧無所成，謹以此文紀

念溫老對我的教誨之德。

　　本方由附子、肉桂、紅參、沉香、砂仁、山藥、茯苓、澤瀉、牛膝、炙甘草組成，是山西省中醫學校溫碧泉老師遺方，與《金匱》奔豚湯名同方異。本方由人參四逆湯去乾薑，桂附理中湯去白朮，桂附八味丸去熟地、丹皮、萸肉，加沉香、砂仁、牛膝而成，是一首純陽益火，救困扶危妙方。溫熱靈動，徹上徹下，通行十二經表裏內外。功能溫養先天命門真火，救元陽之衰亡，固元氣之厥脫。補火生土，化濕醒脾，補土制水，而消水腫。納氣平喘，安養衝脈；引火歸原，制伏奔豚。消五臟寒積，逐六腑冷凝，除骨脈寒痺，破沉寒痼冷，散寒行氣治諸痛。於大隊辛熱燥藥之中，重用一味山藥之性潤，健脾、和胃、益肺，補腎、強精、益陰之品為佐，滋陰配陽，共奏益火之原、以消陰翳之效。

　　原方無劑量，筆者經驗：君藥附子，輕症溫養 10 克，大病陽衰 15～30 克，危重急症，斬關奪門，破陰救陽100～200 克；山藥 30 克；紅參平劑 10 克，急救暴脫 30克，加山萸肉 90～120 克；炙甘草平劑為附子的兩倍，當附子破格重用時，保持 60 克；肉桂平劑 10 克，火不歸原用小量（3 克去粗皮研粉，小米蒸爛為丸，藥前先吞）；沉香、砂仁用小量 3～5 克。餘藥隨證酌定。煎服法：小劑，加冷水 1500 毫升，文火煮取 600 毫升，3 次分服。大劑，加冷水 2500 毫升，文火煮取 750 毫升，日 3 夜 1 服。上有假熱，熱藥冷服，偷渡上焦。

　　原方主治：肝、脾、腎三陰寒證；奔豚氣；寒霍亂，

脘腹絞痛；氣上衝逆，上吐下瀉，四肢厥逆，甚則痛厥；寒疝；水腫鼓脹等症。

本方運用要點，以「厥氣上攻」為主症，即方名「奔豚」之取意。「奔豚」為一種發作性疾病，屬衝脈病變。衝為血海，其脈起於小腹，循腹上行，會於咽喉。隸屬肝腎，又隸屬陽明。當腎陽虛衰，肝寒凝滯，寒飲內停，衝脈即不安於位，挾飲邪上逆奔衝，便成本證。

當發作時，患者自覺一股冷氣從少腹直衝胸咽，使其喘呼悶塞，危困欲死而痛苦萬分。其證時發時止，發則欲死，止則衝氣漸平，平復如常，與《金匱》描述一致。方中肉桂、沉香直入肝腎，破沉寒痼冷，溫中降逆，為治奔豚之專藥，故投治輒效。

余運用本方34年，臨證加減變通，擴大應用範圍，用治一切沉寒痼冷頑症、臨床罕見奇症，皆能應手取效。尤對危急重症，有起死回生之功。茲選錄驗案數則如下：

一、風心病垂危

靈石仁義村郝永昌，50歲。1978年6月，其奶母之女李某邀診。患風心病12年，近2年出現全身腫脹，腹大如鼓，臍凸胸平，下肢爛腫如泥。山醫一院診為「風心病心衰，心功Ⅲ級，心房纖顫」。心悸氣喘，畏寒特甚，盛夏猶穿棉襖，已臥床3月餘。端坐呼吸，面色青慘，唇指青紫。口鼻氣冷，冷汗淋漓，四肢厥冷。六脈似有似無，或如雀啄，至數模糊。唯下三部之太谿脈尚微弱可辨。舌紫胖水滑，齒痕多。腹診臍下築動應衣，時覺有冷氣從關元

穴處由腹正中線向上攻衝奔迫，衝至咽喉，人即昏厥。家屬已備棺木、壽衣。

神識昏蒙，似睡非睡。少陰亡陽諸症悉見，唯太谿根脈尚微弱可辨，是為一線生機。勉擬一方，破陰救陽固脫，得效請服10劑。

附子100克，生山藥60克，油桂3克（沖），沉香3克（磨汁對入），砂仁5克，雲苓、澤瀉各30克，紅參20克（另對汁），紫石英、生龍牡、腎四味各30克，山萸肉90克，炙甘草60克，懷牛膝10克，鮮生薑10片，大棗10枚，核桃4枚（打）。

加冷水2500毫升，文火煮取750毫升，日三夜一服。

患者服藥3劑後，奔豚氣未發。10餘年之心悸亦止，請西醫聽診，纖顫消失。服至7劑時小便增多，日夜可達2千毫升。食納增，喘定，可平臥。全身落屑如脫一層殼，可到戶外散步。服完10劑，水腫全消，精神健旺，秋收大忙時節，給生產隊照場。

二、肺心病奇症

縣農機公司離休幹部趙翰卿，64歲。1985年1月18日初診：患者從1972年患慢支，1977年發展為阻塞性肺氣腫，1982年冬，進一步惡化，內科診為肺心病代償期，已達3年。

刻診，冬至節當日因感冒突然發病。其症，每日寅時先覺臍下築築躍動，隨即有冷氣頻頻從關元穴處上攻至劍突部，即全身抖動，心悸，恐懼，自汗，暴喘。約1小時

許漸止。每日如此，反覆發作已20多天。患者面色灰暗，如有薄薄一層霧氣籠罩，殊為罕見，恐非吉兆。唇指青紫，頸脈動甚，咳喘頻頻，痰如拽鋸，痰稀而味鹹。腰困如折，畏寒，入冬以來足不出戶。食納尚可，便乾結，三五日一行，小便餘瀝不盡。四末冷，雙膝尤冷。舌胖潤紫暗，脈弦遲，60次／分，腹診，臍下躍動逼指，其勢直達下脘。

脈證合參，本病內科診為肺心病急性感染，血象：白細胞19500，中性90，似屬外感無疑。然細揣證情，絕非外感小恙可比。考咳喘一症，初病在肺，久必及腎。患者年高，腎氣本衰。加之久病耗傷，重傷腎氣。腎在變動為「栗」，今病而顫抖，正是「栗」義。

腎為先天之本，諸氣之根，元陰元陽之所居，又為封藏之本。今腎之陰陽兩虛，其封藏、納氣、固守之能大衰。又適逢冬至一陽來復，擾動腎宮，致元氣不能下守，時時上奔欲脫。自汗者，非衛氣之虛，乃腎不主閉藏也；暴喘者，非痰實氣壅，乃腎不納氣也；寅時發病者，寅時屬肺，乃十二經循行之始，經氣之行，全賴腎氣之充，今腎氣衰，經氣起步難。

待卯時日出，陽氣旺而病暫止，亦陰陽盛衰之變；心中恐懼者，腎在志為恐也；臍築、厥氣上攻者，腎元失固，且挾衝脈之上奔也；稀痰上湧而味鹹者，腎液上乘也；腰困如折者，腎將憊也；且腎主二陰，陰虧失濡則大便難，陽衰失統則小便多；至若四末冷，亦火之衰，陽氣難達四末也。

種種見證，無一不屬於腎虛欲脫。若誤用清肺、宣

肺，必有暴脫之變。救治之法，全在一個「固」字。擬溫氏奔豚湯：小劑，熟地90克，腎四味、山萸肉、煅紫石英、生龍牡、活磁石，陰陽並補，引火歸原，納氣歸腎。於發作前1小時服。

1月25日二診：前法幸中，服藥3劑，諸症悉除，脈沉弦，72次／分，危象已退，熟地減至30克，續服3劑。

1月29日三診：患者喜不自勝，云：3年來唯今冬幸未住院。予培元固本散（人參、蟲草、胎盤、蛤蚧、茸片、三七、琥珀）治本。

三、縮陽症

靈石煤礦井下工人靳志雄，21歲。1984年11月1日22時許，忽覺腳背麻如電擊，有一股冷氣從雙小腿內側中線直衝至陰莖根部，隨即全身寒戰，嘎齒有聲。頭汗喘促，陰莖陣陣收縮入腹，恐懼異常，於2日晨急診入院。內科用鎮靜劑不能控制，邀余會診。四診未畢，突然發作。倉促之間，急令患者臥床解衣，即以筆者手中之紙煙頭，對準關元穴著膚火灼，約2秒鐘，立解其危。

見證為陰寒直中厥陰，肝主筋，其脈過陰器，寒主收引，故陰莖收縮入腹。以溫氏奔豚湯用附子30克，加吳茱萸（開水沖洗7次）15克，山萸肉、生龍牡各30克，鮮生薑10大片，大棗20枚，逐在裏之陰寒，溫肝腎而固元氣，3劑後病癒出院。

按：吳茱萸辛、苦、溫，燥烈有小毒，入肝、胃經。治巔頂頭痛，肝寒疝痛、痛經，眩暈，胃寒嘔吐吞酸，噎

嗝反胃，外敷湧泉引火歸原治口瘡，敷臍治小兒泄瀉，其功不可盡述。唯各家皆用1.5克～6克，藥難勝病，故其效不著。《傷寒論》吳茱萸湯用量一升，漢製一升，約合今制50克，方下注一「洗」字，是仲景用法奧妙所在。即以沸水沖洗7遍而後入煎，可免入口辛辣及服後「瞑眩」之弊。

余凡遇小兒、老人、羸弱病人則先煎沸2～3分鐘，換水重煎，則更穩妥。其用量10克以下無效，15克顯效，30克攻無不克。方中鮮生薑、大棗按《傷寒論》比例定量。傷寒方用藥精純，雖薑、棗亦寓有深意，並非點綴。

四、縮陰症合併雞爪風

男子縮陽症，臨床並不少見。女子縮陰症，卻臨床罕見。1978年夏，余在縣陶瓷廠任職時，遇到1例。

患者段桂蓮，37歲，11時突然抽搐昏迷。趕至其家時，見患者被家人攬腰緊抱，大汗淋漓，神情恐怖，面色青灰。西醫按癲病給鎮靜藥無效。病因為生氣之後，突然覺兩乳頭強烈內縮，陰道陣陣抽搐不止，旋即昏厥不省人事。醒後只覺頭暈，不時嘔涎沫，天旋地轉，如乘船坐車心動神搖，蕩漾不止，睜眼則視一為二。手指攣縮如雞爪，腿肚轉筋不止。四肢厥冷，口鼻氣冷，唇舌青紫，脈象遲細，60次／分。四診未畢，突然再次發病。

乃急灸雙乳根穴，小艾柱（麥粒大）著膚灸關元穴，強針人中、內關（雙）而解。

追詢病史，知患者在7年前產後，有雞爪風發作史，

經補鈣不能控制。素體瘦弱，畏寒，雖盛夏亦喜厚衣，瓜果生冷從不沾唇，臟氣虛寒可知。寒主收引，故見厥、少二經中寒見證。以其肝腎陰寒之氣上逆，故見嘔涎沫而巔眩；寒飲凌心，故悸動不寧；暴怒而厥氣上攻，故昏不知人；腎主二陰，肝之經脈絡陰器，過乳頭，故攣縮；精氣散亂，故視一為二。擬溫氏奔豚湯中劑，加山萸肉補肝腎而固脫，紫石英、生龍牡、活磁石安鎮沖逆，固護元氣，二蟲止痙，吳茱萸散肝寒，囑服3劑。

藥進1劑，手腳回溫，抽搐止，3劑後諸症均癒。以黃耆桂枝五物湯加木瓜15克，黑木耳30克，雞蛋殼粉3克（沖），益氣養血，柔肝緩急，連進6劑，其雞爪風症亦得根治。

五、伏寒奇症

高步升，42歲，家住靈石中醫院北院。1985年7月12日10時，其太太景老師急來邀診。至家，見酷暑盛夏之際，10平方居室，門窗緊閉。患者身圍棉被，頭頂熱水袋，面色蒼白，大汗淋漓，手冷過肘，足冷過膝，移時呃逆一聲，神情恐慌，口不能言。脈沉遲微細，58次／分，舌淡胖水滑。

詢之，景老師言，病已6年。1979年底，從天津病歸，已轉勞保。服藥數百劑，不效。今日外出理髮，店內高懸電扇，覺冷風從百會、大椎、風池、風府侵入，立即寒戰嘎齒，不能支持。理得一半，急急返家，十分狼狽。覺上入之冷氣下壓，臍中有強烈之冷氣上攻，二氣在兩乳

之間交戰。喘急恐懼，幾近昏厥。

病情危急，如此大汗不止，頃刻必有亡陽之變。急疏溫氏奔豚湯大劑，溫腎回陽，鎮斂沖氣，加山萸肉90克斂汗固脫。急煎頻灌，夜12時煎連進2劑。11時趁熱服藥1次，10分鐘後汗斂，覺寒氣下潛至下脘穴處，上攻之勢已弱。11時半再服1次，寒氣下行過臍，腹中鳴響，轉矢氣1次，呃逆止，已能講話。

患者頻呼家人速速換熱水袋之水，須保持滾燙，始覺熱氣沿百會穴透入體內，頭皮已燙成紫色而不覺痛。如此怪病，確屬罕見。時已正午，陽氣已旺，患者思睡。囑家人將頭頂之熱水袋綁好後入睡。診脈遲弱，66次／分。肢厥已退至手腕、足踝處。

7月13日二診：今日患者神識清朗，厥回喘定，已能回答詢問。訴昨夜12點至1點之間，臍下冷氣有上攻之勢，但未攻上來，一夜提心吊膽。仍怕風，喉間有水雞聲，舌如前，脈沉弱，77次／分。原方加生半夏30克，細辛、五味子各10克，鮮生薑10片，棗10枚，日服1劑，3劑。

7月20日三診：穩步好轉，痰已消，腰困重。脈80次／分。改方，溫氏奔豚湯大劑，加腎四味60克，3劑。

7月23日四診：今日患者已能下床遊走一陣，仍畏風冷，緊抱頭頂熱水袋不放。食納、精神見好。詳述病之起因，始知患者1979年在天津工藝廠時，車間整年不見陽光，陰冷殊甚。日久體質漸衰，不耐風寒，時時感冒。開始服點西藥尚能抵擋一陣，後來不效改服中藥，每服必全身出汗，汗後可好三五日。未及痊癒，又重複感冒，又服

汗劑，暫告緩解。之後，身軟神疲食少畏寒益甚，終至病倒，獲准常假，休息治療。

自覺每感冒一次，即有一點寒氣積於體內。發一次汗可去一點，留一點。先是背部畏風畏冷，雖在盛夏不脫棉坎肩。漸覺胸部亦有冷氣流竄，吸入之氣亦冷不可擋。至年底病重返家，7個月感冒40多次。如此反覆感冒，寒邪一層壓一層，深伏不出。冰冷之氣，由胸及胃漸入於臍下。此氣一遇陰雨天，或半夜子時之際，必有突突上攻之勢，氣若攻至胸際，人即不能言語，氣喘不能接續。心中無端恐怖，常覺背後有人影，天晚即足不出戶。腰困特重，坐不是，站不是，躺臥亦不能減。

據上症情，確屬久病正虛，過用疏解，多汗傷陽，衛外失固，寒邪由皮毛、經絡漸漸深入於臟，已成沉寒痼冷頑症。溫氏奔豚湯既已得效，則知與本證病機相合。擬續投本湯，加腎四味鼓舞腎氣，紫石英溫腎鎮沖，生山藥滋陰配陽，以此開冰解凍之劑，消磨推蕩冰結之寒積，以黑芥穗之深入血分引藥達於病所，引伏寒漸漸外透。

附子30克，生山藥60克，油桂1.5克（沖），沉香1.5克（磨汁對入），砂仁3克，煅紫石英30克，紅參（另燉），腎四味、澤瀉、懷牛膝、炙甘草各10克，黑芥穗3克。

9月23日五診：上藥於兩月內守方連服43劑，計前後五診，大伏天用附子1750克，不熱不渴，每服必腹內鳴響，頻頻矢氣，寒邪漸漸下泄。又覺臍中有熱氣轉動，肩背部出汗時有涼氣外冒，腰困大減，食納大增。其長達6年之久之肩背沉困如壓一磨盤之狀始解，畏寒始罷。但外

出仍要戴雙層口罩、棉帽，繫圍巾，穿棉大衣。病入虛損之途，非旦夕可以圖功。

囑慎起居，絕房幃，忌生冷，善調攝。每夏服培元固本散一料，溫養五臟，以待正氣來復。積4年，至1988年，奔豚痼疾得以根治。形體漸漸豐滿，3年未曾感冒。當年7月某晚子時，忽覺胸背部——即10年前風寒襲入之處，癢極難忍，隨即每隔三五秒鐘湧出一股冷水，透骨冰涼，手腳大動，敲擊床板砰砰有聲而不能自主，口中大呼痛快，持續半小時漸止。

如此連續三晚，背心、衣褲、床褥盡濕。從此，始覺全身暖融融如沐春風，扔掉了戴了整4年的破棉帽，體質與病前判若兩人。積10年之久，陽氣始復，伏寒始透，何其艱難曲折！陰證戰汗，古今少有。

從本病例的經歷看，正邪交爭的焦點，全看陽氣的消長進退，陽虛則病，陽衰則危，陽復則生，陽去則死。陽氣易傷難復，故陽常不足。暴病多亡陽，久病多傷陽。傷寒三陰多死證，死於亡陽。老人涕淚自流，小便失禁，乃真陽衰，不能統束諸陰。老人無疾而終，形在神去，便是一具死的軀殼。一部傷寒論113方，使用附子、桂枝、乾薑者即達90方，可見醫聖對陽的重視，曰溫陽，曰養陽，曰助陽，曰救陽，對生命之本的陽氣，是何等的曲意呵護，關懷備至！滋陰學派在中醫史上建有豐功偉績，但丹谿翁為救時弊，矯枉過正，混淆五臟之火與六淫外邪之火的區別，竟把肝腎虛火，視為「元氣之賊」，而加苦寒攻伐。所創「陽常有餘」說，更違《內經》本義。以丹谿法治虛勞，百難救一，遺害尤烈。

六、腸痙攣

　　勞動局幹部吳淑貞，女，47歲。1983年9月，突然少腹絞痛，陣陣發作，脈細似伏。曾按氣滯腑實以小承氣湯攻之，痛益甚。滿床翻滾，頭汗如豆。其證，臍下築動震衣，痛作時覺有塊狀物攻沖直奔中脘，按之痛不可忍。關元、神闕穴處冷硬如冰，膝冷，舌有黃苔，口苦煩渴，飲水則吐涎沫，小便清長，西醫診為腸痙攣。其症已纏綿5年之久，時發時止，不能根治。

　　據其主證，斷為上有假熱，下見真寒。寒邪直中厥陰，寒瘀互結，諸寒收引作痛。誤用寒下，引動沖氣上奔。先予雙尺澤穴各抽取黑血2毫升，針補足三里，大艾柱灸神闕，痛緩。予本湯小劑加當歸30克，煅紫石英30克，吳茱萸15克（洗），溫腎鎮沖，破寒積而解痙攣。一劑後脈出，痛止，黃苔化淨，又服5劑攻沖亦平，痙癒。追訪15年未發。

　　按：本證之關鍵，在捨舌從證。古有「舌不欺人，黃苔主火」之定論，其脈伏又類熱深厥深，況又有「獨處藏奸」之說，十分寒證之中，獨見一處熱證，則此「獨見」之異，可能反映疾病本質。但若果係實熱，則小承氣當有小效，何以病反加重？熱證大渴引飲，此證則飲水而吐涎沫；口苦煩渴，卻非極燙之水不喝。臍冷、膝冷，又是下焦真寒的據。此等疑似處，最易致誤。

　　舌苔之生，由胃氣蒸化，釜底火弱，蒸化無權，舌苔亦不能反映真相。似觀本病之黃苔，予本方1劑，隨著痛

止脈出，氣化周行，其苔即已盡化。

又，五苓散證本有小便不利，此證小便自利，似不屬五苓。然有「水入則吐」、「得水反吐涎沫」，又是肝寒飲逆的吳茱萸湯證的據。其小便多，正是陽虛氣化不行，水不化津，直趨膀胱而出，病機仍是火弱。寒積膀胱，亦令氣化不行，非獨熱也。

七、陽虛型高血壓、肥胖病

石膏礦女工胡金玉，46歲，1979年10月31日，突然昏厥邀診，至則已醒，心有餘悸，甚為恐懼。詢之，患腎性高血壓已5年。低壓常在110～120毫米汞柱之間，曾服鎮肝熄風湯、羚羊鉤藤湯近百劑，不僅無效，反增食少便溏。近3年異常發胖，頭暈畏寒，嘔逆腹脹，足膝冰冷。近1月服羚羊粉後，常覺有一股冷氣從臍下上衝，衝至咽喉部，人即昏厥。約三五日發作1次。

其眩暈如騰雲駕霧，足下如踏棉絮，越胖越覺無力。腰困如折，小便餘瀝，咳則遺尿，時時有鹹味之痰涎上壅。常起口瘡，頭面又覺轟轟發熱，每日中午面赤如醉。舌淡胖，苔白膩，脈洪不任按，久按反覺微細如絲。脈證合參，乃清陽不升，濁陰不降。下寒是真，上熱是假。命火衰微，不主溫煦，故怯寒肢冷；火不生土，中陽失運，故見食少便溏。諸陰失陽之統攝，故上則飲逆頭眩，挾衝氣上衝，下則尿多不禁。

異常肥胖亦陰盛陽衰，與寒濕停聚同理。復加誤用寒劑，更損元陽，陰盛於下，逼浮陽上越，故見上熱假象。

予溫氏奔豚湯，附子30克，加吳茱萸15克，腎四味60克，生龍骨、生牡蠣、活磁石、紫石英（煅）、山萸肉各30克，益火之原，以消陰翳。上藥加冷水1500毫升，文火煮取600毫升，日3服，3劑。

11月3日二診：患者在無人陪侍下坐班車來門診，訴：服藥3劑，每天小便很多，全身舒適，頭不暈，腳底再不飄浮欲倒，腹中覺暖，再無冷氣上攻，心中也不覺怕了。每天服藥後，腹中陣陣響動，矢氣極多，惹得孩子們哄堂大笑，幾年肚脹，一下子鬆寬許多。藥已中病，囑守方再服10劑。

11月25日，其夫特來門診告知，諸症均癒。血壓保持在80～90毫米汞柱，已正常上班。最奇的是服藥後尿特別多，10多天工夫，把一身膘都尿掉了，腰圍瘦了3.3公分多。據多數病人反映，服本方後，隨著尿量增加，各主要症狀逐步消失。余思其理，確是腎陽一旺，氣化周行，清陽上升，濁陰下降，如日照當空，堅冰自然消融。則本方對肥胖病的治療，另闢蹊徑，經試多例，皆有不同程度的收效。如精選藥物，改良劑型，或可治療多種肥胖病，可惜無條件進行專題實驗研究。

八、奇經頻發痼疾

1.二小學教師趙麗君，31歲時曾患痛經。經行必有冷氣從臍下直攻中脘，少腹與當脘同時絞痛，嘔涎沫不止，經淨自癒，月月如此，已達1年之久。

曾服艾附暖宮、少腹逐瘀、女金丹、定坤丹皆無效，

當時從肝寒立法，用仲景當歸四逆加吳茱萸生薑湯，原方折半量，從經前1日服至經淨，一方連服7劑，痼疾得癒。12年後，患者已43歲，已臨近停經之年，宿疾又作，自服12年前舊方3劑不效，乃來門診求治。

按脈沉弦搏指，舌淡紅無苔，大便乾。其症，經臨之時，少腹曲骨穴左側有冷氣，上則攻於中脘，下則放散到腿部血海穴。冷氣一動，呃逆頻作。泛酸嘔涎，頭眩，足膝冰冷，寒戰如瘧，隨即大汗昏厥，移時自醒。症情與12年前大異。前者肝經本經自病，今則八脈皆虛，任督空乏，陰損及陽，肝腎陰寒挾衝脈上攻。當溫命火，暖肝而鎮斂衝脈。予溫氏奔豚湯，附子用30克，加當歸、吳茱萸、生龍牡、煅紫石英。經期連服3劑，諸症均癒。且光紅舌上竟生薄白苔，大便亦潤，汗止，寐安，納增，直至絕經，再未發作。陰陽氣化之理，確是奧妙無窮。

何以純陽之劑，竟能生苔、潤便？蓋苔由胃氣蒸化，命門又為釜底之火。此火一旺，則陽生陰長，而生化無窮。精、血、津液皆陰精，陰生於陽而統於陽，必得先天元陽振奮，陰液始能蒸化、敷布。中醫醫理不經臨床反覆驗證，不能領悟。

2.本院職工家屬李秋香，32歲。1982年冬行結紮手術後，曾患青黴素過敏休克；後又注射糜蛋白酶，再次過敏休克。俟後5個月，即頻頻出現心悸（132次／分）、氣衝、昏厥，百治不效。

其症，雙腿根外側——陽維脈循行部位、臍下，各有一股寒氣同時上攻，前面的可達胸際，後面的沿督脈直攻

大椎穴。立即天旋地轉，昏厥，移時自醒，一日數發，心中恐懼，惶惶不可終日。脈沉細數（此數脈實是急脈，一呼一吸7至以上，每分鐘130餘次，虛寒至極，不可再視為熱），尺虛。雙膝冷，臍周自覺冷如冰塊。

證屬衝任損傷，陰損及陽，八脈失養，衝脈不安其位，例同腎寒奔豚。予本方加當歸、煅紫石英、活磁石、生龍牡、溫腎命之火，固攝下焦元氣，安養衝脈為治。服藥6劑，痊癒。

3.農業局幹部趙玉梅，45歲。1983年11月16日晚8時，忽覺舌根部如電擊樣麻辣，抽搐，口不能言，繼而雙腿從踝部以上，震顫抖動不止，寒戰嘎齒，不能自制，10餘分鐘後漸止。

此後，每晚8時，準時發病。心蕩神搖，恐懼殊甚。脈急而細，120次／分。舌紅、口渴喜熱飲。我院內科診為癇病，用藥3日不能控制，請中醫協治。

詢知患者5年前暴崩幾死，久病耗傷，損及於腎，腎陽虛不主溫煦，寒由內生。腎之經脈絡舌本，寒主收引，故舌根麻而抽搐；腎在變動為「栗」，在志為恐，故震顫抖動，無故恐懼；腎精不充，血海空虛，八脈失養，故有此變。

予本方加耆歸阿膠益氣養血，龜鹿膠填充八脈，生龍牡活磁石攝納上下而定志。重用附子50克、油桂10克壯命門之火。煎取濃汁300毫升，於每晚7時病發前1小時頓服。藥進1劑，發作停止，3劑後痊癒，予培元固本散1料治本。

九、美尼爾氏綜合徵

1.汾西兩渡礦工人家屬趙淑貞，38歲。素瘦，近3年發胖，體重增加10公斤。1979年10月28日凌晨5時，突然頭眩而嘔涎沫，眼睛不敢轉動，左右上下不能看，頭不敢轉側，稍一動時覺周圍房舍飛速旋轉，身若墜於深淵之下，吐出痰涎後稍好。汾局醫院診為美尼爾氏綜合徵。

3日後同一時間，患者忽覺臍下關元穴有一股冷氣直衝入腦，隨即舌下湧白沫不止而昏厥。據其婆母追述，患者發病時如羊羔風，四肢冰冷。曾服滌痰湯、旋覆花代赭石湯無效。按脈沉滑，形寒肢冷，面色灰滯，舌淡胖有齒痕。

證屬腎陽虛衰，火不生土，脾不運濕，痰飲挾衝氣上攻。予本方，附子30克，加生龍牡、活磁石、煅紫石英、吳茱萸，溫腎逐寒而鎮沖逆，3劑後痊癒。

2.城關煤焦廠李國，45歲。1983年6月23日初診。病2年又4個月，羸瘦不堪，面色灰滯。其症，先覺胸中空豁，隨即有冷氣從臍下上沖，繼而天旋地轉，耳鳴如潮聲，眼前黑星迸射，嘔逆泛酸不止。常常昏倒，腰困如折，背部如冷水澆灌，雙膝冰冷，納少便溏，脈牢堅搏，如雀啄狀，舌紅苔白膩。月初曾驅出3米長絛蟲1條，驅蟲後病發更頻。

據上脈證，久病見但牢無胃，且見雀啄脈，恐有突變，勉擬本方重用附子30克，山萸肉120克，溫養肝腎，

生龍牡、活磁石、煅紫石英、吳茱萸固護元氣，潛鎮衝逆，3劑。

6月27日，患者又來門診，面有喜色，知藥後奔豚氣未再萌發，脈亦大見和緩，已無雀啄之象。舌上津潤，膩苔已化。訴藥後尿多，立覺頭暖神清，胸中充實，雙腿有力。後服附桂八味丸1個月，得以康復。

按：美尼爾氏綜合徵，病理為耳迷路積水。本方功能溫陽化飲，觀藥後小便利可證。痰飲為病，隨氣升降，無處不到。迷路積水既是病理產物，則濁陰僭居清陽之位，亦痰飲之類，故治之癒。

余治此症約百例以上，少則3劑，多則5劑必癒。還曾治老婦右目暴盲，查見視神經乳頭水腫，以本方小劑5劑，藥後小便特多，3日後視力恢復。目疾多火，然陽虛者亦不少見。

另，古人所論死證、死脈，未必盡然。大約脈見堅牢，多為純陰無陽，陰霾用事之象。得陽藥則釜底有火，在上之陰凝自化，人身陰陽氣化之理，變幻莫測，但有一線生機，便當救治。

十、朝食暮吐

田瑞蓮，女，27歲。水頭隊辦食堂炊事員。恣食葷腥，損傷中陽，致嘔吐酸苦涎沫3個多月，身瘦形奪，幾難步履。服保和湯不效，以調胃承氣下之，更增朝食暮吐，黎明作瀉，腹脹夜甚。又以丁蔻理中溫之，亦乏效。近1個月來證變臍下冷氣攻衝作痛。

診脈弦滑，苔白膩，有齒痕。明是脾病延久損及於腎，較脾胃之傷，病深一層。理中輩乃中州專劑，故投治無效。腎主命門，為釜底之火，此火一衰，不能上燠脾土，則中焦運化無權，寒則衝脈不能下守，故時時衝逆。胃主受納，寒則氣不下行，復挾衝氣上乾，故吐，正是本湯適應症。附子30克，油桂10克，加吳茱萸15克，灶土湯煎藥。服3劑，諸症已退七八，又服3劑，痊癒。

十一、噎膈重症

東灘農民楊二隻，男，71歲。1983年6月27日病危邀診：詢知患胃潰瘍13年，1981年加重，朝食暮吐，嘔涎沫。住晉中二院，見食道下端及幽門貝劑通過受阻，建議剖腹探查未果。去省三院用胃鏡檢查，因賁門強烈痙攣而告失敗。

現症，日可進食100～150克，食入即吐，或一二小時後吐出，時嘔涎沫，頻頻打嗝。大便乾結如羊糞球。當脘絞痛或繞臍作痛，日無寧時，呻吟不絕。眼眶塌陷，一身大肉盡脫。臍下築築躍動，甚則有寒氣從關元穴處上攻胸際而暈厥，日發作1～2次，多在午後或夜半。面色黧黑，舌淡胖多齒痕，脈遲細微。畏寒甚，雖在夏季，不離棉衣。考患者年逾古稀，積勞成損，已成噎膈重症。

朝食暮吐，責之無火；當臍號稱神闕，為人身元氣所聚，今躍動震衣，為元氣欲脫；衝氣上攻，皆先天腎氣不固之象。但既病經半年，百治罔效，卻又病不致死，脈雖遲細，未致散亂，可見生機未絕。遂擬本湯加味，溫腎

陽，助元氣，鎮衝逆，降胃氣為治。

赭石末、生半夏、鮮生薑、肉蓯蓉、黑芝麻、煅紫石英粉、生山藥各30克，吳茱萸30克，另煎三沸，去水入藥紅參（另燉），附子、油桂各10克，沉香（磨汁對入）砂仁（後下）各5克，茯苓20克，川牛膝、澤瀉、炙甘草各10克，大棗25枚。

水煎濃汁，對入參汁，薑汁1盅，小量多次緩緩呷服，待吐止，1劑分3次服，2劑。

7月2日二診：上方服1劑後，當日嘔止，進食不吐。服第2劑後，於次日下午便下乾結如羊糞球之大便20餘粒，落地有聲。今早大便1次，黃軟。其下焦寒積，時時攻衝之勢，亦減十之八九，腹痛亦止，原方去赭石、生半夏，吳茱萸減為10克，10劑。

7月21日三診：諸症均癒。已能掃地，餵豬。日可進食500克許，時時覺餓。囑其在三伏內服鹿茸底座、全胎盤各100克，三七、琥珀、紅參、魚鰾（蛤粉炒成珠）各50克，製粉，日服2次，每次3克，熱黃酒送下，以血肉有情之品溫養之。此後，常於上下班之際，見此老割豬草、擔豬食、拾破爛，健壯逾於往年。

此症死裏逃生，關鍵有三：本人一生不好女色，腎氣未致敗亡，一旦胃氣來復，便入佳境；初診得力於重用生半夏、鮮生薑、赭石粉之重鎮降逆，破嘔吐關，使藥力直達病所。

此症之頑固性食道、幽門痙攣，能否解除，成為生死關鍵。西醫之「痙攣」與中醫之「諸寒收引」同理。吳茱萸為開冰解凍之劑，其性辛熱燥烈，直入陽明、厥陰血

分，能破沉寒痼冷，解除一切痙攣（熱則佐以黃連）。

此藥用至15克以上，當先開水沖洗7次，老人、小兒弱質患者則先另煎三五沸，去水入藥再煎。並加兩倍之鮮生薑，大棗20～30枚，則辛烈減，可保無害。加之，本方溫命火，助元陽，其功益著。更加紫石英之善治奇經，溫腎鎮沖，得以奏功。

本方妙用甚廣，不及備述。運用得當，對一切沉寒痼冷，疑難痼疾，急危重症，確有覆杯而癒、起死回生之效。

培元固本散治諸虛百損

　　培元固本散由人胎盤、鹿茸片、紅參、五靈脂、三七、琥珀組成基礎方。余從上世紀60年代末開始試用，以參茸胎盤治大病後久損不復得效。唯有的病人，用後有滯悶感。蓋虛必夾瘀，虛甚反不受補，蠻補反致氣機滯塞，欲速則不達。遂加三七，補中有通、有化，虛證用之，可以平穩收功。

　　至上世紀70年代中，拜讀岳美中治老年病之人參、三七、琥珀末方論，大受啟迪，遂成上方。經30年反覆實驗，隨病證加味，治一切久損不復之大虛證，先天不足，衰老退化，免疫缺陷，及虛中夾瘀、夾痰、夾積等症，都取得了泛應曲當的療效。

　　方中人胎盤古名紫河車，是古方補天丸、大造丸主藥。本品為「血肉有情之品」，有一般草木藥難以達到的補益功效，是中醫學最早使用的臟器療法之一。

　　本品味甘鹹，略有腥氣，性溫，歸心、肺、脾經。從療效推斷，尤能入腎而大補先天。應烘烤至深黃色，則有香氣，亦易於消化吸收（胎盤附著之臍帶，古名「坎氣」，對腎虛喘咳有殊效，民間試用於晚期宮頸癌各型白血病，療效亦好），功能溫腎補精，益氣養血，用於虛勞羸瘦，骨蒸盜汗，氣短喘嗽，食少，陽痿遺精，不孕少乳等諸虛百損，有再造人體免疫力之功。

近代大量科學實驗證實，本品含有丙種胎盤球蛋白、干擾素、多糖、多種氨基酸、卵巢激素、黃體激素等。有增強人體免疫力，促進生長發育，抗感染，抗過敏，抗癌，升高白細胞，對再生障礙性貧血、白細胞減少症、女性生殖系統發育不良等症，均有較好療效。

鹿茸味甘、鹹，性溫而柔潤，入肝腎經。功能補腎氣，強督脈，生精髓，強筋骨，調衝任，止崩帶，托瘡毒，主治一切虛寒證。適用於精血衰少，陽痿遺精，精冷無子，畏寒肢冷，羸瘦神倦，宮冷不孕，崩漏帶下，小兒發育不良，骨軟行遲；老人衰老退化，耳聾目暗，健忘眩暈，筋骨痿軟，骨質增生，「久服固齒，令人不老」（《東醫寶鑒》）。

現代藥理研究證實，「本品含25種氨基酸，具有促進生長，刺激血細胞、蛋白質和核酸合成，增強機體免疫系統功能，增強非特異抵抗力作用，還有增強性腺功能和生精效用。鹿茸精有明顯強心作用，口服可使血壓上升，心臟搏動有力。對再障貧血、血小板減少、白細胞減少等血液病有治療作用」（王輝武《中醫百家藥論薈萃》）。本品藥源豐富，普通混片即有治療作用，且價廉易得。正頭、茸尖，高效價昂，普通人群難以承受。中段實惠，功效滿意。下段及底座多骨化，但價更廉，多用亦有效。

紅參味甘、微苦，性微溫，入脾肺經。功能大補元氣，補脾益肺，生津止渴，安神益智。久病虛羸不思食，用之有殊功。肺腎兩虛之喘，小量打碎，細嚼慢嚥，立刻生效。吐血崩漏，氣虛暴脫，一味獨參30克，煎濃汁可立挽危亡，故為補虛扶正救脫要藥。

紅參與五靈脂等分末服，益氣化瘀，可治肝脾腫大，消除心絞痛，並能促進胃潰瘍癒合。糖尿病之三多重症，白虎加人參湯極效。虛熱甚者，用西洋參。久病氣血耗傷過甚，虛化者，仍用紅參。

現代藥理研究證實：「本品為抗衰延壽佳品。具有適應原樣作用，能顯著增強機體對多種物理的、化學的、生物學的以及精神性傷害性刺激的抵抗力，能抗休克，抗衰老，抗嚴寒酷暑、缺氧、放射性物質、四氯化碳等有害刺激對人體的影響。還具有抗疲勞、抗癌、抗炎，調節神經系統功能，調節心血管、物質代謝、內分泌系統，促性腺功能，興奮造血系統，提高人體免疫力，保護肝臟等功能。還具有祛痰，強心，抗過敏，抗利尿，降低血糖，改善腸胃消化吸收功能，增進食欲，以及促進蛋白質合成，降低血清膽固醇，提高大腦分析能力等作用。大量的臨床研究證實，以人參為主的製劑，治療多種惡性腫瘤、急性呼吸功能不全、重型肝炎及激素所致不良反應、哮喘，危重症的急救、性功能障礙、高血壓、動脈硬化症、神經衰弱、糖尿病、肝炎、貧血、胃潰瘍等症確有良效」（同上，王氏藥論）。

三七，味甘、微苦，性溫，入肝胃經。功能止血化瘀，通絡定痛。治吐衄，便血，崩漏，胸腹刺痛，跌撲腫痛。外傷出血，製粉塗之立止。血證用之，止血而不留瘀，推陳致新，妙用無窮。

「以單味三七治重症肝炎、高血脂症、冠心病、上消化道出血、顱腦外傷和眼前房出血、前列腺肥大症，複方治多種結石皆獲良效。藥理研究表明，有對增加冠脈流

量、降低心肌耗氧量、促進冠脈梗塞區側支循環的形成、增加心輸出量、抗心律失常等功用，並有抗炎、鎮痛、鎮靜作用，以及抗衰老、抗腫瘤作用」（《中華臨床中藥學》）。

琥珀，主要作用有三：鎮驚安神，可止小兒高熱驚癇，失眠心悸，心律失常；利水通淋，治砂石淋，血淋，癃閉；活血化瘀，古代用治婦科痛經，經閉，月經不調，產後血瘀腹痛。

本方中與三七、人參、五靈脂合用，對心血瘀阻，胸痹胸痛有奇效。本品尚能明目退翳，內服對老年白內障有確效，其化腐生肌之作用可治胃潰瘍。

上述各點，有歷代醫家千年以上的經驗結晶，有現代大量科學實驗、臨床應用的成果。結合個人30年反覆驗證的體會，組成培元固本散後，更發揮了諸藥的綜合效用。

本方服用方法，採取小量緩補，每服1～1.5克，日2～3次，一週後漸加至每服3克，日2次於飯前服為好。切忌貪圖速效而用大量。最早出現的效驗為增進食慾，促進消化吸收，從而增強整體功能，使各種症狀逐日減輕，符合中醫學「脾胃為後天之本，萬物生化之母；補中土以灌溉四旁，健後天以助先天」之理。從健脾養胃、補氣生血、補肺定喘、養心安神、添精益髓、強筋壯骨，而使先天腎氣旺盛，從而有改善體質、重建人體免疫力、促進生長發育、健腦益智、延緩衰老、卻病延年之效。

本方補中有通，活血化瘀，流通氣血，有推陳致新之功。可修復重要臟器病理損傷，促進腦細胞、肝細胞新陳代謝及再生。

腎為先天之本，久病必損及於腎，則生命根基動搖。萬病不治，求之於腎，本固則枝榮，此即本方「培元固本」之義。

茲將臨證應用要點簡介如下：

1.小兒發育不良，骨軟行遲，齒遲，食少便溏，消瘦潮熱，尻臀無肉，肚大筋青，毛髮枯焦，面色萎黃或蒼白，已成小兒疳症者，先以補中益氣湯加生龍牡、烏梅、山萸肉、焦三仙，服至潮熱退淨，能食易饑時服增損培元固本散1料可癒。方如下：

全胎盤（含臍帶）1具，鹿茸混片、蛋殼粉、雞內金、紅參、三七、炒穀芽、炒麥芽，製粉，每服1克，3次／日，少許紅、白糖水調服。

此法治癒小兒疳積重症200餘例，輕症千餘例。並治癒小兒大腦發育不全1例。患兒女，2歲，以日夜抽搐不停、癡呆、流涎為主症，方如下：

全胎盤、黃毛茸正頭、蛋殼粉、羚羊角尖、全蠍尾、蜈蚣、熊膽、朱砂、麝香、琥珀各5克，此方服1週，抽搐停止，去羚羊角，熊膽，朱砂，麝香，加三七，白人參，服半年，諸症均癒，9歲上學，智力中等偏下，追訪至結婚生育餘無異常。

腦為髓海，補腎即是健腦，本方有添精益髓之功，對各類腦系疾患、老年性退化性腦萎縮導致之癡呆，服藥百日以上，即見明顯改善。

2.肺系諸疾

（1）咳喘痼疾，久治不癒，直至發展為肺心病之各階段。

凡外寒內飲，喉間有痰鳴音，咳喘不止，加味小青龍湯先治其標：麻黃、桂枝、赤芍、炙甘草各10克，生半夏30克，乾薑、五味子、細辛、白芥子（炒研）各10克，炙紫菀、炙冬花各12克，帶殼白果20克（打），鮮生薑10大片，大棗10枚。

咳甚，肺氣不降加炙枇杷葉30克，鵝不食草10克。虛化，由肺及腎，腎不納氣，加紅參10克（打小塊先吞），腎四味（枸杞子、菟絲子酒泡、鹽補骨脂、仙靈脾各10～30克）；熱化，加生石膏30克；太陽、少陰同病，脈沉舌淡白滑，加附子30克。

上方，不論男婦小兒劑量相同，小兒，弱質患者，採取每劑藥小量多次頻投法，得效止後服。

（2）肺心病心衰，腎不納氣，亡陽之端倪已見，速投破格救心湯，予以搶救（詳見本書首篇）。

（3）肺間質纖維化，其標在肺，其本在腎，虛實夾雜，痰瘀互結，當從腎論治（詳見本書第5篇）。

凡胸痛聲瘂，痰聲如拽鋸，咳喘不能步，動則更甚，面色萎黃或青紫，四肢厥冷，脈象沉細遲或數大無倫，甚或1分鐘120次～240次。用下方：

瓜蔞30克，薤白15克，丹參30克，檀香、降香各10克，沉香2克（沖），砂仁10克，生半夏、雲苓、附子、炙枇杷葉各30克，炙甘草60克，淨萸肉120克，鵝不食草10克，高麗參（另燉）、五靈脂各10克，白酒100毫升，鮮生薑30克，薑汁10毫升（對入）。

凡見臍下有冷氣上攻，氣不能續，喘呼悶塞欲死，此為陽衰，衝脈不能下守，腎氣夾衝氣上奔，寒水上凌心

肺，改投溫氏奔豚湯：

附子100克，炙甘草60克，油桂10克，沉香2克，砂仁10克，生山藥、雲苓各30克，澤瀉、懷牛膝各15克，煅紫石英30克，高麗參10～30克，生龍牡、活磁石各30克，呼吸衰竭24小時依賴吸氧者，加麝香0.3克，經旬即可緩解。

凡見腰困如折，小便餘瀝，加腎四味。

凡食少便溏，消瘦乏力，為土不生金，以補中益氣湯重用生黃耆60～120克，高麗參10克，五靈脂10克，「桂枝尖10克，生麥芽10克」（與生黃耆共奏補肝氣以實脾，令木能疏土而使脾氣健旺而肺之生化有源），可使各種臨床症狀基本好轉或消失。以上各症，經上法調理45日左右，接服加味培元固本散，補腎氣以強五臟：

全胎盤2具，坎氣（臍帶）100克，茸片（中上段）、高麗參、五靈脂各50克，三七、血琥珀、冬蟲草、川尖貝、真沉香各30克，人工靈芝孢子粉100克，蛤蚧6對。

上藥共研細粉，第1階段，日服3次，每次1.5克，熱黃酒或溫開水調服，用藥30天食納大增，可使體質增強，不再罹患感冒。第2階段，日服2次，每次3克，用藥70天，可獲臨床治癒。肺間質纖維化患者，可以不喘不咳，不必吸氧，體質增強，提高生存品質。

有條件者本方可長服1年以上，以期逆轉實質病變。遵春夏養陽之理，可於每年夏至節起至末伏終了，服藥2個月左右，連續3年，除肺間質纖維化外，經治其他症300例以上，追訪5年以上，療效鞏固。

大部分患者，不僅治癒了咳喘痼疾，而且白髮變黑，

牙齒不再脫落，已浮動的漸漸穩固，面部皺紋消失，性功能恢復，抗衰老作用明顯。

方中靈芝草，野生者價昂不易得。上世紀70年代後，國內人工培植成功，藥源豐富，療效卓著。現代藥理研究及大量臨床實驗證實，本品強心利尿，對各類心臟疾患導致之心率失常、早搏、房室顫有確效，並能促進氣管黏膜上皮修復（由此想到對逆轉肺間質纖維化，亦是可喜苗頭）。

對一切以咳喘為主之疾患（過敏性、心源性）皆有卓效。靈芝孢子粉，試用於抗癌亦有顯效，並能增加消化吸收功能，保護肝臟，升高白細胞等多種祛病強身功效。

（4）對各型肺結核，以補土生金法（補中益氣湯，生黃耆60克，加生龍牡粉、山萸肉、烏梅，切忌用清熱養陰退蒸諸法，若損傷脾胃之陽，必致便溏食少，肺之化源先絕，為害甚烈）治療半月，潮熱退淨後服下方，可使浸潤型於40日左右鈣化，空洞型60日癒合，體質改變，終身不犯。

基礎方重用胎盤2具，坎氣100克，加龜鹿二膠、冬蟲草各50克，蛤蚧6對，咯血者加白芨、川貝、煅龍牡各50克，上藥製10克蜜丸以增強潤肺功效，日服3次，每次1丸。

3.風濕性心臟病，心肌及瓣膜受損，服下方：

全胎盤2具，三七、紅參、五靈脂、靈芝、孢子粉、琥珀、炮甲珠、鹿茸片各100克，藏紅花、清全蟲各30克，大蜈蚣100條，喘加冬蟲草、蛤蚧、沉香粉，心衰明顯，水腫重者，先服破格救心湯合真武五苓半月，每劑加

生黃耆60克，服法同肺心病，每日另加生黃耆60克，煎濃汁送服散劑。黃耆益氣運血，化腐生肌，可促進心肌細胞新陳代謝及再生。對先天性心臟病、瓣膜缺損亦有效。服藥百日，可使主要自覺症狀消失，恢復勞動工作能力。長服本方，有望根治。

4.各期冠心病服下方：

大三七、紅參、五靈脂、血琥珀、靈芝孢子粉各100克，全胎盤2具，茸片、炮甲珠、血竭、生水蛭、藏紅花、清全蟲各50克，蜈蚣100條。

服法同風心病，服藥半月，可使心絞痛不再發，服藥百日，基本康復。治冠心病百例以上均癒。一例心肌下壁梗死患者，用上藥加粉葛根100克，蛤蚧5對，冬蟲草50克，百日後心電圖復查無異常，3次CT復查病灶了無痕跡，值得深入研究。

5.腦梗塞後遺症服以下處方：

三七、血琥珀、紅參、五靈脂、土元、水蛭、清全蟲、大蜈蚣、血竭，共為末以黃耆60克，煎濃汁送服，每服3克，2次／日，弛緩性癱瘓加服製馬錢子粉，每睡前溫開水送下0.6克，服藥7日，停3日，以防蓄積中毒。氣虛甚者服補陽還五湯10劑。合併高血壓、高血脂者，加川貝、首烏、生山楂肉、羚羊角尖、天麻、僵蠶。

6.肝硬化

陳季英，女，60歲，1980年4月，患肝硬化7年，重度腹水，肚大如甕，青筋外露，畏寒不渴，下肢爛腫，胸背四肢佈滿蜘蛛痣，面鼇黑，肌膚甲錯，便燥如羊糞球，三五日一行。左天樞壓痛甚著，脈沉弦，舌淡齒痕，舌

尖，舌左邊瘀斑成片。

予真武加紅參、五靈脂、麻黃各10克，大黃蟅蟲丸2丸（包煎），溫通之。一服得汗，小便日夜2000毫升以上，下瘀泥樣黑便，日二行，稍見氣怯。原方去麻黃，又服10劑，腹水消盡。予本方加土元、生水蛭、清全蟲、大蜈蚣100克，服完痊癒。追訪至80歲高齡，甚健壯。此法經治重症肝硬化，有案可查者17例，均癒。

7.胃潰瘍服以下處方，經治百例以上均癒：

魚鰾（蛤粉炒成珠，去蛤粉）、大貝、烏賊粉、煅牡蠣、人工靈芝、三七、琥珀、鳳凰衣、紅參、五靈脂。

一般服藥40日大部根治。腎虛者加茸片，消化遲滯加內金，慢性出血加血竭，痛甚者加醋元胡。

8.子宮肌瘤、卵巢囊腫，二症共經治70餘例，均於2個月內治癒，其中瘤體最大者15公分。

方如下：

大三七、血琥珀、紅參、五靈脂、土元、生水蛭、清全蟲、大蜈蚣、川尖貝、丹皮、桃仁、桂枝、茯苓。

上藥以夏枯草、漂海藻、甘草各500克，熬膏，加煉蜜為丸15克，日服3次，每次1丸，腎虛畏寒著者，加油桂。

9.老年性白內障服以下方：

茸片、胎盤、三七、琥珀、川貝、夜明砂、沙苑子、烏賊骨粉、紅參、五靈脂、珍珠粉，上藥以夏枯草、漂海藻、甘草各500克，熬膏，加煉蜜為丸10克，日服3次，每次1丸。其中之琥珀、烏賊、珍珠、夜明砂，最善退翳明目；川貝、夏枯草、海藻、甘草，軟堅散結清肝明目。

老年腎虛，以茸片、胎盤、沙苑子，峻補先天，經治10餘例，重者均於2個月左右視力恢復。輕症服平補肝腎明目退翳湯（見前目疾醫案）半月左右即癒。

此外，本方對各種老年性退化性疾患，各種骨質增生症，前列腺肥大症，慢性出血性疾病，再生障礙性貧血，血小板減少紫癜，白細胞減少症，各種原因導致之肌萎縮，男女不孕症等多種由整體虛衰，免疫力低下，導致之一切衰老退化性病變等皆有卓效。

以上個人點滴經驗，可供高層科研機構進一步篩選藥物，製成多種型號之膠丸劑，在攻克世界性醫學難題方面，使古老的中醫學再創輝煌，為世界人民造福。

恢復仲景用藥特色
攻克世界醫學難題

一

　　1981年考古發現漢代度量衡器「權」，以此推算古方劑量，解決了歷史上古方劑量的一大疑案，對仲景學說的教學、科研、攻關、臨床應用意義重大。茲據柯雪帆教授歸納整理的資料並經反覆稱量核實，摘要介紹如下：

斤＝250克（或液體250毫升，下同）

兩＝15.625克

升＝液體200毫升

合＝20毫升

圭＝0.5克

龠＝10毫升

撮＝2克

方寸匕＝2.74克

金石類藥末約2克

草木類藥末約1克

半方寸匕＝一刀圭＝一錢匕＝1.5克

一錢匕＝1.5～1.8克

一銖＝0.7克

一分＝3.9～4.2克

梧桐子大＝黃豆大

蜀椒1升＝50克

葶藶子1升＝60克

吳茱萸1升＝50克

五味子1升＝50克

半夏1升＝130克

虻蟲1升＝16克

附子大者1枚＝20～30克，中者1枚15克強

烏頭1枚，小者3克，大者5～6克

杏仁大者10枚＝4克

梔子10枚平均15克

瓜蔞大小平均1枚46克

枳實1枚約14.4克

石膏雞蛋大1枚約40克

厚朴1尺約30克

竹葉一握約12克

二

「權」的發現，意義重大，值得引起中醫界高度重視。劑量問題是方劑治病的核心，沒有特定的「量」，便不能突破特定的「質」。

按古今度量衡折算法，漢代1兩為今之15.625克，1斤為250克。則經方的實際劑量，當以原方折半計量為是。明代迄今，醫家根據「古之一兩，約今之一錢」的臆斷，使用經方僅原方的1/10。並且沿襲至今，懸殊太大，劑量

過輕，不堪大任。

仲景《傷寒論》不單是中醫學四大經典巨著之一，更是中醫學第一部急性熱病學專著。東漢末年，寒疫大流行，傷寒的特點，發病急，傳變速，故仲景立方劑量大，藥簡，力專、效宏，方能阻斷病勢傳變，挽救危亡。近代用法，大違仲景立方本義與用藥原貌，無疑嚴重影響經方臨床效用的發揮，阻礙了仲景學說的發展與創新。

方劑能否治病，除了恰中病機，配伍精當，便是特定的劑量。以四逆湯的應用為例：四逆湯乃仲景急救亡陽危症之峻劑，有斬關奪門、破陰回陽、起死回生之效。原方為炙甘草2兩、乾薑兩半、生附子1枚（破八片），按古今折算，取原方1/2量為準，則四逆湯劑量是炙甘草30克，乾薑23克，製附子60克（生附子1枚，大者20～30克，假定生附子之藥效為製附子之兩倍以上），而部編中醫方劑學四逆湯之劑量為：附子5～10克，乾薑6～9克，炙甘草6克。以這樣的輕量，要救生死於頃刻，誠然難矣！無怪乎中醫治心衰，十有八九要失敗。

不是經方不靈，而是我們未能繼承仲景先師的衣鉢真傳。慣用輕劑，固然可以四平八穩，但卻閹割了仲景學術的一大特色，使中醫丟掉了急症陣地。

三

「權」的發現，是中醫界復興的大好契機，可惜對中醫界震動不大。只有上海柯雪帆教授一人聞風而動，廣為傳播。而且立即埋頭於臨床研究，用炙甘草湯原方試治多

種心臟病取得驚人的療效，令人振奮與感佩！我們身在基層前沿陣地的中醫，對此極為敏感。

上世紀60年代中期，我已對歷史上慣用的經方劑量發生懷疑，每遇重危急症，如心衰瀕死病人，輒用傷寒四逆湯類方原方原量投治。主藥附子則加一倍、兩倍、三倍，破格用藥，有100多例肺心病、風心病、冠心病及大出血導致的心衰瀕死病人，協同西醫進行搶救，絕大部分是西醫放棄治療，由我單用中藥，一劑藥附子用到200克以上，一晝夜按時連服3劑，附子總量達500克以上，使這些現代西醫院宣佈死刑的病人，全部起死回生，我把此方定名為「破格救心湯」。

上世紀80年代之後，把六經主方及常用《金匱》要方，唐宋以前久經考驗的效方，全部重新整理，按古今折算法厘訂劑量，置於案頭，以備檢索。

《傷寒雜病論》是中醫學寶庫中之寶庫，有強大的生命力！仲景上承內難，博採百家，開創了中醫辨證論治的理論體系。仲景學說是中醫學活的靈魂，是中醫取之不盡的源頭之水，是攻克世界性醫學難題的一把金鑰匙。仲景六經辨證之法，使我們洞悉病機，見病知源，以病機統百病，則百病無所遁形。立足於臨床刻苦研讀仲景著作，學以致用，反覆實踐領悟，是中醫成才的必由之路！也是提高中醫整體素質的唯一途徑。

四

古老的中醫學經歷了4千多年的歷史考驗，經受了近

百年凶濤惡浪的摧殘，仍然屹立於世界醫學之林，並且在 21 世紀昂首闊步走向世界，令人振奮。前途是光明的，但中醫的現狀是令人憂慮的。常見不少中醫大學生，走出校門即對中醫喪失了信心，從而改從西醫。個別中醫碩士、博士厭倦中醫，另找出路，青年中醫不敢用經方治病，用西醫的觀點套用中藥，見急症、重症，避之唯恐不及，大部分中醫院放棄了急症陣地，連省級中醫研究院的病床上也吊滿了輸液瓶……凡此種種，令人觸目驚心！可見中醫學院的教學方法大有問題，中醫後繼乏人情況嚴重。

實在應該大刀闊斧加以改革！要打破儒家治醫、崇尚空談的老套，腳踏實地地把傷寒、金匱的理法方藥的精髓原原本本傳授給學生。強調學以致用，早臨床，多臨床，有必要請經驗豐富的臨床家現身說法，以加深理解，使學生在畢業之前，即具備獨當一面、敢治大病的膽識與能治大病的功力。

不要讓西醫課喧賓奪主，中西醫並重的教學方針，只能培養出不倫不類的「半瓶醋」。要在短短 5 年內，集中精力學好、學透中醫。

山野村夫之見，希望能引起中醫界的反思與沉思！

NOTE

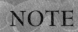

李可老中醫急危重症疑難病經驗專輯

著　　者	李　可
責任編輯	趙志春

發 行 人	蔡森明
出 版 者	大展出版社有限公司
社　　址	台北市北投區（石牌）致遠一路 2 段 12 巷 1 號
電　　話	（02）28236031・28236033・28233123
傳　　真	（02）28272069
郵政劃撥	01669551
網　　址	www.dah-jaan.com.tw
電子郵件	service@dah-jaan.com.tw
登 記 證	局版臺業字第 2171 號

承 印 者	傳興印刷有限公司
裝　　訂	佳昇興業有限公司
排 版 者	弘益企業行
授 權 者	山西科學技術出版社
初版 1 刷	2010 年 6 月
初版 4 刷	2023 年 3 月（訂正版）

定　　價	430 元

李可老中醫急危重症疑難病經驗專輯／李可　著
──初版──臺北市，大展出版社有限公司，2010.06
面；21 公分──（中醫保健站；30）
ISBN 978-957-468-748-0（平裝）
1. 急症　2. 中醫治療學
413.359　　　　　　　　　　　　　　99006236

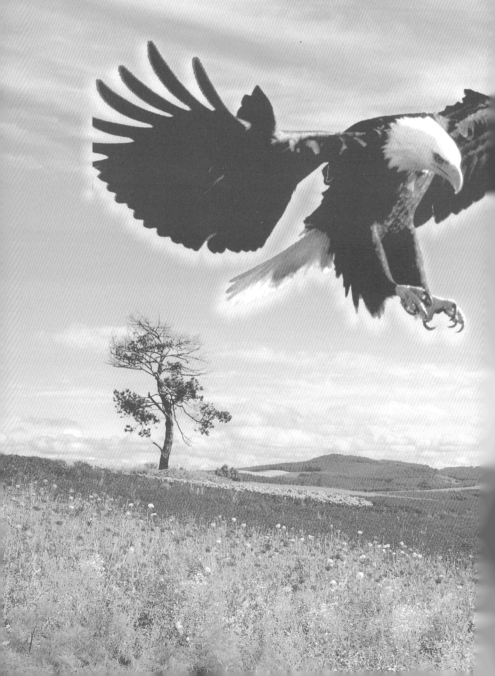

大展好書　好書大展
品嘗好書　冠群可期

大展好書　好書大展

品嘗好書　冠群可期